中医名著临证解读丛书

U0385124

《金匮要略》临证解读

编著　贾海忠

整理

贾岱琳　赵翘楚　张　曦　张　楠

人民卫生出版社·北京·

图书在版编目（CIP）数据

《金匮要略》临证解读 / 贾海忠编著 . —北京：
人民卫生出版社，2022.1（2023.1 重印）
（中医名著临证解读丛书）
ISBN 978-7-117-32691-9

Ⅰ . ①金… Ⅱ . ①贾… Ⅲ . ①《金匮要略方论》– 研
究 Ⅳ . ①R222.39

中国版本图书馆 CIP 数据核字（2021）第 277732 号

人卫智网	www.ipmph.com	医学教育、学术、考试、健康，购书智慧智能综合服务平台
人卫官网	www.pmph.com	人卫官方资讯发布平台

中医名著临证解读丛书
《金匮要略》临证解读
Zhongyi Mingzhu Linzheng Jiedu Congshu
《Jingui Yaolüe》Linzheng Jiedu

编　　著：贾海忠
出版发行：人民卫生出版社（中继线 010-59780011）
地　　址：北京市朝阳区潘家园南里 19 号
邮　　编：100021
E - mail：pmph @ pmph.com
购书热线：010-59787592　010-59787584　010-65264830
印　　刷：北京汇林印务有限公司
经　　销：新华书店
开　　本：710 × 1000　1/16　印张：23
字　　数：412 千字
版　　次：2022 年 1 月第 1 版
印　　次：2023 年 1 月第 2 次印刷
标准书号：ISBN 978-7-117-32691-9
定　　价：75.00 元

打击盗版举报电话：010-59787491　E-mail：WQ @ pmph.com
质量问题联系电话：010-59787234　E-mail：zhiliang @ pmph.com

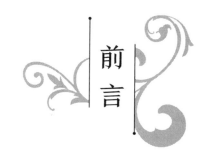

前言

　　青年中医是振兴中医事业的关键,只有会看病才能站稳脚跟,才能振兴中医。

　　2016 年 7 月 31 日,在中日友好医院最后一次门诊结束后,我决然辞去公职,按照"慈悲为本、方便为门"的愿望,怀揣弘扬中医、造福苍生的梦想,以培养会看病的年轻中医为己任,以建立中医连锁医馆为载体,创办了北京慈方中医馆,并于 2016 年 10 月 9 日正式开业。医馆成败的关键在于疗效,疗效的关键在于医生,而医馆的生机则在优秀的青年中医。

　　我学习、应用中医已经 40 年了,走过很多弯路,回头看,快速学好中医还是有一定捷径的。不想让新学中医的人重复我走过的弯路,帮助他们直接走到捷径上来,所以决定将我的经验体会讲出来。首先讲给慈方中医馆愿意快速成才的年轻医生,让他们的临床疗效迅速获得患者的认可。

　　中医书籍汗牛充栋,中医理论丰富多彩,临床疾病复杂众多,如何才能迅速提高临床疗效,取得患者认可就成了首要问题。人体任何脏腑经络组织都离不开气血,气血调畅则人体健康,在历代中医临床家中,王清任是比较善于调气血的医家,其代表著作《医林改错》给我们留下宝贵的经验,临床使用非常有效,所以先讲《医林改错》,作为第一阶。

　　中医讲"脾胃为后天之本",只有脾胃健壮,气血才能充足,疾病才易康复。在历代医家中,最善调脾胃的医家就数李东垣了,其晚年著作《脾胃论》是其毕生经验的精华,用药轻灵效捷,屡试屡验。只是因为语言表达古奥难明,年轻医生不易读懂,所以作为第二阶讲解。

　　学完用好前两阶,你会发现还有一部分错综复杂的病得不到很好解决,原因就是还没有掌握"肾为先天之本"的理论和诊治技巧。历代对此研究精深,运用娴熟的医家就数赵献可了,其代表作《医贯》是一部难得的好书,但受后世医家徐大椿《医贯砭》的误导,研读应用《医贯》的人越来越少。由于《医贯》切实具有解决复杂疑难病的理论和方法,所以,我把《医贯》作为第三阶来讲。

　　医圣张仲景的《金匮要略》以讲杂病为主、《伤寒论》以讲外感病为主,两书方药的有效性备受历代医家的推崇,但是对被西医学洗脑的年轻中医来讲,学好、用好绝非易事,因此我觉得有必要将自己中西医结合研读应用30多年的体会讲出来。《金匮要略》作为第四阶,《伤寒论》作为第五阶。

相信经过这五阶的循序渐进,边学边用,再参学诸家,青年中医就一定能够做到临床思路清晰、疗效优异。

出版之际,对为本套丛书付出辛勤劳动的人民卫生出版社编辑们深表谢意,对负责文字整理的弟子们一并致谢。

由于时间仓促,本书整理中疏漏和不足之处在所难免,敬请同道批评指正。

贾海忠
2020 年春节于北京

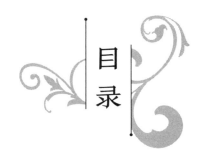

目 录

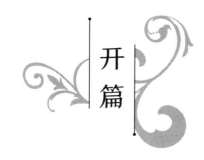

开篇

　　《金匮要略》主要涉及内科和妇科疾病。我从事临床工作近 40 年,临床上使用频率很高的方药还是《金匮要略》中的经方,因此这本书我一直在研究、在实践。

　　在我早期临床中,遇到某种疾病时,尚不能融会贯通地从中西医的角度来思考,不知如何从古籍中去选方用药,且当时中西医融合方面的参考资料也比较少。因此,我从那时起就致力于中西医融合的工作,想在现代疾病和中医经典著作之间架起一座桥梁,将经典著作中的治疗方法更好地运用到现代临床中去。

　　目前常见的《金匮要略》讲解,多是串讲原文,并注解重点词汇。但通过这样的学习方式,不见得能够做到真正理解原文。因此,我将《金匮要略》的讲解分为两部分:一部分是对原文的串讲;另一部分是要点延伸。其中会将最主要的内容再扩展开来,并与西医学相结合,教会大家理解并运用《金匮要略》的内容。

第一讲｜脏腑经络先后病脉证第一

第一节 治 未 病

"治未病"的概念现在比较火,全国很多中医院都有治未病中心。"未病"就是没病。那需要"治"什么呢?《金匮要略》中的"治未病"又是指什么呢?

【原文】

问曰:上工治未病,何也? 师曰:夫治未病者,见肝之病,知肝传脾,当先实脾,四季脾旺不受邪,即勿补之。中工不晓相传,见肝之病,不解实脾,惟治肝也。

【串讲】

问道,高明的医生强调"治未病",那"治未病"是指什么呢?

老师解释道,"治未病"就是见到肝有病了,知道下一步可能会影响到脾,此时应当先让脾土不虚。这是按五行生克来讲的"木克土"。也就是肝脏有病时,不但要治疗肝脏,还要使脾不虚。如果肝有病了,但脾土不虚,一年四季一直很健壮,则不需要补脾。中等水平的医生不懂得五脏之间的生克关系,因此见肝受病,不知道着手治脾,只知道治肝。

由此可见,"未病"是指目前还未生病的脏腑,"治"是指提前将其加固,使其强壮,防止疾病传变影响到它。此时的机体已经产生病变,但要"先安未受邪之地"。因此,"治未病"本来的含义并不是治疗没有生病的人。

【要点延伸】

1. 五脏实证才需要"治未病"。"邪气盛则实",因此"五脏实证"是指五脏受邪得病,此时才会谈到"治未病"这一概念。

2. 按照五行相克来确定可能影响的未病之脏。原文中举了"木克土"的例子。举一反三,如果是脾胃病,也就是"土克水",那应考虑是否需要治肾。但如果肾不虚,则不需要补肾。

3. 先安未病之脏,防治疾病进展。

4. 如果所克之脏强壮,则不必使用补药。

第二节　脏虚治法

【原文】

夫肝之病,补用酸,助用焦苦,益用甘味之药调之。酸入肝,焦苦入心,甘入脾。脾能伤肾,肾气微弱,则水不行;水不行,则心火气盛,则伤肺;肺被伤,则金气不行;金气不行,则肝气盛,则肝自愈。此治肝补脾之要妙也。肝虚则用此法,实则不在用之。

经曰:"虚虚实实,补不足,损有余。"是其义也。余脏准此。

【串讲】

上条原文讲的是在脏气实的前提下的治法,那么脏气虚该怎么治?

历代医家对此段的解释分歧很多,但本段作为一种指导原则,它的价值是很大的。本条仍以肝病举例,肝虚得病,治疗使用酸味药来补肝,用焦苦味的药物来助酸味药补肝,再用甘味药来加强酸味药的补肝作用。酸味药入肝,焦苦药入心,甘味药入脾。"焦"指气,"苦"指味。"脾能伤肾"指土能克水,"肾气微弱,则水不行",水不足就不能发挥作用。如果水不足,那火气就旺了,火盛后又伤肺;肺被伤,即金不足,金不能制约木,因此肝气盛,则"肝自愈"。本段实际上涉及五行五脏,通过五行的关系调理其他四脏来补肝虚。"此治肝补脾之要妙也",这就是为什么治肝要补脾的奥妙所在。只有肝虚证才能按照"补用酸,助用焦苦,益用甘味之药调之"的原则治疗。如果是肝实证,就按照"治未病"的治疗原则进行。

"虚虚实实,补不足,损有余"是这一段文字的概括。"余脏准此"指其他脏腑生病时,按照肝虚的原则指导治疗。

【要点延伸】

1. 五脏虚病"气味"治法(表1)

表1　五脏虚病"气味"治法表

	木	火	土	金	水
	肝虚	心虚	脾虚	肺虚	肾虚
补	酸	苦	甘	辛	咸
助	焦苦	香甘	腥辛	腐咸	臊酸
益	甘	辛	咸	酸	苦

我在《贾海忠中医体悟：父子亲传实录》（后文简称《中医体悟》）中专门讲过五气和五脏的对应关系，五气包含焦、香、腥、腐、臊。焦入心，香入脾，腥入肺，腐入肾，臊入肝。例如，针对心虚的情况，可以用苦味药补心，用香、甘药助心，用辛味药益心，即使用苦、香甘、辛的配伍方式治疗心虚。同理，使用酸、焦苦、甘的配伍方式治疗肝虚，使用甘、腥辛、咸的配伍方式治疗脾虚，使用辛、腐咸、酸的配伍方式治疗肺虚，使用咸、臊酸、苦的配伍方式治疗肾虚。这就是"余脏准此"的内涵。

2. 五脏虚病"虚虚"治法（泻克己之脏，表2）

表2 五脏虚病"虚虚"治法表

	木	火	土	金	水
	肝虚	心虚	脾虚	肺虚	肾虚
虚虚	泻肺	泻肾	泻肝	泻心	泻脾

历代对于"虚虚实实"的理解，是最容易望文生义的。但根据整篇原文所讲可知，"虚虚"是指"泻克己之脏"，比如：金克木，肝虚则泻肺；水克火，心虚则泻肾；木克土，脾虚则泻肝；火克金，肺虚则泻心；土克水，肾虚则泻脾。

3. 五脏虚病"实实"治法（补生己之脏，表3）

表3 五脏虚病"实实"治法表

	木	火	土	金	水
	肝虚	心虚	脾虚	肺虚	肾虚
实实	补肾	补肝	补心	补脾	补肺

"实实"就是"补生己之脏"。五行相生关系体现在木生火、火生土、土生金、金生水、水生木，针对某脏虚以补其母的方式称为"实实"。比如：肝虚则补肾，心虚则补肝，脾虚则补心，肺虚则补脾，肾虚则补肺。

"虚虚实实"在历代错解很多，古人写文章，前后是相关联的，后人在学习与理解时不能将其割裂开来，否则易出现错误。以上是我对"虚虚实实"的理解，而我的理解是联系通篇内容而得出的结论。通过"虚虚实实"的治疗方法，可以起到"补不足，损有余"的治疗效果。

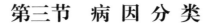

第三节　病 因 分 类

【原文】

夫人禀五常，因风气而生长。风气虽能生万物，亦能害万物，如水能浮舟，亦能覆舟。若五脏元真通畅，人即安和。客气邪风，中人多死。千般疢难，不越三条：一者，经络受邪，入脏腑，为内所因也；二者，四肢九窍，血脉相传，壅塞不通，为外皮肤所中也；三者，房室、金刃、虫兽所伤。以此详之，病由都尽。

【串讲】

由于"脏腑经络先后病"是《金匮要略》的第一篇，因此其中内容类似总纲，涉及多个方面。在学习经典时，这一段都是重点，但通常学完后也只知有个三因分类法。实际上没有给予本段足够的重视。

"五常"指"木、火、土、金、水"的规律性变化处于正常限度内。"人禀五常"就是指人处于正常的五行生化、变化当中。风的特征是动，因动而长。"人禀五常，因风气而生长"，就是指人在自然界中，故而受自然界的生长、变动的影响，与自然界变化保持一致。风气在五常的范围内对人体是有益的，此为"能生万物"。若风气失常，动荡太大时，会使人体受到伤害，此为"能害万物"。这与"水能浮舟，亦能覆舟"是一样的道理，任何一件事情都有双面性。"元真"指元气、真气，如果元气在五脏之间是通畅的，互相交流无障碍，那么这个人就平安、和谐、无病。人体之外能够导致疾病的风邪，可以伤及人的生命。"客"指外来的，外来的不仅有风邪，还包括寒邪、火邪等。不管多少种疾病，病因分类不外乎以下所述的三条：第一类是经络受邪，继而侵犯到脏腑，这是"内所因"。第二类，外来的病邪直接侵袭与外界接触的表浅部位后，通过血脉互相传递，造成血脉、经络壅塞不通，继而导致人体的疾病，这是"外所因"。第三类，性生活过度，外伤，以及被虫兽所伤，通常被称为"不内外因"。但我认为，称其为"亦内亦外因"更合适。如果按照这样来对疾病进行分类的话，所有疾病的来路不外乎以上三条。

【要点延伸】

1. "五常"指五行常态，即五行的正常状态。

2. "风气"指风性，为五性之一。不要将"风气"理解成自然界的风。要考虑到风性，风性主"动"，具备这种性的致病邪气就称为风。

3. 本段揭示了利弊的统一性。任何一件事情，在正常限度内，会表现出好的方面；若超出限度，则表现出坏的一面。

4. 元真,指元气。

5. "内所因"指由呼吸、消化、泌尿、生殖系统侵入的病因。

6. "外皮肤所中因"指由皮肤侵入的病因。古人只知道皮肤与外界直接接触,但不知道整个内胚层演化的器官(呼吸、消化、泌尿、生殖道)也是直接对外的。因此,实际上"内所因"和"外皮肤所中因"均为外来病邪的侵入途径。在慈方医学体系中,这些部位称之为"气立",是人体与外界直接接触的部位,外界病邪由此侵入人体。

7. "亦内亦外因"指房室、虫兽、金刃所伤。"内所因"和"外皮肤所中因"所致的疾病属于一类,病邪可停留于该部位,因此治疗需要使用到祛邪的药物,而"亦内亦外因"所致的疾病不同于上两者,在一次致病后,病因就消失了,主要针对损伤的结果进行治疗。

8. "病由"指病邪入侵的途径,"由"指道路。可见,"病由"的内涵不等同于"病因"。

第四节　疾 病 预 防

【原文】

若人能养慎,不令邪风干忤经络。适中经络,未流传脏腑,即医治之。四肢才觉重滞,即导引、吐纳、针灸、膏摩,勿令九窍闭塞;更能无犯王法,禽兽灾伤,房室勿令竭乏,服食节其冷热苦酸辛甘,不遗形体有衰,病则无由入其腠理。腠者,是三焦通会元真之处,为血气所注;理者,是皮肤脏腑之文理也。

【串讲】

如果我们能够谨慎地进行保养,不让各种致病的外邪伤及经络,如此则不易生病。邪风刚侵犯到经络,还没有影响到脏腑时,就进行治疗。在刚刚感觉四肢沉重、活动不利时,就采取"导引、吐纳、针灸、膏摩"的治疗方式,使人体九窍保持畅通。"导引、吐纳、针灸、膏摩"都是古代养生保健的方法,"导引"类似于现在的体育疗法,"吐纳"指气功疗法,"针灸"就是针刺和艾灸,"膏摩"相当于药物辅助按摩。而且不犯王法就能免受刑罚伤害,躲避禽兽、预防灾难可免于意外伤害,还要节制房事。"服食节其冷热苦酸辛甘","服"指穿衣服,"食"是吃饭,"节"是其中的关键,指的是要有节制,穿着要顺应气候,饮食冷热适宜,五味不能过度,不要使身体的正气虚弱,这样外来的病邪就没有路径侵入人体。

邪气具体是从哪里侵入人体呢? 就是从"腠理"进入。"腠者,是三焦通会元真之处,为血气所注",元真之气要通达、汇聚到"腠",气血也要输注到"腠"。"理者,是皮肤脏腑之文理也",举个例子,皮肤的皱纹是皮肤的纹理,是"理";肌肉的纹理也是"理"。通常对这两句话的理解都是不到位的,如果能真正理解"腠理",那对于中医理论的理解就会更深入一步,具体我们在要点延伸中讲解。

【要点延伸】

1. "邪风"指致病的风,泛指所有的外邪,包括风邪、寒邪、暑邪、湿邪、燥邪、火邪等,不仅仅代表风邪。

2. "忤"指"逆",即不顺的意思。外邪侵入人体后,将人体正常的气血运行秩序打乱了,甚至使得气血倒行逆施。

3. "内所因"病的治未病方法:"适中经络,未流传脏腑,即医治之"。

4. "外皮肤所中因"病的治未病方法:"四肢才觉重滞,即导引、吐纳、针灸、膏摩,勿令九窍闭塞"。

5. "亦内亦外因"病的预防方法:"无犯王法,禽兽灾伤,房室勿令竭乏"。

6. "内外因"病的预防方法:"服食节其冷热苦酸辛甘,不遗形体有衰,病则无由入其腠理"。"内"代表着从口咽部到肛门部整个与外界接触的消化系统。

7. "腠"即"三焦通会元真之处,为血气所注",指的是组织间隙。偏旁带有"奏"的字,具有聚到一起的含义。比如:"揍",打人,棍子挨着人了,手打着人了,才是"揍"。"腠"的偏旁是肉月旁,指的就是细胞与细胞、组织与组织聚在一起的缝隙,即细胞、组织间隙。

8. "理"即"皮肤脏腑之文理",指的是器官间隙。对比"腠""理",可以说,肉眼看不见的、细小的为"腠",而看得见的、相对较大的为"理"。

"腠理"合起来,指的就是所有组织器官之间的气血通会之处。"理",即大的间隙,其中分布着神经、血管,但在这个水平,气血还不能被机体所利用,最终还需要到组织间隙,即"腠"的水平时,进行物质交换,气血才能真正地发挥作用。

第五节 望 诊

【原文】

问曰:病人有气色见于面部,愿闻其说。师曰:鼻头色青,腹中痛,苦冷者死;鼻头色微黑者,有水气;色黄者,胸上有寒;色白者,亡血也。设微赤,非时者,死;其目正圆者,痉,不治。又色青为痛,色黑为劳,色赤为风,色黄者便难,色鲜明者有留饮。

【串讲】

本条所述为面部望诊。

提问道,患者的气血状况会表现于面部,想听老师讲解。

老师回答道,如果看到鼻头发青、发黑,应该会伴随有腹痛,如果是伴随有严重怕冷,说明病情危重,可能危及生命。如果鼻头稍微发黑,说明体内水液停聚。如果鼻头色黄,说明胸部有寒邪。如果鼻头色白,说明血液丢失。

假如气温不高,反而见到患者面红,说明病情危重。如果双眼瞪得圆圆的,说明将要出现抽搐了,这种情况很难治。在张仲景的书中,"难治"指不容易治愈,"不治"代表更难以治愈,"死"代表病情危重无法治愈。

如果面部颜色发青,说明伴随疼痛。如果面色发黑,这是劳伤所致,"劳"就是慢性虚损性疾病。如果面红,这是风证,大多数是内风。如果面色黄的患者,则可能会存在大便困难。如果患者的面部透亮呈水肿貌,则说明体内有水液停留。"留饮"与"水气"常共同出现,则患者的面色表现为黑且鲜明。

【要点延伸】

1. "气色"即"色泽"。人体内在气的变化可通过色泽表现出来。青、赤、黄、白、黑为"色",光亮或晦暗为"泽"。所以面部望诊,既需要观察颜色,也需要观察有无光泽。

2. "鼻头色青,腹中痛"在临床中可见于严重的消化系统疾病,包括坏死性胰腺炎、肠系膜动脉狭窄闭塞、肝坏死、严重胆绞痛等。这些消化系统疾病易出现严重的腹痛,甚至是休克,此时就会见到面色易发青、发暗。因此,在临床中,遇到"鼻头色青,腹中痛"情况,需要判断是否存在以上问题。

3. "鼻头色微黑"在临床中常见于肾功能不全或/和心功能不全。严重肾功能不全者,不仅鼻头色黑,甚至全身皮肤的颜色都发黑。仅仅是鼻头微黑,说明病情还不至于很严重。另外,严重心功能不全可以导致肾功能不全,肾功能不全也可以导致心功能不全,两者是可以并见的。

4. "面黄"在临床中较为常见,比如:低血压、脉压差小时,头面部供血不足而见到面部发黄;神经功能紊乱的患者,长期高度紧张,外周血管处于收缩状态,也会出现面部发黄,这一类神经功能的紊乱患者看似"贫血貌",但实际上没有贫血,脉象是弦紧有力的;心肺功能不全患者,其机体血液循环功能减退,全身组织器官供血差,也可以见到面黄;另外,贫血患者易见到面部发黄。

5. "面白"常见于贫血患者。

6."面赤非时"指的是气温不高而见面红,提示病情危重,常见于衰竭性疾病,我们也习惯称此为"戴阳"。

7."眼睛目直"常为抽搐先兆。临床中常见于小儿高热时,如果见到患儿眼睛发直、发呆时,要提高警惕,可能就是抽搐的先兆。

8."面青"是疼痛诱发交感神经兴奋,导致皮肤血管收缩,面部供血不足,氧合血红蛋白减少,还原血红蛋白增多,面部发青。临床上经常会遇见胸痛、腹痛、痛经的患者,疼痛到一定程度时会见到面部没有血色甚至发青,这就是"色青者痛"。

9."面黑"常见于肾功能不全、垂体功能和肾上腺皮质功能低下、心功能不全的患者。其中,垂体功能和肾上腺皮质功能低下的患者通常是又黑又瘦,这就属于"劳"。

10."面红"常见于脑部缺血、脑部感染、发热等。临床中会见到部分脑炎、脑膜炎、脑梗死的患者出现面红。这是由于当脑部缺血时,机体随即会产生舒血管物质以加强脑部的供血,这同时也会使相应纬脉的体表,即面部的血管扩张,导致面红。所以当见到面红时,不能就认为是脑部供血充足,可能恰恰是脑缺血的表现,这一类患者往往还会伴随头晕、头胀、头昏等表现。

11."面黄、大便不畅"主要是胃肠蠕动功能减退导致的。

12."面部鲜明"在临床上常见于各种原因导致的水肿,如肾病、心功能不全以及低蛋白血症等所致的水肿。

以上是《金匮要略》中有关面部望诊的内容,我们将望诊的具体内容与现代临床常见的疾病联系起来,使中西医之间得以衔接,可使我们临床的思路更加明确。

【原文】

师曰:息摇肩者,心中坚;息引胸中上气者咳;息张口短气者,肺痿唾沫。

【串讲】

本条所述是望呼吸的有关内容。

老师讲道,呼吸过程中,需要通过抬肩来辅助呼吸,原因是"心中坚",即胸中被填满了。

"息引胸中上气者咳",如果在呼吸过程中,自觉胸中气往上顶,那就会出现咳嗽。"息张口短气者,肺痿唾沫",如果张口呼吸,自觉气不够用,往往是肺痿病,以涎沫比较多为主要表现。以上主要讲了与呼吸相关的几个疾病。

"息"指"吸—停—呼"的这个过程,常用"一息几至"的表述来计数脉搏次数。古人造字非常奇妙,"息"字上半部分的"自"即"鼻",因此"自"

有"自己"的含义；另外，由于呼吸是自主过程，即使是我们不留意时，呼吸也是时刻保持着的一件自然的事情，因此"自"也寓含"自然"的意思。"息"字下边是个"心"，由心所控，被心主导。

【要点延伸】

"息摇肩，心中坚"常见于肺源性心脏病（简称肺心病）心力衰竭（简称心衰）的患者，伴随有吸气性呼吸困难时，还会见到"三凹征"。肺心病心衰时会出现静脉系统淤血，肝脏增大，呈淤血状态，时间久了会出现心源性肝硬化，触诊时可发现肝脏增大，质地变硬，这种情况也会见到"息摇肩者，心中坚"。

"息引胸中上气"主要见于急性气管炎。

"息张口短气者，肺痿唾沫"常见于慢性支气管炎重症。实际上常见于慢性气管炎的早、中期，晚期不容易见到唾沫，因为在晚期时整个气管上皮都萎缩了，分泌细胞明显减少，那时候反而是干喘了。

第六节　闻　　诊

【原文】

师曰：病人语声寂然喜惊呼者，骨节间病；语声喑喑然不彻者，心膈间病；语声啾啾然细而长者，头中病。

【串讲】

本段主要阐述的是闻诊，同样是以举例形式讲解，描述得非常生动。

老师讲解道，患者平时说话声音很安静，突然出现惊叫，这往往是骨节疼痛的表现。这是通过和患者互动时他做出的反应所采集到的信息。患者语声比较低，不敢大声讲话，甚至声音还有点哑，往往是心膈间的病。如果患者说话尖声细气，不敢大声说话，这是头中有病。

【要点延伸】

1. "骨节间病"即骨节疼痛，常在活动肢体时表现出"寂然喜惊呼"。

2. "心膈间病"即胸部疾病，会表现出语音低沉、断续、沙哑的特点。

3. "头中病"，大声说话头部震动会使头痛，故"语声啾啾然细而长"。比如脑炎患者，不敢大声说话，或用力咳嗽，否则会出现头痛。

【原文】

师曰：吸而微数，其病在中焦，实也，当下之即愈，虚者不治；在上焦者，其吸促；在下焦者，其吸远，此皆难治。呼吸动摇振振者，不治。

【串讲】

老师讲解道,吸气偏快,说明病在中焦,如果是实证,用下法可以促进病情好转,如果是虚证,则治疗困难。如果病在上焦,则吸气比较短促,吸不了那么深;如果病位在下焦,则表现为吸气较长,也就是深吸气,这两种情况都较难治。如果呼吸急促还伴随有身体震颤,提示疾病更难治愈。

【要点延伸】

1. "吸而微数,其病在中焦"。膈肌是呼吸最主要的肌肉,上腹部病变时膈肌活动受限,机体必须通过加快呼吸节律满足身体气体交换。比如体型肥胖,特别是腹型肥胖者,腹部膨满,则膈肌活动受限,因此呼吸偏快。如果患者体型不胖而见到呼吸加快,说明腹中存在异常导致膈肌上下移动幅度不够,比如腹膜炎的患者,因疼痛而使膈肌活动受限时,呼吸频率就会加快。

膈肌在呼吸中发挥很重要的作用,我门诊上曾有一个脊髓炎患者,从上肢开始,向下完全瘫痪,虽然胸壁肌肉瘫痪,但是不存在呼吸困难,是因为其膈肌没有受累。

2. 心肺病变时呼吸急促,也是为了满足机体气血交换的需求。

3. "在下焦者,其吸远",这种情况临床最常见于肾功能不全代谢性酸中毒,表现为深大呼吸。在中医诊断学中也有"深吸为快"的描述,提示上焦、中焦无大碍,而病位在下焦,也就是中医讲的"肝肾",机体通过深长的吸气来保证获得足够的氧气,并在肺泡进行充分的气体交换。

4. "呼吸动摇振振"常为严重呼吸道阻塞性疾病,是小气道收缩状态下的呼气性呼吸困难,比如哮喘发作期。

第七节　脉象与四时

【原文】

师曰:寸口脉动者,因其王时而动,假令肝王色青,四时各随其色。肝色青而反色白,非其时色脉,皆当病。

【串讲】

老师讲解道,寸口脉的变化与五脏旺时是相应的。首先,五脏变动与四时相应,如肝应春季,心应夏季,肺应秋季,肾应冬季;再者,五脏六腑的变化与十二时辰之间密切相关。以上这些变化都会影响到脉的搏动。如果在春天见到了弦脉、面色为青,这是正常的,这是脉象、面色和四时对应。春天的面色本应该微微发青,但却发白,这属于"非其时色脉",说明生病了。原文只举例了"非其时色",可能是漏掉或省略了"非其时脉"的举例,其中的道理是一样的,望诊和脉诊都要结合时间的变化。

【要点延伸】

1．"王时"也称"旺时"。

2．"动"指的是变化、变动。

3．五脏皆有旺时,旺时见旺时脉。

4．五脏旺时对应相应的气色、相应的脉象,因此在诊病时要考虑到四时与五脏的关系。

5．四时脉缓为平脉,四脏应时色脉适度变化亦是平脉。也就是说,如果一年四季的脉都是柔和、柔缓的,这是正常的脉。另外,四脏的脉动的特点是春天可见弦脉,夏天可见勾脉(洪脉),秋天可见毛脉(浮脉),冬天可见石脉(沉脉),这也是正常的表现。四脏对应的四色特点是青对肝,赤对心,白对肺,黑对肾,在不同的季节出现相应的颜色,属于正常的表现。比如入春天气渐暖,患者的气色会比之前有所好转,这是因为皮肤的血管舒张,面部气血供应充足,而见到面色较前红润,这不仅是医生的功劳,更是大自然的功劳。(表4)

表4 五脏旺时对应相应的气色、相应的脉象表

	春	夏	秋	冬
	肝	心	肺	肾
脉动	弦	钩(洪)	毛(浮)	石(沉)
色变	青	赤	白	黑

第八节 不及与太过

【原文】

问曰:有未至而至,有至而不至,有至而不去,有至而太过,何谓也? 师曰:冬至之后,甲子夜半少阳起,少阳之时阳始生,天得温和。以未得甲子,天因温和,此为未至而至也;以得甲子而天未温和,此为至而不至也;以得甲子而天大寒不解,此为至而不去也;以得甲子而天温如盛夏五、六月时,此为至而太过也。

【串讲】

问道,"未至而至""至而不至""至而不去""至而太过",这是什么意思呢?

老师答道,冬至节气之后,甲子日的半夜少阳开始升起,此时是阳气的转折点,从阴气最盛到开始转向阳气生长,天气也就暖和了。这是在描述正常变化该有的节律。

而如果还没有到冬至甲子日的时候,天气就已经暖和了,也就是温和之气先到了,这就是"未至而至"。

若已经到冬至后的甲子日了,但是天气还没有温和起来,这就是"至而不至"。"至"指的是节气到了,"不至"指温和之气还没到。

若已经到冬至甲子日夜半,天气还是非常冷,这是"至而不去"。也就是冬至到来了,但是寒气还没有走,本来此时该阳气升了,但阳气还没升。

如果已经到甲子日,天气本来应该温和的,结果却像盛夏五六月一样炎热,这是"至而太过",意思是阳气不但到了,而且到得太多了。

这一段是在讲"不及与太过"的问题,是在看节气和气温之间是否保持了同步的关系。若时间到了,但是气温没到,此为"不及"。如果时间到了,气温也到了,这是适时的,此为"应至而至"。如果在这个时间点,气温到了,但是气温过高,就像进入夏天了,此为"太过"。

【要点延伸】

1. 冬至为二十四节气之一。冬至之后到甲子,这是一个新的起点,是一年的起点。"至而未至",第一个"至"指的是冬至或夏至,原文是以冬至来举例。那么如果是夏至,情况正好相反。

地球围绕太阳公转的过程中,会处在相对于太阳的不同位置上,这与二十四节气的形成有关。夏至日是地球离太阳最远的时候,而冬至日是地球离太阳最近的时候,恰恰是相距最近的时候气温反而最冷。实际上地球上气温的高低,不是取决于地球和太阳的距离,而是取决于太阳高度角,即阳光与地面所形成的角度,也就是直射或斜射。太阳光直射的时候,单位面积上接受的光线就多,阳气就足。夏至的时候,太阳直射点在北回归线上,北回归线以北的区域,也就是我国大部分地区的太阳高度角达到最大,而且夏至是北半球白天最长的一天,那么日照时间长,所接受的阳光也多,因此夏至最热。相反,冬至就是另一个极端,不但日照时间最短,而且北回归线以北区域的太阳高度角为一年中最小。

从冬至到夏至,白天逐渐延长,黑夜逐渐缩短;从夏至以后,白天就开始逐渐变短,夜间逐渐变长。其中春分、秋分时,昼夜等长,所以说"春分秋分,日夜平分"。南半球和北半球正好相反,当北半球是冬天的时候,南半球正好是夏天,这是太阳直射点所处的位置所决定的。二十四节气是中国黄河流域的劳动人民观测天象所总结出来的规律,因此在其他区域、国家可能并不适用,实际上中国最北边和最南边的气候也不完全符合这个规律,但是基本上还是具有相似的趋势。

这就是二十四节气,每个节气都有其应该出现的气候。如果已经到了某个节气,但没出现相应的气候,是"至而未至"或"至而太过"。如果节气到了,正好出现相应的气候,这就是正常。

2. 甲子。

古人是用天干和地支相配合来记录日期的,即干支纪法。十天干:甲、乙、丙、丁、戊、己、庚、辛、壬、癸。十二地支:子、丑、寅、卯、辰、巳、午、未、申、酉、戌、亥。十天干与十二地支相配,配对方式如表5所示。由于天干与地支的数目不相等,不能恰好一一对应,最后一个天干和第十个地支相配为"癸酉",因此第十一个地支就要与第一个天干相配合,为"甲戌"。以此类推,如果用于纪年,当再次出现一个"甲子"相配时,已经过去了六十年。干支纪法以六十为一个循环。天干之所以叫天干,因为它主要是根据太阳,而地支是根据月亮。

冬至之后甲子夜半,就是指冬至日之后第一天的半夜。

表5 六十年甲子(干支表)

甲子	乙丑	丙寅	丁卯	戊辰	己巳	庚午	辛未	壬申	癸酉
甲戌	乙亥	丙子	丁丑	戊寅	己卯	庚辰	辛巳	壬午	癸未
甲申	乙酉	丙戌	丁亥	戊子	己丑	庚寅	辛卯	壬辰	癸巳
甲午	乙未	丙申	丁酉	戊戌	己亥	庚子	辛丑	壬寅	癸卯
甲辰	乙巳	丙午	丁未	戊申	己酉	庚戌	辛亥	壬子	癸丑
甲寅	乙卯	丙辰	丁巳	戊午	己未	庚申	辛酉	壬戌	癸亥

3. 阳气太过不及(表6)。

表6 冬至阳气太过不及气温变化表

	应至而至	未至而至	至而不至	至而不去	至而太过
冬至	冬至甲子,天得温和	未得甲子,天因温和	以得甲子,天未温和	以得甲子,天大寒不解	以得甲子,天温和如盛夏五六月时

"太过""不及"主要是指阳气的太过、不及,是以阳气为标志。同样,我们也可以用阴气为标志,但是记法就和这个不一样了。那么就有"应至而至""未至而至""至而不至""至而不去""至而太过"五种情况,其中"应至而至"属于正常,即"冬至甲子"时"天得温和",其余四种情况均属

异常。

很多疾病的发生、发展与节气相关,在《黄帝内经素问》"七篇大论"中就探讨了五运六气、讲解疾病与时间之间的关系。"不及与太过"一段,也是在讲这些内容。通过这一段的学习,我们需要知道的就是疾病和节气相关。

第九节　脉象与表里

【原文】

师曰:病人脉浮者在前,其病在表;浮者在后,其病在里,腰痛背强不能行,必短气而极也。

【串讲】

这一段描述的是脉象与病变表里的关系。目前对此段的理解存在分歧,其中主要涉及对"前""后"的理解方式不同。

"前""后"并不是指时间的先后顺序。因为患者的就诊时间具有随意性,不可能根据就诊时间来判断病表里。此外,古人一般都是用"先、后"来表述时间,而并非"前、后"。因此,我认为"前""后"应是在描述位置关系,即寸为前,尺为后。

如果患者的浮脉是以寸部为主,属于表证。如果患者的浮脉是以尺部为主,则属于里证,里证常表现为"腰痛""背强""不能行""短气而极"。

【要点延伸】

1. "在前""在后"分别指的是寸脉部位、尺脉部位。

2. "脉浮者在前,其病在表"的道理:机体在刚感染病邪时,抵抗力强,此时脉体变大,医生便容易感受到浮脉的存在。而且机体感受外邪时,心脏积极地做出代偿性反应,收缩更有力,特别是收缩初期就有力,表现在脉象上就是寸脉浮。如果患者平时脉象不浮,此时突然出现浮脉,那可知其有"表证"。所谓有"表证",就是有新的外感性疾病。

"浮者在后,其病在里"的道理:如果心脏不能做出积极反应,在收缩初期的力量和速度均不足,而到收缩后期才相对有力,体现在脉搏上就是尺脉浮。如果心脏处于这样的状态,说明其潜力出现了问题,病情较重,常属于内伤病,故曰"其病在里"。下面举两个例子来帮助大家理解。比如吹气球,当气球吹得不是很大,放气时它回缩得会很快、很有力;而如果气球吹得很大,在放气时其回缩就会相对无力,初期气流速度较慢,直至回缩到一定程度时才迅速有力。再比如跑步,爆发力较差的人,跑步起步就会比较慢,直到中、后半程速度才会提上去。

3. 里病的表现有腰痛、背强、不能行动、严重短气，常为心功能低下所致。

"短气而极"，心脏疾患，尤其是心功能不全的患者，动则气短，活动的爆发力差，这是其特点之一。在临床上也体会到，很多心功能不全，尤其是严重冠心病、心肌梗死后患者的寸脉特别弱，但尺脉不怎么弱。这就是由于心脏收缩初期无力，而当收缩到一定程度时，心脏收缩所需要克服的阻力没有那么大的时候，收缩就有力了。

"不能行"，首先，心功能差可导致活动耐量下降；再者，"腰痛背强"也可导致活动不便。

"腰痛背强"与心肺功能的关系很密切。肺脏本身不具有呼吸动力，呼吸的完成是要靠胸壁肌肉、膈肌、腹肌等相配合以带动胸廓伸缩，使胸腔形成负压，肺脏才能舒缩。因此背部僵硬、疼痛时，呼吸的幅度一定会受到影响，这个比较容易理解。那腰部僵硬、疼痛时，呼吸是否会受到影响呢？膈肌是重要的呼吸肌，而膈肌后缘是附着于第 2~3 腰椎前面、第 1 腰椎横突以及第 12 对肋骨上的。所以当"腰痛背强"时，呼吸幅度受到影响，会导致肺换气不够，而见到气短。

肺换气不够、心功能不好的情况下，均可见到寸脉相对偏弱的表现。这一部分的内容，如果没有足够的临床经验以及呼吸和心脏生理方面的知识储备，理解、贯通起来便会存在困难。

第十节　厥　阳

【原文】

问曰：经云厥阳独行，何谓也？师曰：此为有阳无阴，故称厥阳。

【串讲】

提问道，经云："厥阳独行"，这是什么意思呢？

老师回答道，只有阳气，没有阴气，所以称为"厥阳"。

【要点延伸】

1. 厥，就是极点反转。到了一个极端，该往回走了。"厥"字的内涵，在《伤寒论》的讲解中也曾详述过。"厥"中有一个"屰"，带有"屰"的字，便具有"逆"的意思。如"朔"字，在月球绕地球公转过程中，一个月内有两天是月球、太阳、地球三者处于同一条直线上，即"朔""望"两日，这是两个极端。"朔日"见不到月亮，是农历的初一，与"望"相对，"望日"可见满月，是农历的十五。再看"溯"字，即逆流而上之意。再看"镢""橛""蹶"，均与向下，再从底下往上的方向性有关。都是到极点,然后往回返,这就是"厥"。

2. 厥阳,有阳无阴,是阳气到了顶点。

3. 厥阴,有阴无阳,是阴气到了顶点。

大家可能会想到中医基础理论中讲"阴阳互根",阴阳不能分开,怎么会出现有阳无阴和有阴无阳呢? 阴阳在实际中的确不能分开,但在观念里、认识上,是要分的。比如,前面讲到的夏至和冬至,阴阳分开了吗? 没有,但夏至就是厥阳,冬至就是厥阴,也就是在描述一个事物、事件变化过程中的两个极点。阳气达到其顶点,阳气最盛,此时阳气主事,这就是"独阳厥行"。

4. 厥冷,从肢端开始的发凉。

"厥冷"也叫"厥逆",并不是单纯的四肢凉,而是指从指尖开始往近心端发展的凉。

第十一节　生死两途(厥、脱)

本段主要讲解的是疾病预后的判断。之所以命名为"生死两途",是由于其中涉及"厥"与"脱"两种转归。"厥"是疾病发展过程中出现实到极点,与之相对,正气严重不足,虚到极点则为"脱"。实到极点与虚到极点,都是十分危重的病情。

【原文】

问曰:寸脉沉大而滑,沉则为实,滑则为气,实气相搏,血气入脏即死,入腑即愈,此为卒厥。何谓也? 师曰:唇口青,身冷,为入脏,即死;如身和,汗自出,为入腑,即愈。

【串讲】

提问道,寸口脉"沉大而滑",寸口脉包括寸、关、尺三部脉,多数情况下,脉象沉大滑,代表的是里证。"沉"表明是"实","滑"表明是"气",指气比较足。"实气相搏"的意思就是同时见到"实"与"气",既是实,又在气分。笼统地讲,见到沉滑脉,就代表"气实",就是正气不虚。《金匮要略》中经常会遇到"实气相搏""风气相搏"等类似的表述,"搏"是结合在一起的意思。

气实的情况下,就是气血极其充足时,入脏则会病情危重,病越深入,人的气血也越往里聚,那死得就越快。如果气血不聚在里,而是分布到与外界相接触的表浅部位,疾病就要好了。"入脏即死"称为"卒厥"。卒(cù)就是突然的意思,"卒厥"是指突然出现的厥证,就是气实到了极点而出现的情况。那"卒厥"有哪些临床表现呢?

老师回答道,"卒厥"的表现,有口唇青紫、浑身发冷。另外,结合上文,应该还有脉沉大而滑的表现。血气聚集在脏,病情危重;那如果感觉不到身上存在不协调,没有口唇青紫、浑身发冷,而且有汗出,这说明气血已经散开了,这时候就要好了。

【要点延伸】

1. 气血并聚于脏则重,气血分布于腑则轻。

2. 卒厥,可以见于高血压脑病,尤其是嗜铬细胞瘤所致的高血压脑病。当嗜铬细胞瘤受到外力挤压时,人体会大量分泌去甲肾上腺素,此时外周血管收缩、血压迅速升高,可见唇口青、四肢冷的表现。在血压急骤升高的情况下,可以出现颅内出血,亦可导致心衰、心律失常等心脏问题而致猝死。

3. 血气入脏表现:唇口青紫,身冷。(嗜铬细胞瘤重症)

唇口青紫、身冷提示外周血管收缩,此时血液集中到大、中血管,也就是"气血"往里聚,即"血气入脏"。

4. 血气入腑表现:身和,自汗。(嗜铬细胞瘤轻症或重症缓解)

身和、自汗提示周围血管舒张,也就是"气血"分布于外,即"血气入腑"。由于肾上腺素可使肾上腺素能的交感神经兴奋,故此时可以表现为出汗。这就是嗜铬细胞瘤轻症或者是病情缓解时的表现。

【原文】

问曰:脉脱,入脏即死,入腑即愈。何谓也? 师曰:非为一病,百病皆然。譬如浸淫疮,从口起流向四肢者,可治,从四肢流来入口者,不可治。病在外者可治,入里者即死。

【串讲】

提问道,脉非常微弱,越是严重,越涉及内脏的深层次,如果是涉及浅层次的腑,那就是缓解了。这是什么意思呢?

老师回答道,并非单独一个病如此,所有病都是这样的。比如浸淫疮,浸淫疮实际上就是湿疹。如果起先在口部,然后四肢逐渐出现,这种情况相对来讲比较轻;如果起病先在四肢,最后出现了口部的,这个就比较难治。另外,疾病表浅者,可治;疾病病位深入者,难治。

这一段中有两部分,一个是脉脱分入脏、入腑,提示"病在外者可治,入里者即死";一个是根据浸淫疮的发展趋势判断难治、易治。

至于湿疹,是不是先在口周长,后在四肢长,就是轻了? 我觉得只要是面积大了,都是加重。

【要点延伸】

气血散脱在脏则重,气血散脱在腑则轻。

第十二节　疾病的分类

【原文】

问曰：阳病十八，何谓也？师曰：头痛，项、腰、脊、臂、脚掣痛。

阴病十八，何谓也？师曰：咳、上气、喘、哕、咽、肠鸣、胀满、心痛、拘急。

五脏病各有十八，合为九十病。人又有六微，微有十八病，合为一百八十病。五劳、七伤、六极、妇人三十六病不在其中。

【串讲】

《金匮要略》中绝大部分为内伤病，本条所讲的就是内伤病的分类。此部分读懂即可。

提问道，阳病有十八种，讲的是哪些呢？

老师答道，是头痛，项、腰、脊、臂、脚掣痛。头、项、腰、脊、臂、脚是六个部位。又有内所因、外皮肤所中因、亦内亦外因三种病因可以作用于这六个部位。因此，"阳病十八"是指：6（头＋项＋腰＋脊＋臂＋脚）×3（内所因＋外皮肤所中因＋亦内亦外因）=18类疾病。

阴病有十八种，讲的是哪些呢？

老师答道，是咳、上气、喘、哕、咽、肠鸣、胀满、心痛、拘急。这九类疾病的病位是在呼吸道和胃肠道，"阳病"的病位是四肢百骸，"阴病"的病位是脏腑，而且是以腑为主。内所因和外皮肤所中因两类病因可以导致"阴病"，因此，"阴病十八"是指：9（咳＋上气＋喘＋哕＋咽＋肠鸣＋胀满＋心痛＋拘急）×2（内所因＋外皮肤所中因）=18类病。

五脏病各有十八个，共为九十类病。五脏病是指：18脏病［9（咳＋上气＋喘＋哕＋咽＋肠鸣＋胀满＋心痛＋拘急）×2（内所因＋外皮肤所中因）］×5（五脏）=90类病。

人又有"六微"即六腑，腑共有十八种病。六微病是指：18腑病［9（咳＋上气＋喘＋哕＋咽＋肠鸣＋胀满＋心痛＋拘急）×2（内所因＋外皮肤所中因）］×6（六腑）=108类病

另外，五劳、七伤、六极、妇人三十六种，不包括在以上疾病之中。五劳是指久视、久卧、久坐、久立、久行，也就是说视、卧、坐、立、行过度了，久视伤血、久卧伤气、久坐伤肉、久立伤骨、久行伤筋。七伤，有关解释比较多，我认为应该是七情所伤，即喜、怒、忧、思、悲、恐、惊所伤导致的疾病。六极是极端的六因所致的疾病，即风、寒、暑、湿、燥、火，非常极端时所致的疾病，五常就不致病了。那么妇人三十六病，历代解释也非常多，我认为可以学习一下孙思邈所讲的三十六疾："孙真人曰三十六疾者，谓十二症，九痛七害，五

伤三痼是也。（何谓十二症,是所下之物一曰状如膏,二曰如黑血,三曰如紫汁,四曰如赤肉,五曰如脓痂,六曰如豆汁,七曰如葵羹,八曰如凝血,九曰如清血,血似水,十曰如米泔,十一曰如月浣乍前乍却,十二曰经度不应期也。何谓九痛,一曰阴中伤,二曰阴中淋漓痛,三曰小便即痛,四曰寒冷痛,五曰经来腹中痛,六曰气满痛,七曰汁出阴中如虫啮痛,八曰胁下分痛,九曰腰胯痛。何谓七害,一曰窍孔痛不利,二曰中寒热痛,三曰小腹急坚痛,四曰脏不仁,五曰子门不端引背痛,六曰月浣乍多乍少,七曰害吐。何谓五伤,前后痼寒。三痼者,一曰羸瘦不生肌肤,二曰绝产乳,三曰经水闭塞。）"

【要点延伸】

1. "阳病十八"指的是"气立"阳病。何为"气立"阳病？这是我们提出的新名词,描述的是人体外胚层器官的疾病,及皮肤、神经的疾病。

2. "阴病十八"指的是"气立"阴病,即人体内胚层器官疾病,包括病邪侵入呼吸道上皮、消化道上皮等部位导致的疾病。

根据《黄帝内经·五常政大论》"根于中者,命曰神机,神去则机息;根于外者,命曰气立,气止则化绝"。"气立"指的就是人体与外界直接接触的部分,比如皮肤、呼吸道、消化道、泌尿道、生殖道等。外邪通过这些屏障侵入人体,导致机体生病,这一类病都称为"气立病"。"阴病"与"阳病"都属于"气立病",前者是人体内胚层器官的疾病,后者是外胚层器官的疾病。

3. 五脏病指的是"神机"脏病,即同一纬脉之中胚层部分所受病,具体包括心、血管、肌肉、筋骨、筋膜受病。

还是根据《黄帝内经·五常政大论》"根于中者,命曰神机,神去则机息;根于外者,命曰气立,气止则化绝"。人体内部统一协调全身的,称为"神机"。从五脏来讲,心是神机,心主血脉,通过血脉,全身的脏器组织都和心相关联。心血管属于中胚层器官,中胚层演化的器官还包括肌肉、筋骨、筋膜等,以上部位的病变都属于神机病,这些部位的病变会影响到其他脏器。

通过这一段的学习,我们需要了解阴病、阳病、五脏病的疾病划分方式,虽然不同于目前外感病、内伤病的疾病划分方式,但还是有启发和意义的。

第十三节　外邪致病

【原文】

清邪居上,浊邪居下。大邪中表,小邪中里,馨饪之邪,从口入者,宿食也。五邪中人,各有法度,风中于前,寒中于暮,湿伤于下,雾伤于上。风令脉浮,寒令脉急,雾伤皮腠,湿流关节,食伤脾胃,极寒伤经,极热伤络。

【串讲】

"清"与"浊"相对,"清"是细微到看不见了,"清邪"就是邪气非常小。"浊"相对大一些,能看得见了,这样的邪气就是"浊邪"。清邪容易侵犯人体的上部,浊邪容易侵犯人体的下部。最细微的物质,聚集在人体上部,就像呼吸一样,空气是清的,对吧?粪便是浊的,就得在下边,气就得在上面,人要倒过来是不行的,没有一个动物它的呼吸这部分是在它躯体最下部的,一定是偏上。这就是清的,"大邪""小邪"是根据邪气大小来划分。很细微的邪气,就能够入里,比如清邪就容易入里。而大一些的邪气就不容易侵入到里,只能侵犯到表,比如浊邪就不容易入里,而容易中表。"槃饪之邪"实际上就是饮食,这些都是从口入的,那么其往往导致的是宿食病,就是损伤脾胃以后的消化不良。清邪、浊邪、大邪、小邪、槃饪之邪,这五类邪气致病,各有自己的规律。

"风中于前,寒中于暮",其中风寒对举,那"前""暮"也是对举,"暮"是指下午,那"前"就应当是指上午。湿邪容易伤人体下部,雾容易伤人体上部。风邪伤人,脉是浮的;寒邪伤人,脉是急的。寒邪收引拘急,因此在气温低的时候,我们会感到浑身拘束。当伤于寒邪时,血管发生拘急,因此摸上去就比较紧。雾气伤人的皮肤,湿邪容易侵犯关节,饮食伤人脾胃。这一部分实际上就是在解释"五邪中人,各有法度"。如果寒邪太重,伤人体的经脉。如果热邪太重,伤人体的络脉。

【要点延伸】

1. 五邪(清、浊、大、小、槃饪):各种外来的致病邪气。

2. 五邪中人,各有法度:每种外邪侵袭都有其自身规律。正是由于不同邪气侵袭具有各自的规律,我们就可以根据临床表现推测致病的邪气。

3. 经:经脉,动脉系统。络:络脉,静脉系统。

在《黄帝内经》中讲得很清楚,"络"是可以看到的、不动的;"经"是深藏在内的、看不到的、可以动的。可以看到的表浅血管是紫的,刺络放血,刺的就是静脉。根据《黄帝内经》中的有关表述,"经""络"就分别是动脉和静脉,因此也有经脉、络脉的称谓。我们现在讲的经络已经是另外一回事了,最起码不是原来《黄帝内经》中讲的经络。

第十四节 表里缓急

【原文】

问曰:病有急当救里救表者,何谓也?师曰:病,医下之,续得下利清谷

不止,身体疼痛者,急当救里;后身体疼痛,清便自调者,急当救表也。

夫病痼疾,加以卒病,当先治其卒病,后乃治其痼疾也。

【串讲】

提问道,有的疾病要赶紧救表,有的疾病要赶紧救里,这讲的是什么呢?

老师答道,如果生病以后,医生使用了下法治疗,继而腹泻不止、完谷不化、身体疼痛,这样的情况是伤了人体的正气,应该赶快救里;如果之后出现了身体疼痛,而排便正常,这说明是外邪所致的身体疼痛,此时应该救表。

患者有基础疾病,又突然出现新的疾病,应该先治疗新病,再治疗老病。

【要点延伸】

1. 正气虚甚、外受病邪者,急当扶正为主兼祛病邪。

2. 老病基础上又增新病,先治新病,再治老病。

第十五节 五脏得恶

【原文】

师曰:五脏病各有得者愈,五脏病各有所恶,各随其所不喜者为病。病者素不应食,而反暴思之,必发热也。

夫诸病在脏,欲攻之,当随其所得而攻之。如渴者,与猪苓汤。余皆仿此。

【串讲】

老师讲道,五脏病,各得其所需为"有得",疾病可愈;五脏病,各受其所恶,则疾病加重。患者如果一直不想吃饭,突然想吃饭了,接下来可能就要出现发热了,这是正气恢复的表现,不要当成回光返照。

病在脏,要治疗,需要"随其所得"而治疗。如果患者出现口渴,就用猪苓汤来治疗。其他都是按照这个原则来进行。

【要点延伸】

1. "有得":得其所需为"有得",疾病可愈。

2. "所恶":受其所恶为"反得",疾病加重。

3. "余皆仿此":"随其所得、顺势而为、使其有得"是治疗疾病的窍门。

第二讲 | 痉湿暍病脉证治第二

《金匮要略》第一篇相当于概论,从第二篇往后,讲的都是具体疾病,篇目均为"某某病脉证并治"或"某某病脉证治",具体讨论了各个疾病的临床表现、脉象以及治疗等方面。本篇包括三个疾病:痉病、湿病和暍病。

第一节 痉 病

一、痉病分类

痉病的有关内容在临床上非常有用,难点在于将原书中的内容与现代临床疾病相结合,并运用到临床实践中。痉病分为四类:刚痉、柔痉、难治痉、痉病重症。首先,我们来看刚痉。

【原文】

太阳病,发热无汗,反恶寒者,名曰刚痉。

【串讲】

有的版本将"痉"写作"痓",由于这两个字的字形相似,很有可能是传抄过程中的误写。

太阳部位病变,出现发热、无汗、恶寒,这就是刚痉。实际上,既然是痉病,症状中应该还有痉病独特的临床表现。

痉病的病位在"太阳"。那"太阳"到底指什么呢?是阶段,是部位,还是症候群呢?根据《伤寒论》中对于太阳病、阳明病、少阳病、太阴病、厥阴病、少阴病的描述,三阴三阳应该是指病位,具体内容可以参考我对于《伤寒论》的讲解。

【要点延伸】

1."痉"病共同特征:发热。与脑部感染性疾病、其他感染性疾病引起的高热惊厥相关。

2."刚痉"病因:风寒性生物性病邪,常在冬春交际发病,如脑膜炎球菌感染等。

3. "刚痉"特征:恶寒、无汗。

【原文】

太阳病,发热,汗出而不恶寒,名曰柔痉。

【串讲】

第二类痉病是柔痉,"刚痉"的"刚"是刚强之意,形容抽搐得厉害,而相对来讲,"柔痉"的抽搐就没那么严重。

还是在太阳部位产生病变,有发热,伴随汗出、不恶寒,就称为柔痉。

【要点延伸】

1. "柔痉"病因:风热性生物病邪,如病毒性脑炎等。正是由于"柔痉"和"刚痉"的病因不同,因此在临床表现上便存在差异。生物性的风热病邪,并不是指受了物理的风和热,而是感染了微生物,其致病的特点从属性上来讲属于风热。

2. "柔痉"特点:不恶寒、汗出。"柔痉"与"刚痉"的"无汗,反恶寒"正好相对。也就是说,是根据痉病临床表现中的有汗与否、怕冷与否来区分"刚痉"和"柔痉"。

【原文】太阳病,发热,脉沉而细者,名曰痉,为难治。

【串讲】

太阳部位感受病邪,有发热,脉沉细而迟,那么这也是一个痉病,但是治疗的难度大。因此,在痉病的分类中,我们暂且把它称为"难治痉"。脉沉细,提示血容量不足,血容量不足的原因通常是津液丢失严重。

【要点延伸】

脉沉细之痉难治指的是血容量不足、津液丢失严重者,正气不足,抗邪无力,故难治。

二、痉病病因

【原文】

太阳病,发汗太多,因致痉。

【串讲】

太阳病,如果发汗太多,就容易导致痉病的发生。这是张仲景对于痉病病因的第一个阐释。

【要点延伸】

发汗太多致痉:血容量减少、抵抗力下降是痉病发生的内因。也就是说,先有正气不足,然后感染外来的生物性病邪,才导致了痉病。汗出过多导致津液丢失增加,造成血容量不足,这与之前讲的"难治痉"就联系起来了。

【原文】

夫风病,下之则痉,复发汗,必拘急。

【串讲】

感受风邪所致的疾病,用了泻下的方法,又使用汗法治疗,就会出现四肢拘急。这实际上就是痉病的表现了。这是张仲景对于痉病病因的第二个阐释。

【要点延伸】

泻下+发汗:血容量丢失严重、抵抗力骤降是加重痉病发生的内因。另外,本条原文也告诉我们,痉病的发生,除误用汗下丢失津液促使痉病发生外,"风病"是疾病的基础,痉病的病位在"太阳"。

【原文】

疮家虽身疼痛,不可发汗,汗出则痉。

【串讲】

即使是疮家出现了身体疼痛,也不可以使用汗法来治疗。一般而言,身疼痛多是受寒,治疗要发汗散寒,但"疮家"不可如此治疗。"疮家"是指疮痛久久不愈者。久病不愈,说明"疮家"的机体抵抗力太低。使用汗法后,汗出过多,就会导致痉病的发生。

这种情况,我在工作早期遇到过,当时是武安市中医院一个护士长的岳父出现抽搐,像是脑炎的表现,但是找不到感染灶,后来才知道是他脚底生疮,久久不愈。这就是足部的局部感染引起了脑部的化脓性感染。这就是"疮家身疼痛,不可发汗"的病例,如果给这位患者使用了汗法,其病情就会更加严重。

【要点延伸】

1. 疮家发汗致痉:感染疮痈、发汗过多导致血容量减少,成为促发痉病之内因。

2. "不可发汗":发汗代表药是"麻黄",麻黄的中枢兴奋作用可以促发痉病,属医源性促发因素。条文里强调"不可发汗"实际上可以理解为张仲景在提醒我们,这种情况不能使用麻黄。那么,现代临床上还有没有其他的常见药物能致痉吗?西药中也有一个,在基层农村,常使用糖皮质激素退热,但糖皮质激素跟麻黄一样,都具有中枢兴奋作用,有的患者使用后会出现抽搐。我工作早期在急诊值班,遇到一个小儿发热,体温达39℃,当时给他使用了激素退热退烧,结果用后不久该小儿就出现抽搐。"不可发汗",在古代是指不可用麻黄,在现代我们还需知道不能用糖皮质激素。

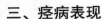

三、痉病表现

【原文】

病者身热足寒,颈项强急,恶寒,时头热,面赤,目赤,独头动摇,卒口噤,背反张者,痉病也。若发其汗者,寒湿相得,其表益虚,即恶寒甚。发其汗已,其脉如蛇。

【串讲】

痉病的表现,首先是发热的同时有脚凉。颈项部僵硬、怕冷。患者的头部有间断的发热,伴有脸红、眼睛红,这是一派热象,是高热的表现,实际上脑部感染的患者,多数都是面部通红的。患者刚开始是脖子发硬,然后就开始头部摇动了,然后出现突然的咬牙不能张口、角弓反张。见到了以上表现,就知道是痉病了。

之前提到过痉病不能使用汗法治疗,如果用了发汗的方法,随着汗出,阳气也散了出去,所以恶寒会加重。那为什么"寒湿相得"以后"恶寒甚"呢?其实,如果是"湿热相得",也会使热更甚。从物理上来讲,水的比热容大,想让水本身升温或降温都没有那么简单。所以说天冷的时候,在潮湿的环境中会感觉到更冷,但到了天热的时候,在潮湿的环境中觉得更热。湿邪不论与什么其他邪气相合,都会使其加重。那寒湿厉害了,再加上发汗使表更虚,所以会出现恶寒加重。

前面讲了痉病的表现,后又讲了发汗以后怕冷的原理。更重要的还有一句话:"发其汗已,其脉如蛇"。如果患者出汗了,脉就会像蛇一样。那么这个脉像蛇一样,具体是什么意思呢?像蛇一样弯弯曲曲?像小蛇一样细?像蟒蛇一样粗?解释有很多,但似乎都比较牵强。之前我在读这段条文时,也不知该如何解释。直到有一次我带孩子去公园,遇上一个展览,铁笼子里放了一条蛇供游人触摸,我摸了一下,就体会到蛇是很柔软、很柔和的。后来,我又在海南看到有人背着大蟒蛇的表演,我就又去摸了摸,那么粗的蟒蛇摸上去竟然也是软的。"其脉如蛇",既然是脉象,那一定是脉摸起来像蛇,而并非看起来像蛇。感染性疾病初期见到脉滑数、弦紧,一出汗之后,脉就变得柔和了、缓和了,这就是"其脉如蛇"的意思,就是讲其脉象如蛇一般柔软、柔和。

【要点延伸】

1. 高热惊厥的特征:"身热肢冷,头热、面赤、目赤,头摇,目呆"往往是高热惊厥的先兆。如果是小儿高热,头和躯干是烫的,而一摸手足是凉的,此时就可能要抽搐了。如果发热,全身包括手足是热的,这种情况不容易出现高热惊厥。另外,此处补充一个"目呆",就是眼睛直视、眼神发愣,也是高热惊厥的先兆,在小儿高热惊厥之前尤其多见。

2. 单纯发汗退热之弊端:发汗退热可以防治高热惊厥,但不利于机体免疫力的提高,因此不利于"除邪"。所以不可仅仅依赖发汗、退热、止痉来治疗高热惊厥。

3. "其脉如蛇":活蛇的手感特征是柔软。汗出热退脉劲(反伏弦)则邪气未退,是疾病未愈之象;汗出热退脉柔则邪气已退,是疾病向愈之象。

【原文】

暴腹胀大者,为欲解,脉如故,反伏弦者,痉。

【串讲】

上一条讲的是痉病发作的过程,这一条紧接着讲痉病何时能缓解。当患者突然出现腹部胀大的时候,这是疾病向愈的表现。如果脉象没有变化,还是沉弦脉,患者还会出现抽搐。

【要点延伸】

"暴腹胀大者,为欲解":高热惊厥是全身骨骼肌痉挛的状态,但由于背部的肌肉力量大,而腹部肌肉力量相对弱,因此抽搐时见到角弓反张,实际上腹部肌肉也处于痉挛,故在角弓反张的同时有腹部回缩、僵硬的状态;而当一个抽搐患者的腹部突然变大时,则表明腹壁肌肉痉挛开始缓解,故见腹部突然变大。上一条讲的"其脉如蛇"也是疾病欲解的表现,脉柔和了就提示疾病"欲解"。

【原文】

夫痉脉,按之紧如弦,直上下行。

【串讲】

痉病的脉象,按上去很紧如琴弦一般,而且是"直上下行",这是描述脉的振幅较大,噔噔地跳。

【要点延伸】

脉弦紧:痉病之常脉、邪盛之表现、正气尚足。结合上一条原文,如果邪气祛除了,就会出现暴腹胀大、脉缓,那是疾病欲解;如果仍然是弦脉,虽然暂时没见到抽搐,很有可能再出现抽搐。

四、痉病与灸疮

【原文】

痉病有灸疮,难治。

【串讲】

原本有痉病,又有灸疮,这种情况的治疗难度大。

【要点延伸】

灸疮的意义:古人为了强身、保健、养生,会使用艾灸,并常在足三里进行直接灸,造成局部皮肤破溃、化脓,因此有"若要身体安,三里常不干"的说法,这是增强抵抗力的一种方法。正常情况下,艾灸后造成的灸疮可以自行恢复。而如果机体抵抗力不够强,才会有灸疮持久不愈。在人体正气不足的情况下,不论得了什么病都难治,不仅是痉病。

五、柔痉治疗

【原文】

太阳病,其证备,身体强几几然,脉反沉迟,此为痉,栝蒌桂枝汤主之。

栝蒌桂枝汤方

栝蒌根(二两) 桂枝(三两) 芍药(三两) 甘草(二两) 生姜(三两) 大枣(十二枚)

上六味,以水九升,煮取三升。分温三服,取微汗。汗不出,食顷,啜热粥发之。

【串讲】

患者有可以定位为太阳病的临床表现,《伤寒论》中有"太阳之为病,脉浮,头项强痛而恶寒"。本条的"其证备"指的就是"头项强痛而恶寒",就像原文中接下来说的"身体强几几然"。从成无己的注释开始,很多人认为"几"应该为"几",读作"shū",现在也有文献专家考证认为"几几"是指短羽之鸟欲飞时梗着脖子的样子。实际上,认为"几几然"是"几几然"的依据是不足的。首先,目前所见的大多数原文就是写作"几";更重要的是,张仲景是河南人,"几几"实际上就是河南方言,在口语上形容轻微不适感觉的时候,他们习惯后缀以"jǐjǐ",比如,身上酸(不)jǐjǐ的、痛(不)jǐjǐ的。因此,"身体强几几然"所描述的就是身上有些僵硬、不舒服的感觉。患者见到以上临床表现,又在此时摸到沉迟脉,这就提示痉病要发作了。遇到这种情况,就用瓜蒌桂枝汤治疗。

瓜蒌桂枝汤方名中的"瓜蒌"实际是瓜蒌根,即天花粉,而不是全瓜蒌,再加上桂枝汤原方,一共六味药,用 1 800ml 的水,煮下去 2/3,得到 600ml 药汁,一次温服 200ml,分三次喝。服药后要微微汗出,如果服完一次药还没有汗出,说明体内的津液尚不充足,那一顿饭的工夫,大约就是 15 分钟以后,再喝点热粥来补充津液。现在我们能直接通过输液来补液,古人没有,所以就喝热粥以补充津液。

关于《伤寒杂病论》中的计量单位,我们在讲解《伤寒论》的时候已经有专门的章节讲解,"一两"据考证是 15.625g,我们近似成 15g;大枣一枚大约有 10g,十二枚大枣就是 120g;一升约合现在的 200ml。通过这些剂量,我们也能知道古人能达到"覆杯即愈""效如桴鼓"的原因。我们目前的用量远远达不到张仲景的用量。

【要点延伸】

1. "强几几"描述僵硬不适感。

2. "脉沉迟"提示正气不足。

3. 瓜蒌桂枝汤:天花粉是祛除生物性热邪的好药,在《中药学》中,天花粉也被列为清气分热的药物。桂枝汤可以祛除生物性风邪,而且桂枝汤具有补益、调和营卫的作用。痉病,一类是由于感受风寒之邪,一类是由于感受风热之邪。瓜蒌桂枝汤在扶正基础上能够祛除风热邪气,可以治疗感受风热所致的痉病,也就是"柔痉"。

4. "取微汗":"微汗"是正气充足、发热将退的表现。出现微汗,并不是因为瓜蒌桂枝汤是发汗的,而是因为体内的津液充足了,能使热退并有微微汗出。如果正气不足,即使逼汗,也不见得一定能出汗。临床中,如果遇到发热患者使用退热药后体温不降,可能就是津液不足的缘故,此时让患者喝足水,过一会儿便能见到汗出热退。

5. "分温三服":一般来讲,治疗感染发热性疾病,都需要分三次到四次服药,甚至更频繁一些,我们在学习《温病学》时也见到这种服药的方法。对于感染发热性疾病的治疗,每日仅服药两次是不合适的。

6. "啜热粥"是桂枝汤的常用服法。食物具有热力作用,进食的过程人体会产热,此外,粥也能补充津液和营养物质。因此"啜热粥"具有助汗作用。但助汗是标,扶正才是本。温阳也可以用啜热稀粥的方法。

六、刚痉的治疗

【原文】

太阳病,无汗而小便反少,气上冲胸,口噤不得语,欲作刚痉,葛根汤主之。

葛根汤方

葛根(四两) 麻黄(三两,去节) 桂枝(二两,去皮) 芍药(二两) 甘草(二两,炙) 生姜(三两) 大枣(十二枚)

上七味,咬咀,以水七升,先煮麻黄、葛根,减二升,去沫,内诸药,煮取三升,去滓,温服一升,覆取微似汗,不须啜粥,余如桂枝汤法将息及禁忌。

【串讲】

太阳部位病变,无汗,"小便反少"是指小便量少,"气上冲胸"是指觉得有气向上顶到胸部,"口噤不得语"是指牙关紧闭,不能说话。见到以上表现,这是将要发生"刚痉",这种情况使用葛根汤治疗。

葛根汤中使用了四两葛根,将近60g,其实这个剂量是极安全的,葛根本身就是食品,尤其是粉葛,切成片就可以直接食用。麻黄三两约45g,麻黄要去节。《中华人民共和国药典》规定的麻黄使用剂量是 2~10g,量是很小的,但临床中对于麻黄的使用,确实常有超出《中华人民共和国药典》的用量,甚至是更大剂量的使用。而如果没有掌握好麻黄的准确适应证以及具体的使用方法,确实会见到副作用的出现,比如心动过速。桂枝二两约 30g,张仲景所使用的桂枝就是我们目前使用的肉桂,"去皮"便是佐证,具体的论述可以参考我对于《伤寒论》的讲解。芍药也是二两,至于芍药到底是赤芍还是白芍,在张仲景的书中没有明确写出,那么我们在临床上,可以根据具体情况来选择使用,热象明显者选用赤芍,热象不显则可用白芍。炙甘草二两约 30g,生姜三两约 45g,大枣十二枚也就是 100g。

另外,方后注的煎服法是必须关注的,大家在学《金匮要略》以及《伤寒论》的时候,往往只关注什么病用什么方,而不记剂量以及煎服法。"咬咀"就是将药物嚼碎,不像现在的药物可以用机器切片,古代就是将药物弄碎即可。用 1 400ml 的水,要先煮麻黄、葛根,减少 400ml,剩下 1 000ml,去掉上沫,再加入其他药物,煮取 600ml,去掉药渣,温服约 200ml。喝完药盖上被子取微汗,不需要喝粥,剩下的按照桂枝汤的将息和禁忌来执行。

【要点延伸】

1. "无汗而小便反少":在痉病分类中我们提到,刚痉的特点是无汗、恶寒。这一条中为何出现小便量少呢? 这是由于在感染性疾病过程中,体内去甲肾上腺素分泌量多,引起肾动脉收缩,肾脏血流灌注减少,以防止体液丢失。这是防止体液丢失的一种自我保护机制,这不是病重,而是病轻而正气尚足,如果无汗而小便反多,那这个病就不好治了。

2. "气上冲胸":体内肾上腺素分泌过多,心率增快,心搏增强冲击胸壁,故而产生气往上顶的感觉。临床上常见到在出现阵发性心律失常时,患者会感觉气往上顶,像小兔子从胸口往上跑,有种被扼住咽喉的感觉,这就是"气上冲胸""气上冲咽"。除了心脏的问题,有些胃肠胀气也会导致"气上冲胸"的感觉。

3. 葛根汤(葛根+麻黄+桂枝):葛根+桂枝祛除生物性风邪并补益营卫,麻黄祛除生物性寒邪。因此,葛根汤最佳适应证为风寒性高热惊厥、脑膜炎、脑炎。这样我们就能把病因和治疗方剂真正地对应起来了。另外,麻黄的交感神经兴奋作用可被葛根的交感神经抑制作用所拮抗,所以对心率的影响不大。就像西药控制血压的药物中,硝苯地平降血压但会提高心率,美托洛尔(倍他乐克)减慢心率,两者配合使用,是期望达到降压而心率不增快的目的。

4. 麻黄、葛根先煎:麻黄先煎去沫减轻其中枢兴奋作用。葛根不宜煎透,也需先煎。

再进一步补充,麻黄先煎所去的上沫中有麻黄碱、伪麻黄碱等生物碱,如果摄入过多,就容易心烦,因此要去掉上沫。之前的原文讲"太阳病,发汗太多,因致痉",但刚痉的治疗用到了麻黄散风寒。因此在使用中需要注意应去上沫,减缓麻黄的兴奋作用,而保留麻黄祛邪作用。虽然古人不知道药理上的原理,但古人明确知道如何处理,可见古人的经验是宝贵的。

5. 余如桂枝汤法"将息",具体操作是"若一服汗出病瘥,停后服,不必尽剂。若不汗,更服依前法,又不汗,后服小促其间,半日许令三服尽。若病重者,一日一夜服,周时观之。服一剂尽,病证犹在者,更作服。若汗不出,乃服至二三剂"。其中,"若一服汗出病瘥,停后服,不必尽剂"是按照原方原量使用而能保证安全的关键之一,比如葛根汤中使用了三两麻黄,分三次服用,每次服用也就是一两的麻黄,如果服后病愈,就不再继续服药了。另外,服用两次后没有病愈,应该缩短服药间隔,可以用到半天喝完一剂药。

这一段的内容,就是告诉我们具体怎么用药,如何开始,以及用至何时可以停止。这就是"将息"的内涵,"将"是指开始,而停止就叫作"息"。"将息如前法"是指葛根汤就按照使用桂枝汤的方法去使用,包括使用的开始、具体的使用方法,以及如何结束使用。关于"将息"的内涵,我在《中医杂志》专门发表过文章论述,"将息"并非一般所理解的调理的意思。

七、痉病治疗

【原文】

痉为病,胸满,口噤,卧不着席,脚挛急,必齘齿,可与大承气汤。

大承气汤方

大黄(四两,酒洗) 厚朴(半斤,炙,去皮) 枳实(五枚,炙) 芒硝(三合)

上四味,以水一斗,先煮二物,取五升,去滓,内大黄,煮取二升,去滓,内芒硝,更上火微一二沸。分温再服,得下止服。

【串讲】

当发生痉病时,患者有胸部满闷不适、呼吸急促,牙关紧闭,角弓反张,腿抽筋,咬牙等表现,治疗使用大承气汤。

那么这条原文描述的是否是高热惊厥呢?实际上还不是高热惊厥,而是脑炎。神经系统感染所发生抽搐是持续的,而高热惊厥是发作性的抽搐。

大承气汤,大黄四两约60g,酒洗,厚朴半斤去皮,大概是120g。枳实五枚,这个量是很大的。芒硝三合,也就是大约60ml的芒硝。用2 000ml的水,煮枳实和厚朴到剩余1 000ml,去掉药渣,再加入大黄,煮到剩余400ml,去掉药渣后,再加入芒硝,在火上让药汤稍稍地沸腾一下,使芒硝充分溶解。分两次服用,如果大便通了,就不要再继续服药了。

【要点延伸】

1. "胸满"：发热时心率加快,心动过速时,心脏泵血不充分,造成肺循环淤血。

2. "齘齿"：咬牙、磨牙,大脑缺氧感染等损害时的症状。关于"齘齿"及其治疗,我专门写过一篇文章发表在《辽宁中医杂志》。当时我遇到了一个肺部感染的患者,既往由于肺部肿瘤已经切除了整个右肺。他当时的状态就是意识时清时昧,伴随有齘齿。

3. 大承气汤：大黄是祛除热邪、通畅肠胃的重要药物,可用于各种生物性热邪所致疾病,疗效确切。古人治疗温病,基本离不开大黄,比如升降散中就大黄。枳实、厚朴既是改善心肺功能、开胸除满的要药,又是促进消化道蠕动的胃肠动力药,可以促进心肺胃肠功能恢复。李东垣讲过厚朴、枳实是补心肺元气的药。另外,张仲景就用桂枝加厚朴杏子汤治喘。枳实又有"开胸锤"的称呼,就是描述其具有治疗胸闷、憋气的作用。在治疗胸痹心痛中也用到枳实、厚朴。此外,枳实、厚朴可以称得上是中药中的胃动力药,比吗丁啉好用多了。芒硝通肠腑泄热邪,促进胃肠功能恢复。芒硝外用还能够治疗各种丹毒、皮肤化脓等感染性疾病,将芒硝敷到局部,或者用芒硝水外洗均可。总之,使用大承气汤,邪气得除,重要脏器功能得以恢复,疾病才易愈。

4. 得下止服：停止服用大承气汤,改换其他处方,不是停止治疗。比如,葛根汤、瓜蒌桂枝汤等。另外,原方中大黄为四两,分两次服用,每次约30g,如果一服得下,则后续药物不再服用。危急重症的治疗,需要大量使用药物,就要学会重剂缓投、中病即止。

对于痉病的治疗,张仲景的方案是体系化的,是有次第的。首先是柔痉和欲作刚痉的治疗,接下来就是痉病真正发作时的治疗,使用大承气汤,并且是中病即止。而不能简单地理解为痉病分为葛根汤证、瓜蒌桂枝汤证和大承气汤证三种类型。

第二节　湿　病

一、湿痹

湿病中第一个要讲的是"湿痹",即湿邪所致的痹证。

【原文】

太阳病,关节疼痛而烦,脉沉而细者,此名湿痹。湿痹之候,小便不利,

大便反快,但当利其小便。

【串讲】

太阳部位病变,有关节疼痛,且因关节疼痛而出现烦躁不安,脉是沉而细的,这就是湿痹。接下来原文又补充了湿痹的表现,小便量少而大便痛快,甚至是大便偏稀。治疗需要让小便量增加,也就是说,如果见到关节疼痛、脉沉细,又有小便不利、大便反快,就用"利其小便"的办法来治疗。

【要点延伸】

1. 脉沉细:血容量不足时,能够见到沉细脉,属于中医所讲的津液不足。

2. 小便不利:就是小便量少。常见的解释,都将小便不利与泌尿系感染联系起来,认为小便不利描述的是排尿不畅、尿频、尿急、尿痛。其实张仲景原文中的小便不利就是指尿量减少。结合"脉沉而细"可知,当循环血容量减少时,肾脏灌注减少,尿量自然就是少的。

3. "小便不利,大便反快"提示:胃肠生物性湿邪侵袭,胃肠道感染引起腹泻,水分丢失增加,肠道吸收水分又减少,从而造成血容量减少。发生胃肠道感染时,一般会见到不同程度的腹部不适,严重时出现腹痛,有的会出现大便稀,甚至是腹泻。有时也会伴见全身拘急、疼痛、冷感等不适。此时的脉象常见到沉细脉。

这提示我们,导致湿痹的病邪是从胃肠道途径进入体内的。什么是生物性湿邪呢?空气中水汽多、气候潮湿,这属于物理性湿邪,那么在这种潮湿环境中出现的病原微生物就属于生物性湿邪,生物性湿邪侵入到肠道引起胃肠道感染,所以出现"大便反快"。

4. "但当利其小便"的内涵:通过上面的延伸,我们已经明确湿痹患者由于腹泻而出现血容量不足,这种情况一定是不适合利尿的,否则会加重体液的丢失。因此原文的"但当利其小便"不能简单地理解为利尿,一定是有所特指,应该是指能够治疗胃肠道感染导致的血容量不足、甚至是脱水的方药,最具有代表性的就是五苓散。五苓散不是利尿药,但通过治疗胃肠道感染以及血容量不足,结果可以见到尿量增加。对于五苓散,我在《中医体悟》中专门讲过。实际上大家如果能够仔细分析张仲景原文中五苓散的适应证,也就能理解这一段的深层含义了。

5. 太阳:指人体阳气充盛的部位。非疾病阶段!与脏腑经络直接相关。与足太阳膀胱经和手太阳小肠经密切相关。只因是部位,所以才可能有中寒、中风、中暍等病症区分。

二、湿家

"湿家"是什么?能被称为"家"的,就是很有功夫的了,比如数学家、文学家。"湿家"描述的就是感受湿邪日久缠绵不愈的患者。

【原文】

湿家之为病，一身尽疼，发热，身色如熏黄也。

湿家，其人但头汗出，背强，欲得被覆、向火。若下之早则哕，或胸满，小便不利。舌上如胎者，以丹田有热，胸上有寒。渴欲得饮而不能饮，则口燥烦也。

湿家，病身疼发热，面黄而喘，头痛，鼻塞而烦，其脉大，自能饮食，腹中和无病，病在头，中寒湿，故鼻塞，内药鼻中则愈。

【串讲】

湿家的临床表现有全身疼痛，而且发热，皮肤颜色黄而有光泽。一般认为"身色如熏黄"是指黄而晦暗，而我们都见过熏肉，表面是有光泽的，对不对？再看吸烟者的手指，也是被烟油熏得有光泽。而如果皮肤缺乏光泽，通常都已经病情属于较危重了，并非本条所描述的情况。

湿家的临床表现还包括，仅是头上出汗，背部觉得僵硬，怕冷，总想盖上被子，离火近一点，如果用泻下的方法过早的话，就会出现"哕"。"哕"，很多人都解释成"呃逆"，《黄帝内经》中的"哕"基本上是指"呃逆"，但张仲景书中的"哕"并非呃逆之意。在河南一带的方言中，"哕"就是吐的意思，干哕就是恶心。因此这一句话的意思是，如果用下法太早就会出现恶心、呕吐。一般来讲，下法不会导致恶心、呕吐，即便说过早使用也不会出现这样的情况，何况大黄甘草汤本来就能治疗食入即吐。那恶心、呕吐的原因是什么呢？说明患者原本就有胃部感染。虽然张仲景的解释是用下法太早而致恶心、呕吐，其实这里应该是说，湿家常伴随恶心、呕吐的表现。另外，湿家还觉得胸闷，有小便量少的症状。患者的舌上有一层厚厚的苔，比一般人要厚。原文认为原因是"丹田有热，胸上有寒"，即小腹部有热、胸上有寒，下热上寒。口渴想喝水，但是又不能饮水，因此口中干燥严重。结合患者有恶心呕吐，提示患者有湿邪较重的慢性胃炎。

根据原文，湿家还有什么表现呢？湿家，有身疼、发热、面黄和呼吸急促，这与第一条讲的基本类似。另外还有头痛，鼻塞严重，这实际上就是合并有鼻部的感染了。湿家是脉是大的，说明在感受湿邪的基础上，可能合并有风邪、热邪等阳邪。患者的饮食没有问题，张仲景认为这提示患者腹中没有什么毛病。头痛、鼻塞是病在头部，头部受了寒湿，所以出现鼻塞。在鼻内塞药治疗即可。

这三条原文基本上将湿家常见的临床表现都罗列出来了，但由于感受湿邪的轻重不同，以及兼夹的病邪不同，我们也可以看到三条原文所描述的具体临床表现是有差异的。

【要点延伸】

1. 为了方便与现代临床相联系,根据原文将"湿家"的临床表现分类归纳如下:①一身尽疼、背强、头痛;②发热;③身黄、面黄;④或但头汗出;⑤或怕冷:欲得被覆、向火;⑥或舌苔厚:舌上如胎;⑦或渴欲得饮而不能饮、口燥烦;⑧或鼻塞而烦;⑨或喘、或胸满小便不利;⑩脉大;⑪自能饮食、腹中和无病。

2. "湿家":病程长久才可称为"家"。

3. "湿家"包括:风湿热(身痛、发热),强直性脊柱炎(背强、怕冷),干燥综合征或合并肺纤维化(口燥烦、喘、胸满、小便不利),皮肌炎(身色如熏黄)。以上疾病均是十分难治的,张仲景在当时就已经认识到其缠绵难愈,故称之为"湿家"。

4. "湿家"是中胚层组织疾病(结缔组织病):胃肠功能正常(自能饮食、腹中和无病)。

5. "湿家"是实证:依据是"其脉大"。

6. "鼻塞,内药鼻中则愈":所纳何药? 当为麻黄。麻黄可去风寒湿邪、宣肺平喘通窍。从麻黄中提取的麻黄素,外用滴鼻治疗鼻塞效果很好。这也提示我们,读书时不能一带而过,要主动思考分析。

7. "湿家"的成因,从现代病因学而言,是针对结缔组织系统的自身抗体,具体分为两类:

(1)"外邪诱发的自身抗体":有些外来微生物的抗原结构与人体部分组织的组分相同,当身体免疫系统产生针对该抗原的抗体后,这种抗体不但可以与外来微生物结合而消灭之,也可与自身的同组分结构结合而对自身形成误伤。

(2)"自身组织损伤暴露变性、激活免疫系统产生自身抗体"。

【原文】

湿家,身烦疼,可与麻黄加术汤发其汗为宜,慎不可以火攻之。

麻黄加术汤方

麻黄(三两,去节)　桂枝(二两,去皮)　甘草(一两,炙)　杏仁(七十个,去皮尖)　白术(四两)

上五味,以水九升,先煮麻黄,减二升,去上沫,内诸药,煮取二升半,去滓。温服八合,覆取微似汗。

【串讲】

湿家病,也就是结缔组织病,身体疼痛,并且因身痛而烦,这是形容身痛严重。此时可以用麻黄加术汤发汗为宜。麻黄加术汤服后会有汗出。需要注意此处是"为宜",张仲景最常用的是"××汤主之",即某方专治某病的某种情况,"为宜""宜之"就不一样了,所表达的意思是暂时找不到一个主方,而目前所给出的方子尚可使用。此外,张仲景还提醒不可用火法治疗,比如艾灸、熏烤等这些方法治疗自身免疫性疾病是无效的。

麻黄加术汤中有五味药,麻黄三两,要去节;桂枝二两,要去皮;炙甘草一两;杏仁七十个,要把皮和尖去掉;白术四两。先煮麻黄,去掉上沫,再加入其他药物煎煮。每次服药160ml,然后盖上被子,让患者微微汗出,一定要注意,只是达到微微出汗,绝对不能出汗太多。

【要点延伸】

1."慎不可以火攻之"

(1)"湿家"为非物理性寒邪所致的急性病,因此使用加热治疗无效。

(2)"湿家"可能有"外寒内热"的潜在问题。推测此类患者体内除了有湿邪外,还有火、热等邪气,因此之前的原文中描述湿家的脉是大的。

(3)机体的免疫系统在体温升高时更易被激活,加重"湿家"病情。对于普通的外感发热,体温升高有利于免疫系统的激活,免疫调动后更容易祛除邪气,因此不要单纯降体温。而对于自身免疫性疾病,免疫系统越活跃,对自身造成的损害越大,因此不能单纯使用火法治疗。

2."湿家,身烦疼,可与麻黄加术汤发其汗为宜":对于无汗、身痛剧烈的患者,选用麻黄加术汤是适宜的。原文并非"主之"而是"为宜",说明这样的治疗能够改善病情,但难以彻底治愈"湿家"。

3."先煮麻黄,减二升,去上沫":麻黄中含有麻黄碱和伪麻黄碱,伪麻黄碱不溶于水,水煮时会漂浮在水面形成泡沫。伪麻黄碱具有明显的中枢兴奋作用,量大时引起烦躁,可能对于痛苦症状具有放大作用。

4."煮取二升半,去滓。温服八合":一升=200ml,二升半=500ml;一合=20ml,8合=160ml;这样算来,说明每剂药需要分成三次服,因为这样才能把煮出来的500ml喝完。原文煎服法没讲"中病即止",可以考虑为需要服用一段时间,因为湿家病并非服药一两次能够治愈的。

5.麻黄去节:生物碱(节间:节≈2:1)。

麻黄的节间,即节与节之间的部分,也就是我们所使用的麻黄的部分。节间和节的生物碱含量的比例约为2:1。麻黄去节的原因是节所含的有效成分相对少。这样说来,其实也可以不去节。

6.桂枝去皮:肉桂。

桂枝是干燥的嫩枝,如果桂枝去皮,那就只剩下木质部,而有效成分含量多的部分反而被去掉了,显然不符合常理。通过"去皮"可知,《伤寒论》中的桂枝不是我们现在用的桂枝,而是肉桂。在《伤寒论》里原文常写作"桂""桂(去皮)","桂枝"可能是后人的补校。那么"桂"为什么要去皮呢?去掉桂树最外层的粗糙的表皮,剩下的就是肉桂了。这部分内容有学者进行过专门的考证,感兴趣的可以深入了解。

7. 通过"杏仁去皮尖"可知:①带皮杏仁成分煎出慢;②捣碎杏仁成分煎出与去皮杏仁相当或更高;③现代多认为去皮尖必要性不大。

【原文】

湿家下之,额上汗出,微喘,小便利者死,若下利不止者亦死。

【串讲】

如果使用下法治疗湿家病,会见到头上出汗、呼吸急促,若此时小便量特别多,则提示病情危重;如果泻下不止,也提示病情危重。"死"实际上指的是病情危重。

【要点延伸】

"湿家"禁用下法:泻下过度可致低血容量性休克,休克早期机体交感神经兴奋,故见额头冷汗,还会有四肢湿冷。由于去甲肾上腺素分泌增多,心率和呼吸会加快,故见微喘气急。此时肾动脉也是收缩的,肾脏灌注减少,以防止有效血容量的进一步减少,因此应该少尿。如果小便量不减少,反多表现为小便量多,说明机体自身调节功能衰退,即交感神经系统兴奋性不足,休克难以解决,故说"小便利者死"。如果泻下不止,低血容量就更难以纠正,故说"下利不止者亦死"。

三、风湿

《金匮要略》中风湿的内容讲得极其精彩,是非常符合临床实际的,应该认真学习。

(一)风湿表现与治疗原则

【原文】

风湿相搏,一身尽疼痛,法当汗出而解。值天阴雨不止,医云此可发汗,汗之病不愈者,何也? 盖发其汗,汗大出者,但风气去,湿气在,是故不愈也。若治风湿者,发其汗,但微微似欲出汗者,风湿俱去也。

【串讲】

风邪和湿邪相合而致的疾病,会出现全身疼痛,这类疾病应该用发汗的方法治疗。恰好遇到连续的阴雨天,前面讲了风湿相搏应当汗解而愈,但为什么用了汗法却没治好呢? 原因在于发汗,汗出很多,祛除的是风邪,而湿气仍在,所以没有痊愈。张仲景说治疗风湿,只要微微出汗就可以将风邪和湿邪都祛除了。张仲景是这样认为的。那这其中的道理,其实张仲景没有讲,他只是强调不能大汗,大汗只能祛风邪,而不能祛湿邪。

【要点延伸】

1. 风湿相搏:指风邪与湿邪杂合成病。单纯的湿邪相对容易治疗,再加上风邪就不好治了,《黄帝内经》在讲痹证时也说"风寒湿三气杂至合而为痹"。

2. 风湿痹痛阴雨天发汗无效的原因:"风气去,湿气在"。出汗实际是津液的丢失,而不是排出邪气的途径,发汗是不能够直接祛除湿邪的。

3. 风湿痹痛发汗的合适程度:"微微似欲出汗"。实际上,并不是通过出汗将风邪祛除了,而是用药后机体能够对抗、抑制、祛除风邪。"微微出汗"提示机体抵抗力增强,是邪正斗争后身体功能恢复、表里通畅的表现而已,而并非通过发汗直接治好了病。古人的认识中常存在这种颠倒了因果的情况。

4. 风湿:西医各种全身疼痛性风湿类疾病(结缔组织病)。

(二)发热风湿

在临床上,可以见到有一类风湿痛的患者是伴随发热的,我将之命名为"发热风湿",这是为了便于我们学习和记忆。

【原文】

病者一身尽疼,发热日晡所剧者,名风湿。此病伤于汗出当风,或久伤取冷所致也。可与麻黄杏仁薏苡甘草汤。

麻黄杏仁薏苡甘草汤方

麻黄(去节,半两,汤泡)　甘草(一两,炙)　薏苡仁(半两)　杏仁(十个,去皮尖,炒)

上锉麻豆大,每服四钱匕,水盏半,煮八分,去滓。温服,有微汗,避风。

【串讲】

患者全身疼痛,还有发热,发热在下午 3~5 点最重,这就是风湿病。张仲景认为风湿是由于汗出后受风,或长时间受凉所致。治疗可以使用麻黄杏仁薏苡甘草汤。"可与"与"主之"还是有差别,说明麻黄杏仁薏苡甘草汤虽然有效,但并非服完此方风湿即可痊愈,风湿的治疗没那么简单。

麻黄半两去节,也就是 7~8g,甘草一两,薏苡仁半两,炒杏仁十个去皮尖。以上药物锉成麻豆大小,每次服用四钱匕,用一盏半的水煮药,剩余八分去喝,温服达到微微出汗,避风。

【要点延伸】

1. 麻杏薏甘汤的适应证:各种发热性风湿类疾病。

2. "发热日晡所剧":日晡所是指下午 3~5 点。

3. 风湿病因:"汗出当风,或久伤取冷"。

4. "疗程":不定。说明此病不易治愈。

5. "钱匕":

(1) 1 方寸匕 = 金石类 2.74g= 药末 2g= 草本类药末 1g。

（2）一钱匕 = 五铢 =3.25g。

有考证认为用古代以钱币当作工具取药，一枚钱币在药末里舀一次出来的量就是一钱匕，也称为一方寸匕，根据药材质地的不同，重量有区别。这个说法真实性不好肯定。为什么非要用钱币去取药材呢？为什么不用勺子呢？

另一种认识，"一钱匕"指的是一个钱币的重量。在汉代是五铢钱，一枚钱币的重量是五铢，相当于 3.25g。那四钱匕就是大约 13g。

相对于麻黄杏仁薏苡甘草汤治疗的有热风湿，接下来讲的是不伴随发热的风湿，具体又根据病位不同，分为腠理、肌肉、骨节部位的风湿，因而也有不同的治疗方案。

（三）无热腠理风湿

【原文】

风湿，脉浮，身重，汗出，恶风者，防己黄芪汤主之。

防己黄芪汤方

防己（一两）　甘草（半两，炒）　白术（七钱半）　黄芪（一两一分，去芦）

上锉麻豆大，每抄五钱匕，生姜四片，大枣一枚，水盏半，煎八分，去滓，温服，良久再服。喘者，加麻黄半两；胃中不和者，加芍药三分；气上冲者，加桂枝三分；下有陈寒者，加细辛三分。服后当如虫行皮中，从腰下如冰，后坐被上，又以一被绕腰以下，温令微汗，瘥。

【串讲】

风湿病，脉浮、身体沉重、汗出、怕风，用防己黄芪汤主治。身体沉重，实际上就是体内水湿过重，比如水肿患者就有腿沉得拖不动的感觉。

防己一两，甘草半两，白术七钱半，黄芪一两一分。此方剂量的表示方法和麻黄杏仁薏苡甘草汤又不一样了，这说明张仲景的方子也是从前人的经验中选出来的。

上述药物锉如麻豆大，锉可以把粗糙的木头锉平了，锉下来的木屑基本上就是芝麻大小。再比如古代讲麻疹，也就是芝麻大小的疹子。每抄五钱匕。到底是五铢钱的量，还是用钱币去抄取药物，也不需要深究，知道大概每次用 3~4g 就可以了。

生姜四片，大枣一枚，水盏半，古代的盏是精确的多少毫升也不好说，总之是一种较小的容器，煎到剩余八分，去掉药渣，温服一次，"良久"再服一次。"良久"具体是多长时间也不好确定。之前文中曾提到"食顷"，就是吃一顿饭的时长，那么"良久"应该是比吃一顿饭的时间长，但是能不能达到半天呢？应该没有。因为又有"半日一服"的描述。所以，"良久"应该是在"食顷"到半日的长度之间，按现在来讲，应该是在半个小时以上，且在四五个小时以内。因为这不是一个确切的时间，我们只能先这么来理解。

药物加减讲得很详细,很重要,要留意学习。其中"气上冲",指的是自觉胸中有气上冲,是呃逆的气往上冲,是嗳气的气往上冲,是咳嗽的气往上冲,还是严重心悸时气往上顶的感觉呢?实际上,这种气上冲大多数属于心律失常,在奔豚病中我们会详细讲。

服防己黄芪汤后,会感觉有虫子在皮里爬,腰以下又觉得特别凉,要坐在厚被子上,还要用被子把自己围起来,才觉得温暖了,让患者温服药物之后微微出汗,这样病就好了。"差"实际上是"瘥"的假借字,读作 chài,就是病愈的意思。在临床上经常听患者说:"吃完药差点。"差点就是好点的意思。

【要点延伸】

1. 防己黄芪汤的适应证:各种肿胀汗出性风湿类疾病(风湿性筋膜炎)。筋膜炎可见组织间隙的水肿,而一般不影响运动功能,因此在原文中没有描述影响肢体活动的表现。

2. 喘者,加麻黄:麻黄是平喘要药。

3. 胃中不和者,加芍药,芍药是和胃要药。

4. 气上冲,加桂枝:桂枝是治疗气上冲的要药。气上冲(左心功能紊乱加体循环淤血)常伴微咳。

5. 下有陈寒者,加细辛:细辛是下半身寒凉日久的要药。

6. "服后当如虫行皮中,从腰下如冰":"虫行皮中"是组织间隙水肿快速消退的自觉症状。曾有一个心衰的患者,双下肢严重水肿,一夜之间水肿迅速消失,后来这位患者告诉我,他服完药后就觉得下肢皮肤内就像有虫子爬一样。这实际上就是水肿快速消退时,组织间隙的结构迅速改变,神经受到刺激,而患者就感觉"虫行皮中"。这个例子就启示我们,产生"虫行皮中"的感觉是水肿消退的表现。"从腰下如冰"可能是该方法服用后首先使下肢的"冷敏神经元"激活的结果,冷敏神经元激活后产生冷感,故出现局部组织致密化,将局部水液排解走,身体冷感反射性引起机体产热,继发"热敏神经元"激活。推测该方中有此作用的药极有可能是除热痹良药防己。防己具有清热利湿、通利关节的作用,有研究表明粉防己碱能够降血压,对于烦躁患者有效,有镇静的作用。

（四）无热肌肉风湿

【原文】

伤寒八九日,风湿相搏,身体疼烦,不能自转侧,不呕不渴,脉浮虚而涩者,桂枝附子汤主之。若大便坚,小便自利者,去桂加白术汤主之。

桂枝附子汤方

桂枝(四两,去皮)　生姜(三两,切)　附子(三枚,炮,去皮,破八片)

甘草(二两,炙) 大枣(十二枚,擘)

　　上五味,以水六升,煮取二升,去滓,分温三服。

　　白术附子汤方

　　白术(二两) 附子(一枚半,炮,去皮) 甘草(一两,炙) 生姜(一两半,切) 大枣(六枚)

　　上五味,以水三升,煮取一升,去滓,分温三服。

　　一服觉身痹,半日许再服,三服都尽,其人如冒状,勿怪,即是术附并走皮中逐水气,未得除故耳。

　　【串讲】

　　感受寒邪八九天,又有风湿合邪,身体严重疼痛,活动受限,转身、侧身困难,既没有呕吐,也没有口渴,脉是浮而无力的,往来不流利,就用桂枝附子汤来治疗。如果大便干硬、小便通畅,使用桂枝附子汤去桂加白术汤治疗,也就是白术附子汤。

　　桂枝附子汤的组成是桂枝、附子、生姜、甘草、大枣。需要注意,此方不是桂枝汤加附子,而是桂枝、附子,加上生姜、甘草、大枣,也就是把桂枝汤中的白芍换成了附子。虽然芍药总苷在临床中常用于治疗风湿类疾病,但此处去掉了芍药。以上药物,用六升水,煎取二升,也就是400ml,去掉药渣,分三次服。

　　白术附子汤治疗"大便坚,小便自利"的情况,组成是白术、附子、生姜、甘草、大枣。这五味药物,用三升水煮取一升,去掉药渣,分三次温服。

　　服药一次后,自觉身上不通畅,半天,也就是5~6个小时,再服一次,服完三次,患者会出现头昏,像头部被盖上帽子一样的感觉,见到这样的表现,不要奇怪,这是白术、附子在"逐水气"而水气没有被完全祛除的原因。

　　【要点延伸】

　　1. "身体疼烦,不能自转侧":没有提骨节疼痛,因此当为"肌肉疼痛"才会不能转侧,该条所述疾病当是"各种原因的肌炎"。

　　2. "脉浮虚而涩":虚脉提示"桂枝附子汤"证是虚证。

　　3. "若大便坚,小便自利者,去桂加白术主之":提示桂枝不宜于大便干硬者,白术可以治疗大便干硬的便秘。白术既可止泻又可通便,具有这种双向调节作用的药才是真正的补益胃肠的良药。

　　4. 附子一枚:15~30g。重剂缓投(分温三服)。

　　5. "一服觉身痹,半日许再服,三服都尽,其人如冒状,勿怪,即是术附并走皮中逐水气,未得除故耳":

　　(1)身胀不通、头昏胀应当考虑为附子的过量反应。

　　(2)提示术附配伍能够治疗皮肤水肿。

6. 桂枝附子汤的药物组成:桂附 + 三元饮(生姜、大枣、炙甘草)。

7. 白术附子汤的药物组成:术附 + 三元饮(生姜、大枣、炙甘草)。

(五)无热的骨节风湿

【原文】

风湿相搏,骨节疼烦,掣痛不得屈伸,近之则痛剧,汗出短气,小便不利,恶风不欲去衣,或身微肿者,甘草附子汤主之。

甘草附子汤方

甘草(二两,炙) 附子(二枚,炮,去皮) 白术(二两) 桂枝(四两,去皮)

上四味,以水六升,煮取三升,去滓,温服一升,日三服。初服得微汗而解,能食,汗出复烦者,服五合,恐一升多者,服六七合为妙。

【串讲】

风湿合邪致病,骨节疼痛剧烈,牵掣疼痛影响活动,活动时加重,疼痛拒按,伴随汗出、气短、小便量少、怕风,有的患者还有身体略微水肿,使用甘草附子汤主治。

甘草附子汤的组成比较简单:附子、白术、甘草、桂枝。组成上可以说是桂枝附子汤、白术附子汤合方后去掉生姜、大枣。

煎煮法:上四味,以水六升,煮取三升,去掉药渣,每次温服 200ml,每日服三次。第一次服药后,如果略有汗出,这个疾病就要好了。如果服药后饮食增加、汗出而又出现烦躁者,改为每次服用 100ml,服用 200ml 对这样的患者而言有些多了,亦可每次服用六七合,需要根据具体情况来定。

【要点延伸】

1. 甘草附子汤(附桂术甘汤)治疗阳虚风湿形成的"各种关节炎"症见"汗出、短气、恶风不欲去衣者"。

之所以称甘草附子汤为"附桂术甘汤",是与"苓桂术甘汤"对举。《痰饮咳嗽病脉证并治第十二》有"苓桂术甘汤"治疗痰饮停留于胃肠的各种胃炎合并低血压症见"胸胁支满(上腹胀满)、目眩(黑曚)"。《伤寒论》第67条有"苓桂术甘汤"治疗外邪所致饮留胃肠的各种胃炎合并低血压症见:心下逆满,气上冲咽(嗳气),起则头眩(头昏)。

那么,附子可否用于"饮停胃肠"?茯苓可否治疗"湿留骨节"?可以。也就是说两方合用,包括茯苓、桂枝、甘草、白术、附子,对于饮留胃肠、骨节均有治疗作用。

2. 小便不利:是小便量少,绝不是尿涩痛。

3. "汗出短气,小便不利,恶风不欲去衣,或身微肿":提示心功能不全、风心病。汗出(交感神经功能亢进),短气(心功能异常、交感神经功能亢进),小便不利(心功能不全、肾脏血流灌注减少),恶风不欲去衣(体表血液循环灌注不足),身微肿(心功能不全,体循环回流障碍),提示甘草附子汤(附桂术甘汤)治疗心功能不全有效,尤其适合伴随有心功能不全的风湿类疾病。

第三节　暍　病

【原文】

太阳中暍,发热恶寒,身重而疼痛,其脉弦细芤迟。小便已,洒洒然毛耸,手足逆冷,小有劳,身即热,口开,前板齿燥。若发其汗,则其恶寒甚;加温针,则发热甚;数下之,则淋甚。

【串讲】

太阳部位受热邪,临床表现出发热、怕冷、身体沉重、疼痛,脉象特征是脉弦、细、芤、迟,这四种脉象均可在暍病中见到,但并不是指可以同时见到这四种脉象。弦脉就是如琴弦而有力的脉象;细脉就是脉体比较细;"芤"是葱的别名,芤脉就是脉如葱管一般,外边摸着比较硬,用力按则感到中空的,也就是大而中空;迟脉就是脉率慢。中暍还有其他表现,小便之后,感觉如凉水洒到身上时一样出现立毛肌收缩,起"鸡皮疙瘩",四肢从指尖开始发冷,逐渐向肢体近心端发展。稍微劳累就出现发热,总是张着嘴,门齿看上去是干燥的。如果发汗,恶寒会加重;如果使用温针治疗,发热就加重;如果用下法治疗,就出现小便淋沥涩痛。这就是暍病的临床表现,以及不同治疗对它的影响。

【要点延伸】

1. 中暍:非热射病。不是物理性高热所致的疾病,而是生物性热邪感染性疾病(发热恶寒,身重而疼痛),尤其是感受了某种在暑热季节易于生长繁殖的病原微生物而引起的疾病。

2. 生物性热邪致病禁发汗治疗:"若发其汗,则其恶寒甚"。发汗可致津液从皮肤丢失,血容量减少,外周血管收缩,保证重要内脏供血。

现在临床上遇到感染、发热,常用的治疗是输液,一方面是针对病原微生物,一方面是补液。在机体抵抗力降低,尤其是体液不足的时候,不能用发汗的办法来治疗。其实,我也曾多次强调,发汗不是给邪以出路,生物性病邪是不会从汗液离开人体的,用药后能够出汗是机体抵抗力恢复,邪去正安、营卫调和的表现。

3. 生物性热邪致病禁温针治疗:"加温针,则发热甚"。

其实,我并不认为是"温针"加重了疾病。因为没用"温针"时候患者就在发热,只是温针对此病无效,疾病继续发展而已。

4. 生物性热邪致病禁泻下治疗:"数下之,则淋甚"。泻下可致津液从肠道丢失,血容量减少、肾脏血液灌注不足、小便量少,泌尿系感染就会加重。因此,泌尿系感染的调理中非常重要的一点就是多饮水。

如果病邪在胃肠道,可用泻下治疗。而中暍禁止泻下,说明感染部位不在胃肠道,原文描述的中暍的症状也不包括消化道症状,可见暍病不是消化道疾病。另外,使用下法后"则淋甚",这也是提示患者原本就存在排尿的不适。

5. 中暍的病位在哪里?没有任何咳嗽、喘等呼吸道症状,也没有恶心、呕吐、腹泻等消化道感染迹象的表述,只有"小便已洒洒然毛耸""数下之则淋甚"。而且临床经验告诉我们:发汗、针灸、泻下对泌尿系感染均无益处。因此,中暍的病位是泌尿系,当为泌尿系生物性热邪感染。

【原文】

太阳中热,暍是也。汗出、恶寒、身热而渴,白虎加人参汤主之。

白虎加人参汤方

知母(六两) 石膏(一斤,碎) 甘草(二两) 粳米(六合) 人参(三两)

上五味,以水一斗,煮米熟汤成,去滓,温服一升,日三服。

【串讲】

"中暍"就是太阳部位受热,有汗出、怕冷、发热、口渴的表现,用白虎加人参汤主治。恶寒发热、身体沉重疼痛,这是上一条原文中"中暍"的表现,如果又出现汗出、口渴,这就提示津液严重不足,需要用白虎加人参汤来治疗。

注意白虎汤中药物的用量较大,知母是六两,按一两等于15g换算,这就是90g知母。这也说明知母是治疗感染性疾病的主要药物。后世治疗瘟疫的达原饮中也用到了知母。

煎煮法中的"煮米熟汤成"提示我们,米不仅是作为一味药物来使用,而且是具有计时的作用,只要米煮烂了,这个方子就煮好了。再去掉药渣,温服200ml,一天服用三次。感染性疾病的服药方法就是这样的,一天两次不够,需要一天三次、四次。

【要点延伸】

1. "身热而渴":因为觉得渴,故使用生津止渴的药物,如人参、白虎汤,这就是"随其所得"治之。另外,多饮水有利于泌尿系感染的治疗。

2. "知母"能否治疗泌尿系感染?

张元素《珍珠囊》说知母"泻膀胱肾经火"、黄宫绣《本草求真》说知母能治"淋"。

《金匮要略·消渴小便不利淋病脉证并治第十三》所列处方都是治疗消渴小便不利的,对泌尿系感染的症状有描述但无治疗处方,因此,可以参考中暍使用白虎加人参汤。

【原文】

太阳中暍,身热疼重,而脉微弱,此以夏月伤冷水,水行皮中所致也,一物瓜蒂汤主之。

一物瓜蒂汤方

瓜蒂(二七个)

上锉,以水一升,煮取五合,去滓,顿服。

【串讲】

太阳部位中暍,出现发热、身痛、身体沉重,脉象微弱,张仲景认为中暍的原因是在夏天被冷水所伤,水侵袭到皮肤,治疗使用一物瓜蒂汤来治疗。

一物瓜蒂汤就一味药,"瓜蒂二七个"应该是指十四枚瓜蒂的意思。制成粗末,用 200ml 水煮取 100ml,去掉渣滓,一次性服完。比较轻的"中暍"应该就能治好了。

【要点延伸】

1. 夏天池塘感染是中暍的常见原因:"此以夏月伤冷水,水行皮中所致也"。

古人伤于冷水,基本上就是在池塘里,而池塘中各种微生物都有,容易造成感染。这种情况往往可能是一个泌尿系感染,因为根据前面讲的这些症状,我们已经锁定中暍可以是这个原因。

2. 瓜蒂是治疗生物性湿热病邪的药物:可治疗消化道生物性湿热病邪所致疾病(急性胃炎、黄疸型肝炎),历代尚未发现对其治"淋(泌尿系感染)"的描述,有待研究和临床验证。

一般都认为瓜蒂是催吐药,那使用 14 枚瓜蒂催吐的量是够大了。而根据之前原文可知,暍病禁用吐、泻、汗,这就与瓜蒂是催吐药这种理解是相矛盾的。分析使用瓜蒂治疗的疾病,消化道疾病本就容易有上腹不适、恶心、呕吐的表现,即使服药之后出现呕吐,也更有可能是瓜蒂的苦味促发呕吐,但绝不是瓜蒂本身具有催吐作用。就比如服完苦味的黄连、龙胆草,有的患者就容易出现呕吐,但我们不能说黄连和龙胆草是催吐药。所以说,瓜蒂是苦味、祛湿热病邪的一味药。

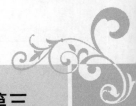

第三讲 | 百合狐惑阴阳毒病脉证治第三

第一节 百 合 病

一、百合病临床表现、预后判断依据、既病防变原则

【原文】

论曰：百合病者，百脉一宗，悉致其病也。意欲食复不能食，常默默，欲卧不能卧，欲行不能行，饮食或有美时，或有不用闻食臭时，如寒无寒，如热无热，口苦，小便赤，诸药不能治，得药则剧吐利，如有神灵者，身形如和，其脉微数。

每溺时头痛者，六十日乃愈；若溺时头不痛，淅然者，四十日愈；若溺快然，但头眩者，二十日愈。

其证或未病而预见，或病四五日而出，或病二十日、或一月微见者，各随证治之。

【串讲】

百合病，其病因是"百脉归于一宗"，各种经脉病变都可以导致百合病，如树木有很多树枝，但树枝最终要归到一个树干上来，树干就是各个分支的"宗"。那么"百脉一宗"指的是所有的经脉最后都归于此处，我们知道所有的血脉都要归到心，那百脉的"一宗"即是"百合"，即为"心"。各处经脉病变最终影响到心，就形成了百合病，"百合"部位生病，因此称为百合病。心病可及全身血脉和脏腑，全身各部位疾病也可以通过血脉影响心，故曰"悉致其病"。当然，很巧的是，治疗上也主要使用了百合，但这并不是命名为"百合病"的原因。就像我们不会把用半夏治疗有效的疾病称为半夏病。

《灵枢·本神》"心有所忆谓之意"，"意"即回忆，"意欲食复不能食"描述的是患者一想、一回忆，意识到自己应该吃饭了，但要去吃饭，却又存在不能食的情况，比如不思饮食或有食入即吐。"常默默"是描述一种心境低沉的状态，属于抑郁症的一种表现。"欲卧不能卧"，"欲卧"即"意欲卧"，知道该躺下休息一下了，但躺下睡不着。"欲行不能行"，"欲行"即"意欲行"，知道该起来活动活动，但又觉得不想活动。以上两个表现都属于"焦虑不安"

状态。

"饮食或有美时，或有不用闻食臭时"，有时候还觉得饮食美味，但有时候却一闻到食物的味道就恶心。在指气味的意思时，"臭"和"嗅"是通假字，而描述用鼻子去嗅的动作时用的是"嗅"，比如嗅觉的"嗅"就不能写作"臭"。"如寒无寒，如热无热"，觉得冷但体温不低，觉得热但体温不高，这是一种"感觉错乱"。

还有"口苦"，提示的是味觉异常，正常味觉减退，苦味觉相对敏感。一般见到口苦，我们就认为是有肝火、心火，就是有火。但其中的原理没有那么简单。我们感受酸、甘、辛、咸等味觉，在不同状态下是可以出现退化的，但唯独感受苦味的味觉是不容易退化的，人的一生都对苦味敏感，这是由于大多数苦味物质对人体是有害的、有毒的，人体对毒的警惕性很高。在长时间的进化过程中，苦味的味觉就始终保持得非常好，这是一种自我保护，所以也不要把觉得苦当成是坏事。那使用泻火的方法治疗之后，口中不觉得苦了，这实际上是由于我们的味觉恢复正常了，其他味觉感觉都回来了，因此对于苦味就不再格外敏感了，就不会产生吃什么都是苦味的感觉了。

"小便赤"，正是由于前面讲的"意欲食复不能食"，进食和饮水的量都减少了，尿液浓缩，所以见到小便颜色深，可能是发红、发黄。

以前有的讲解认为"口苦、小便赤、脉微数"是不变的症状，而其他症状是可变的。其实在临床上也不是那样的，那是一种纸上谈兵的判断。

那么，"百合病"的治疗反应如何呢？"诸药不能治，得药则剧吐利"，就是已经用了很多药物治疗，都无效，说明此病的治疗难度大。服药则呕吐腹泻，常用的药物都不能耐受。

以上所描述的百合病临床表现，症状多且变化大，就好像有鬼神作怪一样。百合病，不同于"痈疽""呕吐腹泻""发热咳嗽"有具体病证，患者的身体形态没有异常发现。现代临床常见的就是检查都正常，却有一堆难受的症状。"其脉微数"，可以理解为脉细微且数，也可以理解为脉搏稍微快一点的意思。"微数"的这种表达，有时候容易出现歧义。总体上而言，这种患者的正气不足、体质偏虚，同时又有热，就会见到脉偏数、偏弱。

下一段讲的是如何判断百合病治疗的难易。"每溺时头痛者，六十日乃愈"，"溺"也可以念作"尿"的读音，就是指，常在排尿时出现头痛，这样的患者需要 60 天左右才能治愈。"若溺时头不痛，淅然者，四十日愈"，如果排尿时没有头痛，只是觉得稍微有点凉，这样的患者需要 40 天才可以治好。"若溺快然，但头眩者，二十日愈"，排尿通畅，没有头痛、怕冷，只是伴有头昏、眼前发黑，这种患者需要 20 天可以治愈。

"其证或未病而预见"即有的患者在尚未形成"百合病"时就已经见到

一两个症状。"证"即症状，就是上文所描述的百合病临床表现，而非现在所讲的"辨证论治"之"证"。而有的患者，病了四五天，症状才逐渐出现。也有的患者病了将近一个月，症状才轻微表现出来。这是描述百合病症状出现的非确定性。治疗时根据症状出现的具体情况来进行即可。"证"即证据，在医学中即指临床表现。

【要点延伸】

1. 百合病的特征：

（1）百脉一宗。血脉之宗是肉团之心，卫脉之宗是精神之心（大脑皮质）。心为五脏六腑之大主，五脏六腑皆宗于心。百合病，从中医来讲是心病，从西医学来讲是大脑功能紊乱的神经症。

（2）各种原因均可导致百合病（悉致其病）。人体的健康就是建立在精神和谐和血液循环通畅的基础上，百合病并不是一种原因、一个环节异常所致的，因此需要全面分析。

（3）心境低落（常默默）。

（4）记忆思维尚可，但焦虑不安（意欲食复不能食，常默默，欲卧不能卧，欲行不能行）。

（5）感觉错乱（饮食或有美时，或有不用闻食臭时，如寒无寒，如热无热，口苦）。

（6）交感神经活动占优势（脉微数、小便赤）。除了饮食减少所致的尿量减少外，交感神经占优势时，肾脏灌注减少，亦可导致尿量减少，所以小便是黄赤的。

（7）没有明确的躯体疾病征象（身形如和）。

（8）常规治疗疗效差。

2. 百合病病情轻重和预后判断的原理及其依据：交感神经兴奋性高低是判断预后的依据。交感神经兴奋性越高则血压越高。排尿时本来是副交感神经占优势，如果排尿时交感神经优势更明显，说明疾病较重，故"每溺时头痛者，六十日乃愈"；如果排尿时仅仅表现为"淅然者"，即"起鸡皮疙瘩"，也就是立毛肌兴奋，而无头痛，说明交感神经占优势，但程度较头痛者为轻，疾病较轻，故"若溺时头不痛，淅然者，四十日愈"；如果交感神经兴奋不占优势，而副交感神经兴奋占优势，则血压可能降低，不仅不出现"头痛""淅然"，而且可能出现低血压、头部供血不足而见排尿性晕厥，故"若溺快然，但头眩者，二十日愈"。

3. 百合病既病防变的原则："其证或未病而预见，或病四五日而出，或病二十日、或一月微见者，各随证治之"。"随证治之"告诉我们，一切分析治疗必须以证据为基础，不可臆测。也无法用一个方子通治所有的百合病。

4."得药则剧吐利"提示:任何能够引起呕吐腹泻的药物,都不能改善百合病,吐法和下法非百合病可用的方法。

二、百合病治疗原则

【原文】

百合病见于阴者,以阳法救之;见于阳者,以阴法救之。见阳攻阴,复发其汗,此为逆;见阴攻阳,乃复下之,此亦为逆。

【串讲】

百合病出现阴证表现,要用补阳的方法治疗。百合病出现阳证表现,要用补阴的方法治疗。这是整个百合病的治疗原则。

百合病出现阳证表现,如果用损伤阴液的发汗方法治疗,这是错误的。百合病出现阴证表现,用损伤阳气的泻下方法治疗,这也是错误的。

另外,我们看张仲景的语言,凡是要用补的方法治疗时,都用"救"字来表达。

【要点延伸】

1. 百合病类的神经症,基本都是虚证,需要以补益治疗为基础。

2. 任何损伤正气(精气血津液)的方法都不可取。

3. 发汗药麻黄,可以提高交感神经(阳)的兴奋性,故不宜于百合病阳证明显的患者。比如在百合病中见到脉数、口苦等阳性症状时,就不宜使用麻黄。

4. 催吐和泻下都可提高副交感神经中迷走神经(阴)的兴奋性,故不宜于百合病阴证明显的患者。

三、百合病基本用方

【原文】

百合病,不经吐、下、发汗,病形如初者,百合地黄汤主之。

百合地黄汤方

百合(七枚,擘)　生地黄汁(一升)

上以水洗百合,渍一宿,当白沫出,出其水,更以泉水二升,煎取一升,去滓,内地黄汁,煎取一升五合,分温再服。中病,勿更服,大便当如漆。

【串讲】

百合病患者,没有接受过(催吐、泻下、发汗)错误治疗,疾病表现一如初得病时,治疗使用百合地黄汤。这就是治疗百合病的基本方。

百合地黄汤的组成很简单,鲜百合七枚,要掰开,还有生地黄汁 200ml。要得到 200ml 地黄汁,所使用的鲜地黄量也是比较大的。我们现在药房用的是干地黄,四五斤的鲜地黄要晒干成干地黄,估计也就得有一二斤。那我们如果要使用百合地黄汤,用干地黄的话,需要用到 500g,那再少也得用到 200g,但显然我们平时基本上用不到这个量。这就是张仲景可以做到"中病,勿更服",可能喝一次病就好了。而我们都没有用足量,所以也没见到这样的疗效。

其中对百合还有要求,要先把百合洗干净,用水泡上一夜,百合泡一晚上之后,水的上面会有一层白沫,倒掉有白沫的水。然后用 400ml 泉水煎煮洗干净、泡好的百合,煎煮到剩余 200ml 液体,去掉药渣后,再加入 200ml 地黄汁,煮到剩余 300ml 药汁,分两次喝,一次 150ml。如果喝完 150ml,病就好了,那就不需要再继续喝了。另外,服完百合地黄汤以后,大便是稀的、黑色的,这是有地黄的缘故。

【要点延伸】

1. 百合水泡之沫为什么要去掉? 我们推测,其原因可能是百合含苦味的水溶性秋水仙碱等多种生物碱,秋水仙碱有致泻作用,浸泡一宿可以减少百合中秋水仙碱的含量,那么百合中微量的秋水仙碱就可以通便、镇痛,具有镇痛的效果,就可以镇静,用于治疗百合病。但由于秋水仙碱能治疗痛风急性期疼痛,因此如果百合用于痛风发作的治疗时,就不需要去掉其沫了。

2. 药物性黑便与病理性黑便。①为什么黑? ②如何区分?

如果是药物引起的大便色黑,患者一般没有胃肠道不适症状,现在也很容易鉴别,一化验就能知道。

3. 方后注"中病,勿更服"的启示:

单纯的百合病不难治、不需要久治。但是现在临床上见到的百合病之所以难治,一个是药物的用量不够,一个是病程太长。

4. 药液合煎:药物先单煎、后合煎药汁,这样药汁中有效成分不会因为黏附在药渣上而随着"去滓"丢失。

四、百合病发汗后的救逆治疗

【原文】

百合病,发汗后者,百合知母汤主之。

百合知母汤方

百合(七枚,擘)　知母(三两,切)

上先以水洗百合,渍一宿,当白沫出,去其水,更以泉水二升,煎取一升,去滓;别以泉水二升煎知母,取一升,去滓;后合和煎,取一升五合。分温再服。

【串讲】

上一条讲的是百合病的基本方,但由于百合病常误用汗吐下治疗,因此下面要讲的是经过误治的百合病该如何治疗。张仲景讲得十分具体。首先看发汗后的救逆。

百合病,如果使用发汗的方法治疗后,病情加重了,使用百合知母汤治疗。

百合知母汤中百合还是七枚,用法也和之前一样,还用了大约45g的知母。知母也是单独用400ml泉水煎煮到剩余200ml药汁。两种药汁兑到一起再进行煎煮,取300ml,分两次温服。

【要点延伸】

1. 为什么会用发汗法治疗百合病? 这是对怕冷(如寒无寒)、怕热(如热无热)的误判,误认为这是外感病而使用麻黄汤类方治疗。

2. 误用的发汗方药会是什么? 在仲景时代,一般是指麻黄。误用麻黄类药后去生地黄汁换用知母的提示:

(1)生地黄不能治疗麻黄的不良反应。

(2)百合是治疗百合病的必用药物。

(3)知母是治疗麻黄不良反应、降低交感神经兴奋性的药物。后边还会讲到酸枣仁汤治疗失眠,其中使用知母的道理亦是如此。

3. 原文中未讲明疗程:误治以后的百合病与单纯未经误治的百合病不一样了,需要根据具体情况确定。

五、百合病泻下后的救逆治疗

【原文】

百合病,下之后者,滑石代赭汤主之。

滑石代赭汤方

百合(七枚,擘)　滑石(三两,碎,绵裹)　代赭石(如弹丸大一枚,碎,绵裹)

上先以水洗百合,渍一宿,当白沫出,去其水,更以泉水二升,煎取一升,去滓;别以泉水二升煎滑石、代赭,取一升,去滓;后合和重煎,取一升五合,分温服。

【串讲】

本条所讲的是百合病误用泻下之后的治疗。

百合病,用了下法之后,用滑石代赭汤治疗。

滑石代赭汤里也是有百合七枚的,处理的方法同前。另外,加了滑石三两,代赭石弹丸大一枚,这两味药都是用布包,用泉水煎煮,去掉药渣之后的药汁,与百合煎出的药汁混合后,再煎至 300ml。

【要点延伸】

1. 百合病误下的可能依据:将"饮食或有美时,或有不用闻食臭时"误判为食积化热,而误用泻下的方法。

2. 泻下可能选用的药物:大黄。可提高胃肠副交感神经的兴奋性、促进肠蠕动。

3. 误下伤脾胃之阳后,不用生地黄,而用滑石、生代赭石的提示:

(1)生地黄不能治疗大黄的不良反应。使用大黄泻下之后,损伤脾胃阳气,而生地黄是凉药,脾胃阳虚者不适合使用。

(2)百合是治疗百合病的主要药物。

(3)"滑石合生代赭石"可能是治疗大黄损伤脾胃阳气的药物,可能也是降低副交感神经兴奋性的药物,可以治疗腹泻。我们在临床用滑石止泻的疗效是确切的,有的时候用完滑石,腹中会有热感,不要就单纯认为滑石是凉药而不能用。

(4)"滑石合生代赭石"应当是治疗百合病的"救阳药"。也就是说,对于脾胃阳虚的患者,滑石、代赭石不是禁忌,可以放心使用。滑石是止泻良药;生代赭石可和胃调神,如旋覆代赭汤。

4. 除了张仲景所讲的百合病阳虚用滑石、代赭石加百合外,有无治疗阳虚神经症的药物? 有的,我的经验是巴戟天和肉桂就是治疗阳虚神经症的药。

六、百合病催吐后的救逆治疗

【原文】

百合病,吐之后者,百合鸡子汤主之。

百合鸡子汤方

百合(七枚,擘)　鸡子黄(一枚)

上先以水洗百合,渍一宿,当白沫出,去其水,更以泉水二升,煎取一升,去滓,内鸡子黄,搅匀,煎五分,温服。

【串讲】

本条所讲的是百合病误用吐法之后的治疗。

百合病,用了催吐的方法之后,应该使用百合鸡子汤救逆。

百合鸡子汤中仍旧是有百合七枚,用法同前。然后将鸡子黄一枚加入百合煎煮得到的药汁中,搅匀,煎到鸡蛋半熟。煎煮法:等到百合汤温度为70~80℃的时候,把鸡蛋黄放入药液中搅匀即可。不需要将鸡子黄煮成一个固体的蛋黄,而要保持液态。

【要点延伸】

1. 百合病误吐治疗的可能依据:将"意欲食复不能食""饮食或有美时,或有不用闻食臭时"误判为食积。

2. 吐法最可能使用的方法:探吐或盐水催吐、瓜蒂催吐。上述方法均可导致胃失和降。

3. 误吐伤胃后不用生地黄而是用鸡子黄的提示:

（1）生地黄不能治疗催吐导致的胃失和降。

（2）百合是治疗百合病的必用药物。

（3）鸡子黄是和胃安神的良药,如黄连阿胶汤中亦使用了鸡子黄。鸡子黄的高胆固醇及丰富全面的营养是大脑营养所必需的。百合病是心病,精神的心实际上是在大脑,因此鸡子黄正是治疗百合病所需要的。

七、百合病合并口渴治疗

【原文】

百合病一月不解,变成渴者,百合洗方主之。

百合洗方

上以百合一升,以水一斗,渍之一宿,以洗身。洗已,食煮饼,勿以盐豉也。

【串讲】

百合病,一个月还没有痊愈,逐渐出现了口渴,用百合洗浴治疗。

使用一升百合,用 2 000ml 的水泡一晚上,用浸泡出的水来外洗。洗完后吃煮饼,注意不能吃盐制的豆豉。

【要点延伸】

1. 百合洗浴可以治疗的疾病:

（1）洗浴治疗用百合浸出液而非煎剂,说明不宜内服的浸出液外洗可以治疗百合病。

（2）百合浸出液降低虚性交感神经亢奋、促进唾液分泌的有效成分可以通过皮肤吸收。

（3）百合浸出液真的不可以内服吗? 如果便秘口渴严重、脾胃功能尚好,小量服用应该也是可以的。

2. 一味百合外洗治疗百合病的启发:百合是治疗百合病的必用良药。

3. "食煮饼,勿以盐豉"的启示:

①盐多容易引起口渴;②百合病不宜盐豉。

【原文】

百合病,渴不差者,栝蒌牡蛎散主之。

栝蒌牡蛎散方

栝蒌根 牡蛎（熬,等分）

上为细末,饮服方寸匕,日三服。

【串讲】

如果百合病口渴严重,使用了百合洗方还是口渴的,使用瓜蒌牡蛎散治疗。

瓜蒌牡蛎散的组成是天花粉和焙成焦黄的牡蛎,两味药等量,研成细末使用。

【要点延伸】

1. 熬:焙焦黄,《伤寒杂病论》涉及"熬"的药物有牡蛎、水蛭、虻虫、䗪虫、蜣螂、杏仁、葶苈子、芫花、巴豆、乌头。

2. 未用百合也可治疗百合病。

3. 天花粉合焙牡蛎:可以"救阴、生津、安神",治疗阴虚阳亢的百合病。可以调节虚热性亢奋,与知母有异曲同工之妙而更胜一筹,因为用"天花粉合焙牡蛎"不需要百合的配伍即可治疗"渴不差"的重症。

4. 有其他救阴调神的药吗? 我的经验:忘忧草、浙贝母。

八、百合病合并发热的治疗

【原文】

百合病,变发热者,百合滑石散主之。

百合滑石散方

百合(一两,炙) 滑石(三两)

上为散,饮服方寸匕,日三服。当微利者,止服,热则除。

【串讲】

百合病合并发热,治疗使用百合滑石散。

百合滑石散,炙百合使用 15g 左右,滑石使用 45g 左右,两味药制为散,每次服用方寸匕,每日服用三次,服后会有轻微的腹泻,即停止服用,发热也会消失。"微利"是百合的作用,因为这里的百合没有经过浸泡、去沫。

【要点延伸】

1. 发热的原因:潜在生物性热邪感染。也就是说,神经症的患者,如果感受生物性热邪出现发热,治疗可考虑使用百合滑石散。

2. 百合病合并发热或误下治疗后均用滑石的启示:

鉴于滑石适应证广泛,既可用于百合病误下伤阳,又可用于百合病外邪致热,可见滑石是"扶正祛邪、药性平和、形神并调"的廉价良药。

3. 百合与滑石的使用时长:治疗百合病时,两者都是中病即止。中病的标志是"微利"（大便稍稀）。

第二节　狐　惑　病

一、狐惑病特征

【原文】

狐惑之为病，状如伤寒，默默欲眠，目不得闭，卧起不安，蚀于喉为惑，蚀于阴为狐，不欲饮食，恶闻食臭，其面目乍赤、乍黑、乍白。

【串讲】

狐惑病的临床表现中，一般的表现就像伤寒病，有神疲嗜睡，失眠，焦虑。那么狐惑病的特征性表现是什么呢？如果侵蚀到咽喉，即喉部溃疡，这是惑病。"惑"，有的书上写为"蜮"，这可能是认为溃疡是某种虫子所蚀，故而修改。而我认为"惑"是指心上的区域，也就是咽喉部位。"或"原本有地域、区域的意思，如"域""国"等。"惑"就是"心"字上加一个"或"字，因此指的是心上这个部位。如果侵蚀到阴部，也就是前后二阴，包括生殖器和肛门溃疡，这就是"狐病"。此外，患者还有不思饮食的表现，连食物的味道都不想闻。脸和眼睛，主要指的是眼睛，红一段时间，黑一段时间，白一段时间。"乍"就是当短暂的一段时间来讲，而且这个"赤、黑、白"的顺序不能颠倒，一定是由红到黑到白。

由狐惑病的表现来看，之所以将其与百合病置于一篇之中，是因为两者的临床表现有一定的类似之处。

【要点延伸】

1. 狐惑病是根据患病部位而进行命名的疾病。狐惑病是病位特征病的根据如下：

（1）"蚀于喉为惑，蚀于阴为狐"。

（2）狐是昼伏夜出动物，不易被发现。人体不易被看到的地方就是外阴，这里的病叫"狐病"。古人常说"梦交"是狐媚缠身所致。

（3）"或"表示区域，"惑"当指"心以上部位"，这里的病叫"惑病"。

（4）当两个部位同时生病时就叫"狐惑之为病"。

2. 面目颜色变化顺序特征：先是红一段时间后，逐渐变黑一段时间，再逐渐变白一段时间。

3. 狐惑病的四大特征：

（1）人体咽喉部位和二阴部位溃疡。

（2）面目尤其是结膜，出现红黑白的次第病变。

（3）精神症状：神疲嗜睡、失眠、焦虑。

（4）消化道异常：不思饮食、厌食。

实际上，这类患者还可以见到便秘，数日排便一次的情况。

4. 狐惑病的病理特征：里虚寒、外实热。那治疗上，单纯用清热的方法就不行。

5. 狐惑病，即眼 - 口 - 生殖器综合征，也称白塞病，或 Behcet 综合征，是同时发生于口腔、眼部、生殖器的疾病，具有其中两症者为不全型。此病为自身免疫病，是以原因不明的细小血管炎为病理基础的慢性、进行性、复发性、多系统损害疾病。以口腔、外阴溃疡、眼炎、皮肤损害为临床特征。

狐惑病的原文中没有提到皮肤损害，这是由于白塞病的皮肤损害特征是针刺治疗后，针眼周围易化脓。没有经过侵入性的治疗，就一般不会表现出皮肤的损害。

二、狐惑口腔咽喉溃疡的治疗

【原文】

蚀于上部则声喝，甘草泻心汤主之。

甘草泻心汤方

甘草（四两）　黄芩　人参　干姜（各三两）　黄连一两　大枣（十二枚）半夏（半斤）

上七味，水一斗，煮取六升，去滓，再煎。温服一升，日三服。

【串讲】

张仲景对于狐惑病的治疗方案很全面，首先是以口腔、咽喉溃疡为主要表现的治疗方案。喉以上部位，主要是指口腔至咽喉部位溃疡，会出现"声喝"，即声音低沉嘶哑，治疗使用甘草泻心汤。也就是说，甘草泻心汤是治疗口咽部溃疡为主的"眼 - 口 - 生殖器综合征"的主方。

甘草四两，用量比较多，而且是生甘草；半夏半斤，量也是比较大的，古人用的半夏基本上都是生半夏。这个方子的煎煮法是需要注意的，是需要"去滓，再煎"的，最终剩余三升（600ml），由一斗水煮到三升药液，这个煎煮时间还是比较长的。我们一般在使用生半夏时，都要求患者煎煮 40 分钟至 1 小时，基本上就是安全的。实际上，所谓的半夏有毒，并不是半夏真的有毒，而是指生半夏刺激性很强。有关药物炮制的书中引用陶弘景的话："凡用，以汤洗十许过，令滑尽。不尔，有毒戟人咽喉。"也就是生半夏表面的黏液会刺激咽喉，就像芋头、山药的汁液抹到皮肤上会造成刺痒一样。

那么甘草泻心汤的药物可以分为三组，一组就是生甘草，作为主药；第二组是黄芩、黄连,清热为主;第三组是人参、大枣、干姜、半夏,是温补脾胃、温中的。这也与狐惑病的病机特征相符合,里有虚寒、外有实热。

【要点延伸】

1.《伤寒杂病论》的人参是现在的党参。产于山西上党地区,以前就称为人参,上党人参,现在简称为党参。

2. 甘草功效与用量:有糖皮质激素的免疫抑制、非特异性抗炎、水钠潴留作用,但没有糖皮质激素免疫抑制作用继发的免疫低下的副作用,使用时剂量要大。

3. 没有中病即止:根据病情连续使用。

三、狐惑外阴溃疡的治疗

【原文】

蚀于下部则咽干,苦参汤洗之。

苦参汤方

苦参(一升)

以水一斗,煎取七升,去滓,熏洗,日三服。

【串讲】

以外阴溃疡为主的,如果没有咽喉溃疡,也常会伴有咽干的症状,治疗是使用苦参汤熏洗。苦参一升,煎煮后熏洗。原文是"日三服",应该是指每日熏洗三次的意思。

【要点延伸】

苦参熏洗频度和疗程:每次半小时以上,最少每日三次,直至痊愈。

四、狐惑肛门溃疡的治疗

【原文】

蚀于肛者,雄黄熏之。

雄黄

上一味为末,筒瓦二枚合之,烧,向肛熏之。

【串讲】

肛门溃疡为主的,使用雄黄熏患处。

如何使用呢? 将雄黄制成细末,筒瓦就像是劈开的半个竹筒,是半个圆柱状的,两片可合成一个筒状,将雄黄末放入两枚筒瓦合成的筒内,从外面烧瓦加热,使冒出的烟正对着肛门熏患处。

【要点延伸】

1. 雄黄:二硫化二砷(As_2S_2),加热到一定温度后在空气中可以被氧化为剧毒成分三氧化二砷,即砒霜。

2. 以毒攻毒的原理:

(1)化学毒杀有毒生物。至今为止,我们尚不清楚白塞病的溃疡是否由特殊的病原微生物所致,但有可能是一种我们尚未认知到的微生物所致,就像没有发现幽门螺杆菌之前,我们也不知道胃炎、胃溃疡的形成有细菌的参与。另外,使用雄黄熏后,有害的病原微生物减少,有利于局部的自我修复。古人认为是由一种"毒"所致,因此使用雄黄以毒攻毒。

(2)毒物相互反应。

3. 剂量、治疗频度、疗程:原文未详细讲解,现代临床也少有人用,需要根据具体情况摸索。

五、狐惑眼病的治疗

【原文】

病者脉数,无热,微烦,默默但欲卧,汗出,初得之三四日,目赤如鸠眼;七八日,目四眦黑。若能食者,脓已成也,赤豆当归散主之。

赤豆当归散方

赤小豆(三升,浸令芽出,曝干)　当归(三两)

上二味,杵为散,浆水服方寸匕,日三服。

【串讲】

患者脉数,但是不发热,有轻微的烦躁,神疲、嗜睡,还有汗出。刚刚得病的三四天,眼睛红,像斑鸠的眼一样,这也是之前说的"乍赤",七八天以后,眼角变黑,这就是之前讲的"乍黑"。如果患者饮食没有问题,就有可能出现化脓,治疗使用赤小豆当归散,这是主治狐惑病眼病的方子。

赤小豆当归散,需要注意的是用的是赤小豆芽,而不是赤小豆,三升的赤小豆用水浸泡,让它长出芽来,晒干后再使用。当归是用三两。这两味药,捣成药末,每次用浆水冲服方寸匕,一天吃三次。

【要点延伸】

1. 当归是治疗血管炎的要药,如:赤小豆当归散、四妙勇安汤、当归四逆加吴茱萸生姜汤。

2. 赤小豆:是治疗"瘀热"的良药。《神农本草经》云:"下水肿,排痈肿脓血。"《伤寒论》262条:"伤寒瘀热在里,身必发黄,麻黄连轺赤小豆汤主之。"

3. 南阳浆水做法:张仲景祖籍位于河南南阳,南阳浆水的做法是以小麦、绿豆或红薯为原料。

(1)小麦做浆水是将小麦面粉和成面团后,放在清水中用双手不停地搓洗,洗好后将面筋挪出,这时取上面的液体放置 1~2 天后发酸即得。

（2）绿豆做浆水是用水将泡过的豆打磨粉碎,待沉淀后,取上面的液体放置 1~2 天即酸,就是浆水了;

（3）红薯浆水的做法基本相同,将红薯打成细末,用细布过一下,将留在细布上的渣倒去,剩下的液体放置一段时间待沉淀之后,取上面的液体放置 1~2 天发酵后即得。浆水富含 B 族维生素,能够补充营养、保护血管和神经,对狐惑病血管炎或许有治疗作用。

第三节　阴　阳　毒

一、阳毒证治

【原文】

阳毒之为病,面赤斑斑如锦文,咽喉痛,唾脓血。五日可治,七日不可治。升麻鳖甲汤主之。

升麻鳖甲汤方

升麻（二两）　当归（一两）　蜀椒（炒去汗,一两）　甘草（二两）　鳖甲（手指大一片,炙）　雄黄（半两,研）

上六味,以水四升,煮取一升,顿服之。老少再服,取汗。

【串讲】

"锦文"指织锦的纹理。

"面赤斑斑如锦文"指非均一性、纹理清晰的红色斑疹。

阳毒病的特征表现是脸红且有斑纹,如织锦的纹理一般,这是形容一种非均一性的、纹理清晰的红色斑疹。患者还有咽痛,狐惑病也有咽痛,因此阴阳毒和狐惑病是列于一篇内的。阳毒病不但有咽喉痛,还有口唾脓血。"五日可治,七日不可治",这说明病情还是挺危急的,这个病不一般。治疗使用升麻鳖甲汤。

升麻鳖甲汤,升麻二两,约 30g,量比较大,当归一两,蜀椒一两炒去汗,生甘草二两,炙鳖甲如手指大一片,也就是 5~6g,鳖甲的量并不大,雄黄是半两研成药面儿。以上的六味药,用 800ml 水煎煮到 200ml,一次全部服下去,老人和小儿分两次服用。老年人解毒能力差,小儿体重小,因此分成两次服用。服药后汗出,就说明身体的气血恢复到正常了,这个病就容易好了。

【要点延伸】

1. 阳毒的特征：①面部红色斑疹（面赤斑斑如锦文）；②咽部化脓性感染（咽喉痛，唾脓血）；③急性病、可以危重（五日可治，七日不可治）。

2. 具有阳毒特征的疾病：根据阳毒的特征，可以判定阳毒是一种发疹性、咽部化脓性、强毒性细菌感染性疾病。根据临床所见，A族乙型溶血性链球菌感染所致猩红热与其极为相似。亦有报道，使用升麻鳖甲汤治疗猩红热有效。

3. 阳毒可能还有其他临床表现：链球菌由呼吸道侵入，首先引起咽峡炎和扁桃体炎，炎症扩散并引起组织坏死。细菌产生红疹毒素可引起全身毒血症表现。临床可见骤起恶寒高热、头痛、咽痛、杨梅舌、食欲减退、全身不适、恶心呕吐、婴儿谵妄和惊厥、咽红肿、扁桃体化脓，软腭充血水肿和黏膜内疹（红色斑疹、出血点），迅速出现全身皮肤充血发红的基础上散布针帽大小、密集均匀的点状充血性红疹，手压全部消退，去压后复现。偶呈"鸡皮样"丘疹，中毒重者可有出血疹，在皮肤皱褶处如腋窝、肘窝、腹股沟可见皮疹密集呈线状，面部充血潮红、点疹，口周苍白圈、红点舌、杨梅舌，皮疹一般在48小时内达到高峰，2~4天可完全消失。重症者可持续5~7天甚至更久。颌下及颈部淋巴结可肿大压痛。出疹时体温更高，皮疹遍布全身时，体温逐渐下降，中毒症状消失，皮疹隐退。恢复期退疹后1周内开始脱皮，脱皮部位的先后顺序与出疹的顺序一致。躯干多为糠状脱皮，手掌足底皮厚处多见大片膜状脱皮，甲端皲裂样脱皮是典型表现。脱皮持续2~4周，不留色素沉着。

4. 易治（可治）阳毒：95%以上的轻型及普通型猩红热，病程2~7天左右。

5. 难治（不可治）阳毒：多为中毒型猩红热。全身中毒症状明显，高热，剧吐，头痛，皮疹可呈片状或出血性瘀斑，甚至神志不清，可有中毒性心肌炎及周围循环衰竭、化脓性脑膜炎、中毒性休克、败血症等，现代临床很少见，但病死率高。古代没有抗生素的使用，病死率应该比较高。

6. 升麻鳖甲汤治疗阳毒的启示：

该方具有很好的解毒清热作用，对发疹性化脓性感染有效。升麻、生甘草、雄黄的解毒作用是肯定的。蜀椒不但可以解毒，还有麻醉止痛作用，对脓肿疼痛可以减轻痛苦。当归治疗疮痈也是常用之药。鳖甲是否也有解毒清热作用呢？根据古代记载，答案应该是肯定的。清代《寿世汇编》记载："久疟劳疟，鳖甲醋炙研末，每服二钱，酒下，隔夜一服，清早一服，临时一服，无不断者。"《神农本草经》记载"主治心腹癥瘕、坚积寒热"。我们在学习过温病学，都知道温病后期出现阴虚风动等表现，可用鳖甲等药物，认为其有滋液息风之效。其实还需要知道的是,鳖甲本身就有很好的杀灭病原微生物的作用,有祛邪的作用。

7. 阳毒可以选用的西药有哪些？青霉素、红霉素、头孢菌素。

二、阴毒证治

【原文】

阴毒之为病,面目青,身痛如被杖,咽喉痛。五日可治,七日不可治。升麻鳖甲汤去雄黄、蜀椒主之。

【串讲】

阴毒病的特点是脸色青灰,从望诊面部上就不同于阳毒的"面赤斑斑如锦文"。身体疼痛如同经受过杖刑,像被板子打过一样的剧烈疼痛,还有咽喉痛。以上是阴毒病的特点。阴毒病也有轻有重,"五日可治,七日不可治"。治疗使用升麻鳖甲汤去雄黄、蜀椒,比阳毒的治疗药物还少。

以往我们认为,阳毒是阳气比较充足的人群感染该疾病,因此感染后表现出一派阳证,故而称为阳毒;而阴毒是机体阳气不足感染后的表现。但如果这样认识的话,就解释不通为何阴证反而要去掉雄黄和蜀椒两个热药。那该如何理解呢？

【要点延伸】

1. 阴毒的特征:①面目色青;②身痛剧烈;③咽喉疼痛;④急性病、可以危重(五日可治,七日不可治)。

2. 阴毒是现代临床的什么疾病呢？根据以上特点,阴毒当为一种非化脓性咽喉部急性感染中毒性疾病,严重者可致死亡。具有这样临床特征的疾病是白喉(尤其是咽白喉)。

3. 白喉的临床特征:

(1)白喉杆菌外毒素可引起局部病变(咽喉等部位灰白色假膜)。

(2)咽部病变时白喉杆菌外毒素吸收量最大,外毒素与各组织细胞结合后可引起全身性病理变化。严重损害心肌时可导致休克(面目青),末梢神经损伤明显时可见身痛剧烈,甚至瘫痪。因此中毒性咽白喉死亡率极高。

(3)类型:咽白喉、鼻白喉、喉白喉、其他部位白喉(眼结膜、耳、外阴部、新生儿脐带及皮肤损伤处)。

4. 阴毒和阳毒均可使用的药物的启示:

无论阴毒还是阳毒,均可使用组药(升麻、当归、甘草、鳖甲),提示该组药解毒适应证广,无论阴阳毒邪均可选用。

5. 阴毒和阳毒均可使用的西药是什么？青霉素、红霉素。

6. 阴毒不用雄黄、蜀椒的可能原因:①阴毒以循环功能不全(面目青)

和神经损害(身痛如被杖)为主要特征。②市售雄黄多含微量砒霜,砒霜毒性很强,进入人体后能破坏某些细胞呼吸酶使组织细胞不能获得氧气而死亡,加重感染性休克。白喉杆菌为需氧菌或兼性厌氧菌,所以对雄黄所含砒霜也不敏感。③蜀椒的麻醉作用可能会加剧白喉杆菌外毒素的神经损害症状。④没有证据证明雄黄、蜀椒有治疗白喉的作用。

第四讲 | 疟病脉证并治第四

疟病篇是《金匮要略》中篇幅最小的一篇,在教材中易被忽略,但我认为这是最值得讲的一篇。

第一节 辨脉治疟

【原文】

师曰:疟脉自弦,弦数者多热,弦迟者多寒。

弦小紧者下之差;弦迟者可温之;弦紧者可发汗、针灸也;浮大者可吐之;弦数者风发也,以饮食消息止之。

【串讲】

"辨脉",就是根据脉象的情况确定治疗疟疾的方法。疟疾的脉象是弦脉,"弦"指弓箭上的线,弦脉指按上去弦劲有力。如果为"弦数"脉,就代表热多,如果为"弦迟"脉,就代表寒多,根据"迟数"分"寒热"。

那该如何辨脉论治呢? 如果脉弦而细紧,治以下法;脉弦迟,治以温法;脉弦紧,治以汗法和/或针灸的方法;脉浮大,治以吐法,此处应省略了弦,应为"弦浮大者";脉弦数,风气比较重,治以食疗。

什么是"消息"呢?"消"是减轻,"息"是熄灭、控制,说明食疗是一个很重要的疗法。

【要点延伸】

1. 张仲景讲的"疟病"与《黄帝内经》中记载的"疟"是不是一致的?

它们与西医学所说的疟疾是不是同一个概念呢? 我认为很有必要明确。关于疟病的临床表现,张仲景没有详细地进行论述,但是在《黄帝内经》中疟病的临床表现讲得非常具体,我们可以参考其内容。那么,疟疾有哪些临床表现呢?

《素问·疟论篇第三十五》:"黄帝问曰:夫痎疟皆生于风,其蓄作有时者何也? 岐伯对曰:疟之始发也,先起于毫毛,伸欠乃作,寒栗鼓颌,腰脊俱痛,寒去则内外皆热,头疼如破,渴欲冷饮。"

这句话的意思是疟疾都是由风邪导致的，疾病休作有时。这是为什么呢？"蓄"是不发作的意思，"蓄作有时"指休作有时。岐伯答说：疟病刚开始发作时，先有皮肤不适、皮肤拘紧、神疲、哈欠、寒战、腰脊疼痛、剧烈头痛、口渴喜冷饮。这段把疟疾的症状、发展过程描述得非常具体。根据《黄帝内经》和本篇的描述及本篇中的用药，我们可以确定，古人描述的"疟"基本上就是西医讲的疟疾。因此，不能说有先寒后热就算疟疾，如此就没有必要有"寒热往来"的概念了。但如果是"休作有时"，才是疟疾的表现。

综上，疟病的临床表现包括：①"蓄作有时"；②"疟之始发也，先起于毫毛，伸欠乃作"；③"寒栗鼓颔"；④"腰脊俱痛"；⑤"寒去则内外皆热"；⑥"头疼如破"；⑦"渴欲冷饮"。

2. 疟疾的病因是什么？

（1）疟气（直接病因）

在《黄帝内经》里讲，直接导致疟疾的病因叫疟气。

《灵枢·岁露论第七十九》："黄帝曰：善。夫风之与疟也，相与同类，而风常在，而疟特以时休，何也？岐伯曰：风气留其处，疟气随经络，沉以内搏，故卫气应乃作也。"

这句话的意思是风邪与疟邪属于同一类邪，但风邪致病后的症状一直都在，一天之内不会时有时无，疟疾却有按时发作的特点，这是为什么？岐伯答，"风气留其处"，所以症状是持续的。"疟气随经络"，实际上古人知道是有一种东西存在于经络之中，将之称为"疟气"，虽不是风邪，但与风邪类似。"疟气随经络"，疟气随着血液侵入到人体内，此处的"经络"，"经"指动脉，"络"指静脉，并非指的是经络里有卫气。"沉以内搏，故卫气应乃作也"，只要卫气与血脉里的"疟气"开始接触的时候，病就要发作了。

《素问·疟论篇第三十五》篇中还讲了出现这些症状的原因："夫疟气者，并于阳则阳胜，并于阴则阴胜？阴胜则寒，阳胜则热"。

《伤寒论》中"合病""并病"是什么意思。什么为"合"？什么为"并"？上下相合，在一个的基础上又叠加另一个为"并"。前后相合、互相挨着为"合"。两者是需要细分的。疟气和风邪是同性的，所以说疟气并于阳，阳气就盛，并于阴，阴气就盛。实际上就是疟气所并之处要开始斗争了。"阴盛则寒"，如果说并入到阴，就表现出恶寒；"阳盛则热"，并入到阳，就会出现发热。

（2）风邪（并发病因）

"并发病因"意味着除了感染疟气以外，还有其他的原因触发。"并发病因"有以下几个：

第一个为风邪。

《素问·疟论篇第三十五》："夫痎疟皆生于风"。

《素问·疟论篇第三十五》与《灵枢·岁露论第七十九》："夫风之与疟也，相似同类"。

其次是暑邪。

《灵枢·论疾诊尺第七十四》："夏伤于暑，秋生疟"。古人在这已经了解到，疟病在夏天伤了暑邪以后发病，已经认识到疟病与暑邪有关。

最后是寒邪。

《素问·疟论篇第三十五》："夏伤于大暑，其汗大出，腠理开发，因遇夏气凄沧之水寒，藏于腠理皮肤之中，秋伤于风，则病成矣"。夏天感受暑邪大汗后受凉，疟气藏于腠理皮肤之中，秋天再感受风邪，抵抗力下降，疟疾就发病了。也就是说，疟疾的病因是夏（暑气＋水寒＋疟气）＋秋（伤风）→疟疾。

以上是《黄帝内经》中关于疟病病因的讨论，但是古人不知道疟邪是如何侵入人体的，只知道是受了"疟气"，这已经非常了不起了。

3. 西医如何认识疟疾：

病因是疟原虫感染，以蚊虫叮咬为媒介将疟原虫（间日疟原虫、三日疟原虫、恶性疟原虫和卵形疟原虫）传染给人，就出现了疟疾。临床可见间日疟、三日疟、恶性疟、卵形疟。间日疟指隔一天发作一次；三日疟指以三天为一个发作周期；恶性疟病情严重，不按时发作，但也有恶寒发热；卵形疟也是周期性发作，但是它有一个特点，没有恶寒，只有发热。蚊子叮咬人时，会把唾液内的疟原虫分泌至人体内，疟原虫便顺着血液进入到肝脏，库普弗细胞（Kupffer cell）是肝脏的免疫细胞，能吞噬有害的物质，但是无法杀灭疟原虫，疟原虫就进入到肝组织中感染肝细胞。随后，疟原虫就在肝细胞里开始繁殖，繁殖到一定程度后，就会再次进入到血液中。进入到血管后，疟原虫就会侵入到盘状红细胞中开始繁殖，疟原虫在红细胞中顺着血液流动一直走，繁殖到一定程度后，红细胞会逐渐附着到血管壁上，而后红细胞就会破裂，疟原虫被大量释放到血液中，寒战就开始了，接着出现发热，红细胞被大量破坏后就出现贫血，严重高热就出现抽搐，脑损伤后表现为昏迷，所以说疟疾还是一个蛮重的疾病，尤其是恶性疟。

4. "弦数者多热，弦迟者多寒"启示：

疟分寒热。疟疾的治疗不能一概而论，而是要辨脉论治。

5. "弦小紧者下之差"的启示：

泻下药可治愈疟疾。哪个泻下药有此作用呢？

大黄。在临床中经常将大黄作为泻下药使用，鳖甲煎丸可治疗疟母，在鳖甲煎丸中就使用了大黄。

6. "弦迟者可温之"的启示：

寒疟脉迟可用温法治疗。哪个温热药具有治疟的作用呢？干姜。依据是鳖甲煎丸和柴胡桂姜汤都用了干姜。

7. "弦紧者可发汗、针灸也"的启示：

疟疾脉紧，可用麻黄类药，牡蛎汤中就使用了麻黄。疟病也可使用针灸治疗，具体的治疗方法可参考《黄帝内经》，其中有详细记载。

8. "浮大者可吐之"的启示：

疟疾脉浮大可以用催吐治疗。哪个催吐药有治疗疟疾的作用？蜀漆还是瓜蒂？蜀漆散用了蜀漆。

所以说汗法、吐法、下法、温法，分别有对应的药物治疗疟疾，把这个理出来以后，大家就可以灵活运用，而不是死记一个方子。

9. "弦数者风发也，以饮食消息止之"的启示：

饮食是治疗疟疾并脉弦数的主要治疗方法。具体是什么饮食方法呢？这仍需要探索。但我认为，青蒿食疗应该有效。青蒿不仅治疟疾很好，制作成食品时味道也是很不错的，在南方有种点心就是用青蒿汁制作的。因此，我推测青蒿食疗可治疟疾。

第二节　疟母证治

【原文】

病疟，以月一日发，当以十五日愈；设不差，当月尽解。如其不差，当云何？师曰：此结为癥瘕，名曰疟母，急治之，宜鳖甲煎丸。

鳖甲煎丸方

鳖甲（十二分，炙）　乌扇（三分，烧）　黄芩（三分）　柴胡（六分）　鼠妇（三分，熬）　干姜（三分）　大黄（三分）　芍药（五分）　桂枝（三分）　葶苈（一分，熬）　石韦（三分，去毛）　厚朴（三分）　牡丹（五分，去心）　瞿麦（二分）　紫葳（三分）　半夏（一分）　人参（一分）　䗪虫（五分，熬）　阿胶（三分，炙）　蜂窠（四分，熬）　赤硝（十二分）　蜣螂（六分，熬）　桃仁（二分）

上二十三味为末，取锻灶下灰一斗，清酒一斛五斗，浸灰，候酒尽一半，着鳖甲于中，煮令泛烂如胶漆，绞取汁，内诸药，煎为丸，如梧子大。空心服七丸，日三服。

【串讲】

得了疟疾，假设当月第一天发病，等到第十五天时疾病应当痊愈，也就是疟疾的自然病程需要十五天，但并不是所有的疟疾都遵循此规律，有的可以反复发作。

"如其不差,当云何":一个月之后疟疾仍不好,是因为什么? 老师回答说,这是以癥瘕形式出现的疟母。癥瘕指腹部有肿块,或腹中胀气。也就是说,当疟疾出现肝、脾肿大,腹腔中既有触之质硬的有形肿块,又有胃肠道积气,这些就是癥瘕的表现。显然这种情况是比较严重的,正气弱,邪气重,应立即使用鳖甲煎丸治疗,那么我们会有疑问,丸药能治疗这么严重的病吗? 一定是可以的,否则张仲景不会如此记录。

为什么张仲景将其称为"疟母"而不称为"疟父"呢? 目前历代所载资料无解。在开篇,我们已经将疟原虫侵入机体后的整个机体状态的变化进行了讲解,疟原虫侵入血液之后,首先在肝脏繁殖,之后进入血液,如此看来肝脏就是疟原虫的老巢,疟原虫在此处寄生,不断释放,那么疾病自然不易好转,所以说张仲景把此病称为"疟母"是有道理的。

接下来需要了解鳖甲煎丸的药物组成。首先是炙鳖甲,一般情况下鳖甲在炮制时会使用醋,即为醋炙鳖甲。乌扇就是射干,此处的"烧",我认为不是将其烧成灰,而应该是焙干至微糊。黄芩三分,柴胡六分,一分为3.9g。"鼠妇,熬"就是将鼠妇焙干,鼠妇就是潮虫,也叫西瓜虫。又有干姜、大黄、芍药、桂枝、葶苈、石韦、厚朴、牡丹皮、瞿麦、紫葳、半夏、人参、䗪虫、阿胶、蜂窠、赤硝、蜣螂、桃仁。紫葳就是凌霄花;蜂窠就是蜂窝,我们常说的露蜂房;䗪虫就是土元;蜣螂就是屎壳郎;赤硝就是硝石,主要成分为硝酸钾。赤硝用了十二分,量还是很大的。以上就是鳖甲煎丸的组成,是张仲景组方最大的方子之一,包含23味中药。"取锻灶下灰一斗",古人都是烧柴,锻即锤击,灶下灰就是柴灰,主要成分为碳酸钾。"清酒一斛五斗",用清酒浸泡柴灰。清酒是以大米与水为原料,经过制曲、制酒母、酿造等工序,通过并行复合发酵,酿造出酒精度达18%左右的酒醪(láo),之后加入石灰使其沉淀,经过压榨制得清酒的原酒。"候酒尽一半",等酒减少一半,然后再向其中加入鳖甲。"煮令泛烂如胶漆",也就是把鳖甲放进去以后煎煮,将其煮烂如胶漆一样的黏、黑,然后把汁滤出来,再把其他药放进去,浓缩成丸,药丸应如梧桐子(相当于黄豆)大小,每次空腹服七丸,约1.5g,一天吃3次。之所以要空腹吃,是因为空腹吸收快,吸收完直接进入肝脏了。

【要点延伸】

1. "以月一日发,当以十五日愈;设不差,当月尽解"的启示:

间日疟、三日疟发作5~7次后机体产生免疫效应,发作便可自行停止,如果免疫效应产生能力差,多数也可以在1个月左右自行停止。由于红细胞内疟原虫不易彻底消灭,以后还有可能复发。

为什么冬天还会有疟疾出现? 因为夏天被蚊子咬了,由于疟原虫不易被彻底消灭,所以在冬季依然可以发病。因此,治疗这种疾病时,必须在疾病症状消失后再坚持吃一段时间药,让红细胞内藏匿的疟原虫被全部消灭,这样它就不容易在体内寄生以至于日后再次发病。

2. 疟母是什么?

实际上是脾的肿大。其实主要是肝脏的肿大,为什么脾也会肿大呢?因为相当一部分红细胞是在脾内被破坏的。

肝脾肿大的形成原理:①疟原虫在肝脏、脾脏大量繁殖;②肝细胞被破坏,随即发生的就是肝脏纤维化,所以会有肝硬化的存在。

3. 通过以上内容我们知道,鳖甲煎丸可以治疗疟母,但是能不能消灭疟原虫呢?

鳖甲煎丸具有软坚散结的功效,对于肝纤维化具有一定的治疗效果。那我们思考一下,假如疟原虫不断地繁殖,仅仅治疗纤维化有用吗? 肯定没用。所以,毫无疑问,鳖甲煎丸是可以消灭疟原虫的。

因此,鳖甲煎丸不仅可以治疗疟原虫引起的肝脾继发病变,而且它在疟疾初期时就可以使用,只是很多医家不知道。综上所述,我们现在治疗疟疾时,明确判断为疟疾后,就可以早期给予鳖甲煎丸配合其他方药使用。

4. 赤硝的主要成分是硝酸钾。

古人太聪明了,用赤硝治疗疟疾肯定是常年积累的经验。至于赤硝是否有直接杀灭疟原虫的作用,目前暂无资料记载,只知道它能治疗疟原虫导致的肝硬化。现在西医已经发现,硝酸甘油可以改善肝硬化的门脉高压症,也就是说,即使不是由疟原虫导致的肝硬化,其他原因导致的肝硬化的门脉高压症也可以用硝酸甘油治疗。由此可知,硝酸钾与硝酸甘油有类似的作用,都能减轻肝硬化门脉高压。火硝属于硝酸盐类,它不仅对冠状动脉有扩张作用,对大多数血管都有此作用。我之前偶然看到过相关记载,赤硝对于胸痹的治疗效果非常好,非常迅速。胸痹指的是冠状动脉狭窄、痉挛引起的冠心病心绞痛。所以,赤硝极有可能有杀灭疟原虫的作用,但是我没有找到其他依据,因为这个药现在使用得很少。不过我觉得我们还是应该深入理解,学以致用。

5. "取锻灶下灰一斗,清酒一斛五斗,浸灰,候酒尽一半,着鳖甲于中,煮令泛烂如胶漆"的启示:

将鳖甲放入后,煮令如胶漆,鳖甲便被溶解了。那它是怎么溶解的呢?

我认为其中是有技术含量的。说明鳖甲(磷酸钙)+ 草木灰(碳酸钾)+ 清酒(酒 + 糖 + 水)在加热的条件下,鳖甲可以溶解。磷酸钙是一个弱酸强碱盐,碳酸钾是一个强碱弱酸盐,两者会起化学反应,这是我的想法。

第三节　瘅　疟

【原文】

师曰:阴气孤绝,阳气独发,则热而少气烦冤,手足热而欲呕,名曰瘅疟。若但热不寒者,邪气内藏于心,外舍分肉之间,令人消铄脱肉。

【串讲】

本段主要介绍的是瘅疟的临床表现:发热、气短、烦躁、手足热、恶心。它的机理是"阴气孤绝"。疟气并于阴则恶寒,并于阳则发热。此处是疟邪并于阳而产生的症状。

"若但热不寒者,邪气内藏于心,外舍分肉之间,令人消铄脱肉",也就是说,除了表现为"但热不寒"以外,还伴随消瘦,原因是"邪气内藏于心",实际上是邪气藏于血脉之中,就是在红细胞内。所以我认为古人讲得非常正确,因为疟原虫没从红细胞里出来,机体就没有出现恶寒,而有发热。

【要点延伸】

1. 瘅疟早已见于《黄帝内经》,《素问·疟论篇第三十五》讲:"其气不及于阴,故但热而不寒。气内藏于心而外舍于分肉之间,令人消烁脱肉,故命曰瘅疟。"本段张仲景引用的就是这句话。

2. 与现在临床相联系,瘅疟指的是卵形疟,常表现为无恶寒先兆,热度不高,一般发作不超过 6 次,易自愈。

第四节　温　疟

【原文】温疟者,其脉如平,身无寒但热,骨节疼烦,时呕,白虎加桂枝汤主之。

白虎加桂枝汤方

知母(六两)　甘草(二两,炙)　石膏(一斤)　粳米(二合)　桂枝(去皮,三两)

上锉,每五钱,水一盏半,煎至八分,去滓。温服,汗出愈。

【串讲】

温疟临床表现与瘅疟相似,只是增加了"骨节疼烦","骨节疼烦"就是《黄帝内经》里讲的"腰脊疼痛"。温疟患者,脉象接近正常,不怕冷、只发热,骨节疼痛严重,偶有呕吐,治疗使用白虎加桂枝汤。

白虎加桂枝汤由白虎汤加桂枝组成。其中知母所占的比重是很大的，是主药，每次服用的量大约 15g，不超过 20g。"汗出愈"，汗出后，热退病就要好了。需要注意的是，"汗出愈"并不是说这是一个发汗的治疗，而是机体的营卫调和，疾病将要痊愈，退烧前一般都会有汗出，这是痊愈的标志，也就是退烧的标志。由此可见，温疟病情并不是很严重。

【要点延伸】

1.《黄帝内经》关于温疟的描述：

《素问·刺要论篇第五十》讲："是故刺毫毛腠理无伤皮，皮伤则内动肺，肺动则秋病温疟，淅淅然寒栗。"这句话的意思是，刺肤上面的毫毛和腠理的时候不要太深，再深就会伤"皮"，其实"皮"指的就是肤，也就是说不要刺太深。如果刺得深，就要影响到肺了，伤了肺等到秋天就要生温疟。"淅淅然寒栗"就是恶寒怕冷的意思。古人之所以认为是针刺深导致了温疟，可能是因为正好遇到了医生给扎了针，然后晚上这个人又被携带疟原虫的蚊子叮咬，最后出现温疟，而古人错误将病因理解为针刺导致，我觉得完全有这种可能。

《素问·疟论篇第三十五》讲："岐伯曰：温疟者……此病藏于肾，其气先从内出之于外也。"

2. 温疟实际上也是由卵形疟原虫所致，临床常无恶寒先兆，低热，一般发作不超过 6 次，易自愈。

3. 所用何药可能有抗疟原虫作用？结合通篇分析，桂枝可能有抗疟原虫的作用，在鳖甲煎丸、柴胡桂枝干姜汤等方中，都使用了桂枝。其次是知母，在《名医别录》中记载到，知母有"疗伤寒久疟烦热"的作用。但《名医别录》是较《金匮要略》之后出现的，因此并不排除是对先前内容的总结，所以我们不能判定知母能够治疗疟原虫，但是桂枝治疟效果是肯定的。现在人们也很少做这种药理实验，因为找个疟原虫都不容易。

4. "汗出愈"是正气恢复的表现。

第五节　牡疟证治（寒疟）

【原文】

疟多寒者，名曰牡疟，蜀漆散主之。

蜀漆散方

蜀漆（烧去腥）　云母（烧二日夜）　龙骨（等分）

上三味，杵为散，未发前，以浆水服半钱。温疟加蜀漆半分，临发时，服

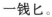

一钱匕。

【串讲】

本段是有关寒疟的讲解,张仲景将其称为"牝疟"。"牝"不是"母",但是"牝"确实与公母有关系,"牝"代表的是公,即公母的公,指的是雄性、阳性。

牝疟的临床表现是什么呢?恶寒重发热轻。治疗使用蜀漆散主治。说明蜀漆散是治疗疟疾的主要药物。

"蜀漆烧去腥",就是把它的腥味儿去掉,蜀漆即是常山,大家都知道常山可截疟,具有抗疟原虫的作用。此外,这个药是具有催吐作用的,所以说疟疾可以吐指的就是用蜀漆。云母烧两天两夜,这里的"烧",到底是火烧还是在锅里煮,我没有考证,不敢确定具体做法。但是我觉得可能就是直接在火边烤,把它的腥味去掉,烧到一定程度才能烧透,因为它是一个矿物类的东西。蜀漆、云母、龙骨三种药都是等分捣成面。"未发前,以浆水服半钱",在没有发作以前,服用半钱的量。"温疟加蜀漆半分,临发时,服一钱匕",疟疾是发作有时的,比如说每天都是下午两点发作,那一般来讲应该在未发前一个时辰就服药,用浆水服半钱,之前我们已经讲过有关浆水的制作,此处不再重复。如果是温疟,蜀漆量不够需再加半分,加大蜀漆的量,也就是说蜀漆无论是温疟还是寒疟都可以用,它是一个广谱的抗疟药。"临发时,服一钱匕",这和未发前基本上是一样的。疟原虫刚刚将红细胞破坏后,释放出来,我们就得将它赶紧消灭掉,所以在服药的时间上应保持提前服用。

【要点延伸】

1. "疟多寒者"有无发热呢?一定有发热,只是寒战突出而已。恶性疟早期可以表现为间歇性低热,继而出现弛张热或稽留热。弛张热温度变化很大,稽留热就是停留在一个很高的水平,波动幅度很小。牝疟可能是恶性疟的初期阶段,这个时候有低烧,但是可能恶寒是多的,热并不是很高。

2. 在《素问·疟论篇第三十五》中,有关于寒疟的内容:"夫寒者阴气也,风者阳气也,先伤于寒而后伤于风,故先寒而后热也。病以时作,名曰寒疟",这只是《黄帝内经》对寒疟的一个解释,那么这个解释实际上与现在的解释是合不上拍的。现在我们理解风邪、寒邪,分别以物理性的寒邪、风邪和生物性寒邪、风邪相对应。那么先伤于寒,后伤于风,可以理解为受凉以后又感染了具有风性的疟气,那机体就开始出现疟疾了。因为古人不知道有疟原虫,只知道有疟气,在体质差的时候可能容易发病。要是体质强,蚊子就是把疟原虫送到体内,疟原虫也不一定能够繁殖,机体可能就把疟原虫灭了。

3. 温疟也可以使用蜀漆散,重用蜀漆,可见蜀漆是治疟要药。所以说在《中药学》里边讲抗疟药的时候,第一个就是常山。

4. 云母是主含铝钾的硅酸盐[$KAl_2(AlSi_3O_{10})(OH)_2$],其中三氧化二铝($Al_2O_3$)占 38.5%,二氧化硅($SiO_2$)占 45.2%,氧化钾($K_2O$)占 11.8%,水($H_2O$)占 4.5%。此外,还含有钠、镁、铁、锂等,并含有微量的氟、钛、钡、锰、铬等成分。云母为什么能抗疟呢?我们现在也缺少资料的支持,只是知道云母这种矿物质含这些东西而已。

5. 龙骨在《神农本草经》中涉及的内容是"主咳逆,泄痢脓血,女子漏下,癥瘕坚结,小儿热气惊痫"。

第六节　附《外台秘要》方

前面讲的是张仲景原著中的原方,接下来讲解的是《外台秘要》中的几张方子,这几张方子也是很重要的。

一、牡蛎汤

【原文】

牡蛎汤　治牡疟。

牡蛎(四两,熬)　麻黄(四两,去节)　甘草(二两)　蜀漆(三两)

上四味,以水八升,先煮蜀漆、麻黄,去上沫,得六升,内诸药,煮取二升,温服一升。若吐则勿更服。

【串讲】

牡蛎汤可以治疗牡疟。之前讲过对于牡疟,治疗使用蜀漆散,在牡蛎汤中也有蜀漆,说明蜀漆是一个重要的药。本方叫牡蛎汤,那牡蛎有没有抗疟的作用?肯定有。此外还用了麻黄和甘草,共四个药。

在使用方法中,"若吐则勿更服",如果吃完药后吐了,就不要再服了。有人会把它理解成是一个催吐的方子,因为有常山。很多人把常山列入催吐药,我觉得可能就是因为这句话。这是一个猜测,但是我觉得不能把常山仅仅当成一个催吐药。

【要点延伸】

1. "若吐则勿更服"的启示:

只要引起新的临床症状,就应该停用。也就是说,患者本身不吐,吃药后新增了呕吐,此时就应该停药,这是我们的用药原则。按照现在的临床经验判断,其原因可能是"过敏"。而且牡蛎属于海产品,也是可以引起过敏的。当然有的人把常山当作催吐药,但吐法能吐出多少疟原虫呢? 吐能治疟病吗? 是治不了这种的,所以不能说常山的催吐作用可治疟原虫,这是不对的。

2. 牡蛎可能有抗疟原虫作用,依据是柴胡桂姜汤。

二、柴胡去半夏加栝蒌汤

【原文】

柴胡去半夏加栝蒌汤　治疟病发渴者,亦治劳疟。

柴胡(八两)　人参　黄芩　甘草(各三两)　栝蒌根(四两)　生姜(二两)　大枣(十二枚)

上七味,以水一斗二升,煮取六升,去滓,再取三升。温服一升,日二服。

【串讲】

前面在讲瘅疟的时候是不是没方子? "瘅"是什么意思? 除了以发热为主的特点以外,本身就是因为过劳过度导致的疾病,也就是说脏器由于过度的劳动而衰竭,或接近于衰竭,严重虚弱了,就是"瘅"。实际上"瘅"和"瘵"是一个意思。但是不要把这个理解成结核,只是说由虚弱导致的疾病,具有虚弱的特点。"劳疟"应该和"瘵疟"是一个意思,与前面"瘅疟"也是一个意思。瘅疟和瘵疟的发病原因应该有一个细微的差别,还可能取决于病邪,也可能涉及的是人体正气的强弱。

这种以口渴为主的疟疾,治疗使用柴胡去半夏加瓜蒌汤,注意这里的瓜蒌是瓜蒌根,它不是全瓜蒌。药物组成是小柴胡汤原方,去掉半夏加了瓜蒌,这样比较好记。煎服法中"日二服",我觉得这有可能写错了,可能是"日三服"。因为煎出来是三升,一次服一升,若日二服,这并不符合感染性疾病的用药规律。可能是在传抄的过程中,刻在竹简上边的"三"中间少了一杠,就传抄成二了。所以我觉得改成"日三服"更合理,符合感染性疾病的用药规律。

【要点延伸】

1. 间日疟、三日疟、恶性疟中后期可以出现发渴,即口渴的表现,尤其是热得越厉害,渴得越厉害。

2. 所用何药可能有抗疟原虫作用?

人参。在鳖甲煎丸、何人饮中都有人参,人参有抗疟原虫的作用,辅助正气的抗疟作用,针对虚疟、劳疟较合适。

鳖甲煎丸中的黄芩、柴胡,都可以抗疟原虫。此外,鳖甲煎丸与柴胡桂姜汤的柴胡,柴胡桂姜汤中的瓜蒌根等可抗疟原虫。

三、柴胡桂姜汤

【原文】

柴胡桂姜汤　治疟寒多，微有热，或但寒不热。（寒疟）

柴胡（半斤）　桂枝（三两，去皮）　干姜（二两）　栝蒌根（四两）　黄芩（三两）　牡蛎（三两，熬）　甘草（二两，炙）

上七味，以水一斗二升，煮取六升，去滓，再煎取三升。温服一升，日三服。初服微烦，复服汗出便愈。

【串讲】

柴胡桂姜汤治疗"疟寒多"，也就是寒疟。表现为微微有热，或者只是怕冷。这张方子中的药物组成把我们推测到的每一个抗疟药都用上了。这里边每一个药都有抗疟的作用，我认为应该好好将它记下来。这张方子在临床上是一个非常好的方子，各种发热性疾病到后期怎么都治不好的时候，也就是虚实寒热错杂的时候，用这张方子效果非常好，不论是疟原虫导致，还是其他感染导致的疾病都很好用。有的医家在讲解《伤寒论》时经常提到，少阳寒化、热化的问题，热化用大承气汤，寒化用柴胡桂枝干姜汤，指的就是这张方子。用法是将一斗二升的药液，煮取六升后，再煎取三升，温服，一日三次。如果吃完了，稍微有点烦，再继续喝，只要一出汗，病就要好了。"复服"就是再服的意思。

【要点延伸】

柴胡、桂枝、干姜、瓜蒌根、黄芩、牡蛎，每味药都有治疗疟原虫的作用，不管是扶正抗疟，还是直接杀灭疟原虫，反正都有抗疟的作用。更加肯定了该方对疟疾的治疗效果。其实，扶正抗疟比直接杀疟更重要，直接杀灭若没灭尽，还可能反弹。但如果正气足，那就根本没有反弹的余地，所以说这张方子治疗疟疾疗效更加肯定，大家应该好好记。

在抗疟的治疗中，如果鳖甲煎丸记不全，最起码应先记住柴胡桂姜汤，可以加上鳖甲，可以加上常山，以柴胡桂姜汤为基础进行加减，尤其是对于这种老不好的疟病更为适用。如果说烧得厉害，我们可以合用白虎汤，那就有白虎加桂枝汤的影子了。所以说这张方子我认为应该作为一个重点方子，好好记。

第五讲 | 中风历节病脉证并治第五

本篇重点讨论的是风邪导致的各种疾病,包括风中脏腑经络诸病(中风)和风留筋骨病(历节)。古人认识到自然界风雨寒暑变化与疾病之间的联系,但我们现在已经不能停留在这样的层次了,应对风邪有更加细致、深入的分析。实际上,风邪包括物理性风邪(如气候变化)、化学性风邪(化学物质)以及生物性风邪(各种微生物如病毒、细菌等)。

第一节　中风(风中脏腑经络)

一、风邪为患的临床表现

(一)风邪致病:半身不遂、但臂不遂、脉微而数;四肢烦重,心中恶寒不足;头风。

以上均为《金匮要略》中提到的风邪致病的临床表现。由以上症状可见,不能将《金匮要略》中的中风病等同为脑出血、脑梗死这类疾病,等同两者是没有全面分析原文的结果。

【原文】

夫风之为病,当半身不遂或但臂不遂者,此为痹。脉微而数,中风使然。

【串讲】

风邪致病,出现半身运动障碍或者只有上肢运动障碍,这就是“痹”,“痹”即痹阻,也就是血脉不通的意思。脉弱且数,是感受风邪所致。

对于此条原文的断句,存在不同的认识,从而影响到对原文的理解。有的断句如下:“夫风之为病,当半身不遂,或但臂不遂者,此为痹”。这种句读所表达意思是,半身不遂的是“中风”,而只是上肢运动障碍的则是“痹”。我并不认可这种断句及理解。我们现在常说的中风也有表现为单纯上肢活动不利的,这个难以作为中风与痹证的鉴别点。此篇所讲的内容都属于中风,而不应将此篇提到的中风等同于脑出血、脑梗死。

【要点延伸】

1."风之为病"的启示:

风邪致病,并不是外风即自然界的风单独致病,首先应是存在内风,即人体内在出现问题,外风才能与内风相应,共同导致疾病。体内处于风动的状态,再加上外来邪气的侵入,这时候就容易"中风"。

2."半身不遂"在临床中最多见于脑梗死、脑出血、脑部占位、脑部局限性感染、脑部神经细胞变性等疾病。临床见到半身不遂时,要考虑到存在这么多的可能性。

3."但臂不遂"在临床中最多见于脑梗死、脑出血、脑部占位、脑部局限性感染、脑部神经细胞变性、外周神经损伤等疾病。但不包括局部肌肉软组织问题如肩周炎等。如果是中风后肢体活动障碍,日久形成关节僵硬、组织粘连,也可以合并局部关节肌肉的疼痛。而"但臂不遂"所描述的不是肩周炎,有关肩周炎的描述可以参考历节病。

4."脉微而数"的意义很大,其原因极有可能是脉压差小,脉压差越小,脉摸上去越弱;脉压差越大,脉就越弦滑有力。

我刚工作时在急诊曾遇到一个妊娠子痫患者,陪同的医生说该患者平时脉弱,血压一定不高,而当时一测血压,发现高压达到200mmHg,但患者的脉也还是弱的。给患者用上降压药以后,其脉象还是偏弱。因此我就琢磨血压高而脉弱无力的原因,后来我明白了,高血压伴见脉弱的原因,除了常见的血管堵塞以外,极有可能是脉压差小。根据我多年的临床经验和体会,在摸脉时体会到的力量就是脉压差,脉压差越大,脉象越有力。比如,160/140mmHg的血压与100/80mmHg的血压所呈现出的脉的力量是一样的,因为脉压差相同,都是20mmHg。所以,有一类低血压患者的脉象很弱,是其整体的血压偏低,同时脉压差又小。而另一类的低血压患者脉象有力,这是整体血压低,但是脉压差挺大,比如80/50mmHg,这时候摸到的脉要比100/80mmHg的脉更有力,因为脉压差大。

在脉压差小的情况下,为了保证机体供血,心率就会偏快,常表现为脉数。这就是"脉微而数"的原理。这种情况容易导致脑梗死,引起半身不遂。这就是不能将动脉硬化老年患者的血压降得过低的原因所在。

张仲景所讲的"中风"不等同于西医学中的某一个疾病。见到"半身不遂""但臂不遂",要想到存在多种可能性。而如果又伴见"脉微而数",那是脑梗死的可能性就很大。

【原文】

侯氏黑散 治大风,四肢烦重,心中恶寒不足者。

【串讲】

侯氏黑散治疗"大风",那么"大风"的表现是"四肢烦重,心中恶寒不足"。"大风"即严重的风邪,"四肢烦重"指的是四肢沉重得厉害,"烦"表示程度重,甚至引起了情绪上的变化。"心中恶寒不足"是指自觉心中怕冷。我自己就体会过遇到气候变冷时,有心中向内收缩、心中空虚的感觉,就是这里讲的"心中恶寒"。

【要点延伸】

1. "四肢烦重"的启示:

并非半身不遂之中风的特征性表现。从西医学的角度来看,"大风"所致的疾病极有可能是急性周围运动神经疾病,如各种原因的多发性神经炎,致病因素包括物理、化学、生物等,也包括营养不良。

2. 如将"心中恶寒不足"与西医学相联系,应是外周自主神经功能紊乱。

【原文】

头风摩散方。

【串讲】

"头风摩散"一条中没有描述"头风"具体的临床表现。在《金匮要略》的其他篇章中也没有对"头风"的详解,但在《黄帝内经》中有相关内容。

《素问·风论篇第四十二》:"首风之状,头面多汗,恶风,当先风一日则病甚,头痛不可以出内,至其风日,则病少愈。""首风"就是"头风",症状表现有面部汗和怕风。还有一个特点是在起风的前一天,这些症状会加重。在临床上可以见到有些患者的病情会在变天前一天加重。那么"头风"显然也是一个和天气变化有关的疾病,正因如此,其命名中有"风"。"头风"除了出汗、怕风以外,还有头痛的表现,到起风的当天,头痛反而有所缓解。在临床上也常见到这种情况,变天之前症状加重,真正变天时,症状反而缓解。

【要点延伸】

1. "头风"的病因是什么呢?

《素问·风论篇第四十二》讲得很清楚:"新沐中风,则为首风"。洗头后受风,则出现"头风"。虽然这个因果判断不一定对,但古人是这么认识的。结合有"头面多汗,恶风"的表现,判断其病因多为内热受风,内热故见"头面多汗",受风故见"恶风"。

2. "当先风一日则病甚,头痛不可以出内"的启示:

自然界在刮风下雨前一般气温升高,夏日室外温度更高,在取暖条件差的冬季,室外温度也比室内高,此时体内热难以外散,故见头痛加重而不敢出屋(出内),风起以后气温降低,体内热易外散,故头痛可以得到轻微缓解。

(二)阳虚受风:脉迟而缓、身痒瘾疹、胸满短气

【原文】

寸口脉迟而缓,迟则为寒,缓则为虚,荣缓则为亡血,卫缓则为中风。邪气中经,则身痒而瘾疹。心气不足,邪气入中,则胸满而短气。

【串讲】

本段虽然提到"邪气中经",但并未提及半身不遂,显然本篇讲的中风不等同于半身不遂的中风。

脉迟缓,迟脉提示寒,缓脉提示虚,"缓"又有"荣缓"和"卫缓"之分,"荣缓"即营气不足,张仲景认为这是亡血导致的;"卫缓"即卫气不足,卫外功能差,所以会受风。"邪气中经,则身痒而瘾疹",中络病位较浅,中经就更加深入,此时容易出现身痒、瘾疹,瘾疹就是风团,也就是荨麻疹。如果心气虚,风邪侵入后,还可以引起胸闷、短气,这是邪气更加深入了,已经侵犯到心。

本条提示我们,风邪可以伤及人体不同部位。中风病篇的内容也不局限于半身不遂,这一条原文就与半身不遂之中风无关。后文要讲到的历节病也是可以出现在全身的不同部位。

【要点延伸】

1."荣缓"的启示:

营养物质不足。

2."卫缓则为中风"的启示:

神经功能衰弱是感受风邪的基础。我之前专门讲过,通过对《黄帝内经》的考证,并与西医学知识相联系,"卫"就是神经。"卫缓"就是神经功能衰退。

3."邪气中经,则身痒而瘾疹"的启示:

经脉即为动脉。与络脉相比,经脉的走行更深,且《黄帝内经》中说"十二经皆有动脉",可以搏动的脉,在人体内就是动脉,静脉是不动的。当风邪影响到血液,影响到源于造血干细胞、定居在血管组织周围的肥大细胞,肥大细胞释放出的物质(如组胺、5- 羟色胺)可在组织内引起速发型过敏反应,导致风团。

4."心气不足,邪气入中,则胸满而短气"的启示:

结合"寸口脉迟而缓"来看,这里的胸满短气是"心动过缓"所致。在临床上经常会见到患者胸闷憋气,夜间加重。就有一种可能是心动过缓所致,在夜间心率慢更甚,从而导致胸闷气短在夜间加重。当然,临床也常见心动过速导致的胸满短气,但脉不会是迟缓的。

　　（三）风寒致病：脉浮而紧、㖞僻不遂、肌肤不仁、肢体沉重、昏不识人、语言謇涩、口角流涎

【原文】

　　寸口脉浮而紧，紧则为寒，浮则为虚，寒虚相搏，邪在皮肤，浮者血虚，络脉空虚，贼邪不泻，或左或右，邪气反缓，正气即急，正气引邪，㖞僻不遂。邪在于络，肌肤不仁；邪在于经，即重不胜；邪入于腑，即不识人；邪入于脏，舌即难言，口吐涎。

【串讲】

　　寸口脉浮紧，脉紧是寒邪所致，是寒证的表现，脉浮是虚的表现，"寒""虚"相合，共同致病。此时病邪尚在皮肤这样比较表浅的部位，脉浮是血虚所致。"络脉"即静脉，刺络放血就是刺静脉。当血虚、络脉空虚时，外来的强大邪气就不容易被祛除。邪气或停留在左边，或停留在右边，邪气会导致一侧肌肉迟缓，而未患病的一侧就表现出拘急，这是由于"正气引邪"，也就是正常的一侧将患病的一侧牵引过来，就出现了口眼㖞斜。

　　病邪进一步深入到络，就出现"肌肤不仁"。"仁"是不偏不倚、居中的意思，引申为正常，那么"不仁"就是异常，"肌肤不仁"就是肌肤的感觉异常，多数是指麻木。

　　病邪再一步深入至经，就出现肢体沉重，甚至沉重到难以控制。

　　病邪继续深入到腑，就出现了"不识人"，即意识或神志的障碍。

　　病邪深入到脏，就出现失语、流涎。

【要点延伸】

　　1."邪在皮肤，浮者血虚，络脉空虚，贼邪不泻，或左或右，邪气反缓，正气即急，正气引邪，㖞僻不遂"：

　　周围性面瘫和中枢性面瘫均可出现"㖞僻不遂"。如果将此条有关邪在皮肤、络、经、腑、脏的描述看作是同一个疾病的演变过程，那"邪在皮肤"应当是指中枢性面瘫；如果将"邪在皮肤"看作是单独的疾病，那也可以是周围性面瘫。

　　虽然原文讲面瘫是"邪在皮肤"，但从西医学的角度来看，实际上应当是神经、肌肉的问题，而非皮肤病变。

　　2."邪在于络，肌肤不仁"：

　　虽然原文认为感觉异常是"邪在于络"，但根据我们现在掌握的知识，多数并非静脉病变所致，而是神经、肌肉的问题。

　　3."邪在于经，即重不胜"：

　　"经"为动脉，"邪在于经，即重不胜"的确多为中枢运动神经系统缺血性疾病，当然临床中见到"重不胜"，也可以是非动脉性疾病引起的运动神经功能异常。但"邪在于经,即重不胜"描述的不是外周动脉狭窄导致的肌肉供血不足,外周动脉狭窄的表现为间歇性跛行,不仅有沉重,而且有疼痛,且在劳累时加重、休息后缓解。

4. "邪入于腑,即不识人":

从西医学的角度来看,"不识人"不是邪气在六腑所导致的,而是大脑皮质感知部位的病变所致。

5. "舌即难言 + 口吐涎":

出现舌即难言,并伴随口吐涎沫,提示是运动性失语。这是由于语言和吞咽的肌肉均失去了运动中枢的支配。而如果只是不能言语,没有口吐涎,那就更可能是感觉性失语。

6. "邪入于脏,舌即难言,口吐涎":

从西医学的角度来看,"舌即难言,口吐涎"不是五脏病变直接导致的,而是大脑中舌运动相关部位病变所致。

7. "腑与脏、识与言"的启示:

"识"是感知,是大脑功能的初级阶段,接受由外至里的信息,故言"腑";"言"是言语,是大脑功能的高级阶段,传出由里而外的信息,故言"脏"。邪气在皮肤、络、经、腑、脏,反映的是病邪逐步深入所产生的不同表现。

(四)风热致病:热、瘫、痫;病如狂状(妄行,独语不休,脉浮)

"热",即发热;"瘫",即瘫痪;"痫",即抽风、癫痫。"妄行",就是行为狂躁;"独语不休",即不停地自言自语。以上症状是风引汤及防己地黄汤的适应证。

【原文】

风引汤　除热瘫痫。

【串讲】

风引汤可以消除发热、瘫痪、神昏癫痫等症状。"除"字提示风引汤的作用还是比较强大的。

【要点延伸】

"热瘫痫"并见的启示:

(1)先见发热,继而出现瘫痪和癫痫抽搐,多见于脑部感染性疾病,比如各类脑炎。

(2)未提半身不遂,故不考虑先见半身瘫痪、抽搐,后见发热的脑血管意外。

【原文】

防己地黄汤　治病如狂状,妄行,独语不休,无寒热,其脉浮。

【串讲】

当出现狂躁、荒诞不合理的行为、自言自语，没有恶寒或发热，脉浮时，可用防己地黄汤治疗。

【要点延伸】

"病如狂状，妄行，独语不休"是什么病？

精神分裂症。既然原文认为此病是风邪所致，那么从西医学的角度来看就极有可能是轻微脑部感染所致。临床上，有些精神分裂症患者，是可以追溯到发病之前感染性疾病病史的，那么就存在大脑控制精神的部分受到感染影响的可能，故而导致精神分裂的出现。

二、中风治疗举例

（一）四肢烦重（中风）的治疗

【原文】

侯氏黑散　治大风，四肢烦重，心中恶寒不足者。

菊花（四十分）　白术（十分）　细辛（三分）　茯苓（三分）　牡蛎（三分）　桔梗（八分）　防风（十分）　人参（三分）　矾石（三分）　黄芩（五分）　当归（三分）　干姜（三分）　芎䓖（三分）　桂枝（三分）

上十四味，杵为散，酒服方寸匕，日一服。初服二十日，温酒调服。禁一切鱼肉大蒜，常宜冷食，六十日止。即药积在腹中不下也，热食即下矣，冷食自能助药力。

【串讲】

侯氏黑散是侯姓医生的经验方，可以治疗严重风邪导致的四肢沉重、自觉心中怕冷。

本方中有十四味药，其中菊花用量最多，一分约等于3.9g，菊花大约是160g。此外，还有白术、细辛、茯苓、牡蛎、桔梗、防风、人参、矾石、黄芩、当归、干姜、川芎和肉桂。

将以上药物捣碎成散，用酒送服，每次约3.25g，注意其用法与众不同，一天只服用一次，前20天用温酒调服。服药时不能进食鱼肉及大蒜，应进冷食。

侯氏黑散需用酒服，具体是哪种酒呢？张仲景书中提到的白酒与我们现代的白酒不同。现在说的白酒是蒸馏酒，而蒸馏酒是到宋代以后才出现，汉代不可能有。因此张仲景书中的白酒实际上是米酒中的浊酒。米酒分为浊酒和清酒，清酒是经过沉淀的颜色透明的米酒，而浊酒由于颜色是白色的，故又称白酒。上文所用的酒，是清酒还是白酒，并不明确，我认为上两者均可。

本方服用 2 个月后停药。原文对 60 天的疗程是这样解释的：服药 60 天后，药物就在腹中积存、停留起来了，不能再服用了。这种说法不一定对，但至少提示了我们一个疗程的具体时间。

"热食即下矣，冷食自能助药力"，如果吃热的食物，药随即就下去了，而冷食则可以助药力。这是我第一次见到如此描述，至于有没有道理，我们后文分析。

侯氏黑散的药物组成，可以分成三组：第一组是祛风散寒的温药：白术、细辛、防风、当归、干姜、川芎、肉桂；第二组是祛风除热的凉药：菊花、矾石（明矾、白矾）、黄芩、桔梗、牡蛎；第三组是补气健脾的药物：人参、茯苓。

【要点延伸】

1. "菊花（四十分）"的启示：

菊花祛风邪，是治疗风邪损伤神经的主药。

历代经验证明菊花"清利头目"的作用很好，而头部是人体神经最集中的部位，这提示菊花应该对头面部的神经损伤有治疗作用。由于菊花是凉药，我的临床经验是将菊花、丹参、川芎合用以治疗热证的大脑神经功能紊乱，疗效明确。至于菊花是作用在血管水平，还是作用在神经水平，目前还不明确。

2. 为什么要用"酒"呢？

因为少量的酒具有兴奋神经功能，量大则抑制神经功能。常说喝酒有四步，第一步是好言好语，第二步是多言多语，第三步是豪言壮语，再喝就是不言不语了，体现了酒精对于神经系统的作用特点。"四肢烦重"提示神经受到损伤，少量使用酒可能会促进神经功能的恢复。此外，神经系统，尤其是中枢神经是以脂类成分为主的组织。酒精或者脂溶性物质最容易对其产生影响。能溶于乙醇的物质，说明具有水、脂双溶的性质，也就更容易作用于神经。这可能也是张仲景用酒的道理之一。

3. "禁一切鱼肉大蒜"的启示：

说明鱼肉和大蒜对神经功能恢复不利。古人讲食用大蒜容易损人耳目，使听力、视力下降，这实际上还是体现了大蒜对于神经系统影响。鱼类的主要成分为蛋白质，而神经系统的主要成分是脂类，因此使用鱼肉可能对神经功能的修复没有太大益处，而至于食用鱼肉是否有危害？尚不明确，但按照原文所讲，鱼肉可能是有危害的。

4. "常宜冷食，六十日止。即药积在腹中不下也，热食即下矣，冷食自能助药力"的启示：

（1）治疗疗程要足够长（60 日），符合神经炎恢复缓慢的临床特点。

（2）冷食有助于药物发挥作用。对其原理的现代认识是什么呢？目前还不明确。我的理解:可能是低温可以延缓胃排空。依据:①胃的起搏点是在胃底部,胃底的起搏点兴奋性会因温度降低而降低。几乎所有细胞的兴奋性都与温度成反比,包括窦房结细胞,遇冷之后,细胞的兴奋性是降低的,而随着温度升高,细胞的兴奋性开始增强,当升高到某个点后就进入到另一个阶段,其兴奋性再次被抑制;②机体可能会为了给食物加温,减缓胃蠕动,增加了药物在胃肠的通过时间,增加对药物的吸收量;③根据日常生活中肥胖人群喜食生冷的现象推测,可能是低温使得食物在胃肠通过时间增加,从而提高了对食物的吸收总量,满足肥胖人群对能量的需要。

（3）药物冷服是否可以提高其他药物的吸收? 我认为有可能,但有待研究。

5. 矾石,即为明矾。明矾为矿物明矾石经过加工提炼而成的结晶,主要化学成分为十二水合硫酸铝钾,酸、寒、无毒,具有祛痰燥湿、解毒杀虫、止泻止血、凝固蛋白作用,其适应证非常广泛。体外实验证明对大肠埃希菌、铜绿假单胞菌、炭疽杆菌、痢疾杆菌、伤寒杆菌、副伤寒甲杆菌、变形杆菌,以及葡萄球菌、白色念球菌等亦有明显的抑制效力;对草绿色链球菌、乙型溶血性链球菌、肺炎链球菌、白喉杆菌作用最强;对牛型布氏杆菌、百日咳杆菌、脑膜炎球菌作用次之,对流感杆菌无作用。高浓度明矾液对人型($H_{37}Rv$)及牛型结核分枝杆菌也有抑制作用。10% 明矾液在试管内有明显抗阴道滴虫作用。明矾内服刺激性很大,不宜大量。该方矾石的每日用量等于:[（三分)/（一百分)]× 方寸匕（3.25g）=97.5mg。该方使用的疗程为60 日,明矾 97.5mg 还是安全的。

（二)热癫痫(热中风)的治疗

【原文】

风引汤　除热瘫痫。

大黄　干姜　龙骨（各四两）　桂枝（三两）　甘草　牡蛎（各二两）　寒水石　滑石　赤石脂　白石脂　紫石英　石膏（各六两）

上十二味,杵,粗筛,以韦囊盛之,取三指撮,井花水三升,煮三沸,温服一升。

【串讲】

风引汤的适应证是由风邪引发发热、瘫痪、神昏、抽搐。

风引汤药物组成有大黄、干姜、龙骨、桂枝、甘草、牡蛎、寒水石、滑石、赤石脂、白石脂、紫石英、石膏,共十二味药。将以上药粉碎,过粗筛,装于韦囊中保存,韦囊即皮囊,作用是防潮。

每次用量为"三指撮",即指用三个指头在药粉中取三撮,量很小。"井花水"就是清晨第一次汲的井水。

【要点延伸】

1. "风引汤除热瘫痫"的启示：

说明风引汤是治疗脑部感染性疾病的有效方剂。

2. "热瘫痫"好发季节：一般为春、夏、秋温暖时节，此时多见生物性风热湿邪。比如，在春天，脑膜炎球菌感染可引起热、瘫、痫；在夏天，病毒性脑炎也可引起热、瘫、痫。

3. 大黄：是除湿热毒邪要药，因此也在温病学中被高频使用。

4. 寒水石、滑石、赤石脂、白石脂、紫石英、石膏：是除湿热病邪效药。

5. 龙骨、牡蛎：可息风止痉。

6. 干姜、桂枝、甘草：可散风寒湿邪。我曾经会诊一位脑炎患者，临床表现就是典型的"热、瘫、痫"，患者不仅有抽搐，还有昏迷，我没有用干姜、桂枝、甘草，直接用了附子、麻黄、细辛。就是因为判断患者在有热的同时还有外受的风寒，因此热药是必须使用的。

（三）病如狂状（风热中风）的治疗

【原文】

防己地黄汤　　治病如狂状，妄行，独语不休，无寒热，其脉浮。

防己（一分）　桂枝（三分）　防风（三分）　甘草（二分）

上四味，以酒一杯，浸之一宿，绞取汁，生地黄二斤，咬咀，蒸之如斗米饭久，以铜器盛其汁，更绞地黄汁，和分再服。

【串讲】

当出现狂躁、荒诞不合理的行为、自言自语，没有恶寒或发热，脉浮时，可用防己地黄汤治疗。

防己地黄汤是我临床经常使用的方剂。防己、肉桂、防风和甘草的用量都不算大，这四味药物用一杯酒浸泡一夜，米酒、黄酒或清酒均可。然后绞取药物的汁液，不经过煎煮，应该是其中有有效成分是不耐热的，与青蒿绞汁治疟疾的道理一样。

本方中还有很重要的一味药就是鲜地黄，大约500g鲜地黄弄碎后蒸，时间约是一斗米蒸熟所需要的时间，应该在 1 小时左右。用铜器来盛药汁。可能是生地黄会与铁起反应，所以要用铜器，我们现在用瓷器也是没有问题的。然后再将地黄中的汁液绞出来，与之前四味药的药汁混合，分两次吃。

此方中地黄的作用很重要。含有地黄的方剂如百合地黄汤、血府逐瘀汤等都是用于调节神经功能的紊乱。本条原文所涉及的癫狂、精神分裂症，也属于神经功能紊乱。

另外，防己具有很好的清热作用，对于头部热邪重的高血压患者，有烦躁症状的更为适用，与地黄合用效果更好。防风、肉桂、甘草也均有安神的作用。

【要点延伸】

1. 药物酒浸而不煎的启示：

①有效成分溶于酒；②加热易破坏其有效成分。

2. 原文中地黄的用法是"蒸"，"煮"可否？应该是可以的。

（四）头风（中风）的治疗

【原文】

头风摩散方

大附子（一枚,炮）　盐（等分）

上二味为散,沐了,以方寸匕,已摩疢上,令药力行。

【串讲】

"头风"就是头面多汗、恶风、头痛怕热,起风前一日病重,至风日病情减轻。头风摩散只有两味药,附子和盐。以上两味药制成散剂,使用方法是,在洗头之后,用 3g 左右的药。"已摩疢上,令药力行","已"可能是传抄错误,应当为"己",也就是自己将药抹在疼痛部位后按揉局部。"疢上"就是疼痛部位,"疢"字中有个"火",极有可能患者还觉得患侧较热,或者是发红,将药抹在这些部位,并按摩局部以发挥药力。

【要点延伸】

寒热并用可以去风？

炮附子可辛温通络,盐可咸寒除热。冷热相配,一个通络,使局部的血液循环改善,一个除热,相反相成的配伍还是比较高明的。

第二节　历节（风留筋骨）

什么是"历节"？以往"历节"多被解释为"遍历关节",多个关节患病就是"历节"。但其实"历节"的原意并非如此。要明白"历节"的含义,就首先要理解"历"的内涵。

歷（历）:从厂,从秝,从止。

厂,山石之厓（崖）巖（岩）,人可居;秝,一行一行的禾苗,谓之农业、农耕;止,一只脚,脚趾朝上,脚后跟朝下,停止。

歷是"耕作、居住、停留"之意。

"历"的繁体字是"歷"。"歷"是由"厂"字,加中间两个"禾"字,加一个"止"。"厂"是山石之崖岩,崖岩就是山上伸出来的一部分岩石,能为其下方的区域遮风、挡雨、蔽日,那崖岩下的地方可以种田,又可以给人居住。

"秝"就是一行一行的禾苗,"历"读音是从"秝(ǐ)"。"止"是停止的意思。综合来看,"歷"本身就有耕作、居住、停留的意思。那么,古代其他与"歷"相关的字是否也有类似的含义呢?

"瀝"的简体字为"沥",具有两重意思,一是指液体一滴一滴往下落;二是"滤"之意,水滴落下去之后就是"滤"。水一滴一滴地掉,速度是很慢的,也含有停留的意思。

"櫪"的简体字为"枥","老骥伏枥,志在千里","枥"就是喂马的槽,马要停在槽前才能吃东西,还是具有停留的意思。

"壢"字比较少用,"壢"就是坑,因为有坑便行走不顺,也是内含停留之意。

那什么是"历节"呢?节就是关节,历节就是病邪停留在关节的意思,这里的病邪主要是风邪,因此历节即风留筋骨的疾病。

一、历节的症状

(一)寸口脉沉而弱、黄汗出

【原文】

寸口脉沉而弱,沉即主骨,弱即主筋,沉即为肾,弱即为肝。汗出入水中,如水伤心历节,黄汗出,故曰历节。

【串讲】

寸脉沉弱,在张仲景的书中,"寸口脉"有时就是指现在说的寸脉。沉脉是骨病的反映。弱脉是筋病的反映。脉沉是与肾相应的,肾主骨,脉弱是与肝相关的,肝主筋。这句话有可能是原文,也可能是后人加进去对原文进行解释的。

"汗出入水中,如水伤心历节,黄汗出,故曰历节",此句我重新进行了断句,以往多数的断句是"如水伤心,历节黄汗出,故曰历节"。患者得病之前有汗出,应当是有热才有汗出,出汗后去洗澡,如果此时水湿之邪伤心,随后停留在关节,并伴随黄汗出,则称之为"历节"。中医传统理论中讲"汗为心之液",因此汗出后受的邪气最终会伤心。

【要点延伸】

1. 黄汗,是色汗症之一,黄汗最多见,除了黄汗之外,还有黑汗、红汗等,黄汗常合并腋臭。黄汗分两种:①大汗腺黄汗:约 10% 的人大汗腺分泌黄色汗液中含大量脂褐素,通常局限于腋窝,也可见于会阴部和腹股沟(保持清洁很重要),或由产生色素的细菌引起,可见于洗澡次数少的人,六神花露水喷洒局部有良效。②小汗腺性黄汗:由皮肤表面的染料、金属或色素将正常汗液着色所致者属于假黄汗。还有褐黄病患者汗液呈棕褐色。另外,肝功能衰竭或明显高胆红素患者胆汁经汗液排出呈褐色或深绿色。黄汗病的治疗可参考"水气病脉证并治第十四"这一篇。

2. "沉即为肾,弱即为肝。汗出入水中,如水伤心历节"的启示:

涉及的脏腑包括肝、肾、心三脏。

3. "黄汗 + 历节"的启示:

首先,要想到褐黄病,褐黄病又称黑酸尿症,关节疼痛与黄汗同时出现,这是一种罕见的遗传性疾病,是由于机体缺乏尿黑酸氧化酶,使苯丙氨酸、酪氨酸中间代谢产物(尿黑酸)不能进一步氧化分解,聚积于体内,导致:①皮肤、巩膜、软骨颜色变暗;②脊柱和外周大关节退行性关节;③尿黑酸随尿液排出,在尿液中经碱化氧化使尿色变黑。由于在临床上常出现关节病,故称为褐黄病性关节炎。

(二)趺阳脉浮而滑、汗自出

【原文】

趺阳脉浮而滑,滑则谷气实,浮则汗自出。

【串讲】

"趺阳脉"就是足背动脉,足背动脉摸上去是浮滑的,滑脉表示水谷之气旺盛,脾胃功能还是强的。浮脉提示有汗出。说明还是实证、热证。

之前讲的是脉沉弱的历节,本段讲的是趺阳脉浮而滑的历节。古代使用"三部九候"的诊病方法,但由于其操作不便,所以没有广泛使用。现在也通常局限在检查足背动脉的搏动有无减弱。实际上这种诊法对其他病的诊断也是有意义的。

【要点延伸】

"趺阳脉浮而滑"的启示:

历节病患者胃气充实,饮食良好。结合下条看,更有现实意义。

(三)少阴脉浮而弱、疼痛如掣;盛人脉涩小、短气自汗出、历节疼不可屈伸。

【原文】

少阴脉浮而弱,弱则血不足,浮则为风,风血相搏,即疼痛如掣。盛人脉涩小,短气,自汗出,历节疼不可屈伸,此皆饮酒汗出当风所致。

【串讲】

"少阴脉"我认为应该是指手少阴脉,也就是手腕尺侧的动脉。临床中当我们没有诊到寸口脉时,需要再诊一下少阴脉。这是由于,如果患者的手没有问题,而寸口脉摸不到,那一定有其他动脉为手部供血,就应该是少阴脉。另外,怀孕时要诊少阴脉,一般情况下少阴脉很弱,但怀孕时血容量增多、心搏增强,因此少阴脉的搏动就会增强而可以被诊到,可以辅助怀孕的初步诊断,更有甚者,手指两边的动脉搏动都能摸到,那就更证明是怀孕了。

"少阴脉浮而弱"是指少阴部位能摸到脉,但是弱而浮的。弱脉代表着血不足,浮脉提示感受风邪,血虚加上受风邪,就会出现牵掣、拉扯着一样的疼痛。这是一类历节的情况。

还有一类历节,"盛人脉涩小","盛人"就是体型盛大、肥胖臃肿之人,其寸口脉是涩小的。在临床上常可体会到,胖人的脉沉取重按都不易取到,指的就是这种情况。"短气"指气不够用,这是因为肥胖而使膈肌运动受限。另外,胖人易出汗是因为脂肪层厚而散热困难,故见"自汗出"。"历节疼不可屈伸",胖人因体重大,尤其多见腰膝关节疼痛。这类历节病是饮酒后觉得热、汗出增多,然后着凉所致。

【要点延伸】

"盛人脉涩小,短气,自汗出,历节疼不可屈伸,此皆饮酒汗出当风所致"的启示:

这类历节所描述的就是西医学的痛风。痛风患者的常见特点是肥胖、嗜酒、关节红肿疼痛,常在进食海鲜、动物内脏后迅速发病。为何"汗出当风"容易引发关节疼呢?因为尿酸容易沉积在温度较低的四肢末端关节、耳郭而形成结晶,心脏、肝脏、大脑等温度高的部位尿酸结晶沉积少见。

（四）身体羸瘦、独足肿大、黄汗出、胫冷、发热。

【原文】

味酸则伤筋,筋伤则缓,名曰泄;咸则伤骨,骨伤则痿,名曰枯。枯泄相搏,名曰断泄。荣气不通,卫不独行,荣卫俱微,三焦无所御,四属断绝,身体羸瘦,独足肿大,黄汗出,胫冷。假令发热,便为历节也。

【串讲】

多食酸味就容易伤筋,筋伤关节就会关节无力,取名为"泄"。多食咸味就容易伤骨,骨伤后则出现骨痿,这种表现名之为"枯"。筋、骨同时病变,就称为"断泄"。"荣""营"二字通用,"荣气不通"就是指血脉闭塞,当血脉闭塞,则卫气不行,营卫微弱,腠理没有气血可以传送,进一步发展就是"四属断绝"。"四属"指的就是四肢,四肢失去润养、温养,营养不足而致身体消瘦,身体肌肉萎缩,显得两足肿大。严重营养不良时也可出现脚部水肿,黄汗出,小腿凉。如果上述症状伴随发热,那就是历节病了。

如果荣气不通,卫气就不能正常运行,我们常讲,刺痛就是瘀血的标志性症状,实际上是微循环障碍导致神经的营养供应缺乏,如果微循环障碍持续存在,就会变成神经炎,逐渐发展为感觉迟钝。

【要点延伸】

1. "味酸则伤筋":

《素问·阴阳应象大论》记载:"酸生肝,肝生筋……酸伤筋。"酸味药是养肝的,肝主筋,但过食酸味之后就伤筋了。饮食本是养人的,但过度就会伤人。《素问·宣明五气》讲:"酸走筋,筋病无多食酸。"筋病不适合吃太多酸味的东西,但不是完全不吃。

2. "咸则伤骨":

《素问·宣明五气》记载:"咸走血,血病无多食咸。"如果血生病,就不可过食咸味,这里的咸味主要是指盐。《素问·生气通天论》讲:"味过于咸,大骨,气劳,短肌,心气抑。"如果吃得太咸,就会出现大骨、气短、肌肉挛缩,以及心气不足的症状。

3. "荣气不通,卫不独行,荣卫俱微,三焦无所御,四属断绝"的原因是什么?

是血脉闭塞。那么,血脉闭塞的原因又是什么?是咸伤血脉。

4. "身体羸瘦,独足肿大,黄汗出,胫冷。假令发热,便为历节也"的启发:

与现在临床相联系,这是风心病,合并有营养不良(身体羸弱)、心功能不全(独足肿大、胫冷)、心源性肝硬化、高胆红素血症(黄汗)以及感染(发热)。

二、历节的治疗

(一)风寒湿热错杂历节

【原文】

诸肢节疼痛,身体尪羸,脚肿如脱,头眩,短气,温温欲吐,桂枝芍药知母汤主之。

桂枝芍药知母汤方

桂枝(四两) 芍药(三两) 甘草(二两) 麻黄(二两) 生姜(五两)白术(五两) 知母(四两) 防风(四两) 附子(二枚,炮)

上九味,以水七升,煮取二升,温服七合,日三服。

【串讲】

全身关节疼痛,"尪"指跛脚,或脊背骨骼弯曲。"羸"是指形体消瘦,强直性脊柱炎等疾病会有"身体尪羸"的表现。"脚肿如脱"的"脱"是什么意思呢?还有"目如脱状"的表述,就是球结膜水肿、眼球突出的样子,"脱"描述的就是要往下掉的感觉,"脚肿如脱"就是小腿肿大严重,仿佛要掉下来一样。"头眩"是伴有眼前发黑的头晕,"温温欲吐"指恶心想吐。以上描述的这种情况,就用桂枝芍药知母汤来治疗。

桂枝芍药知母汤中有九味药,用 1 400ml 的水煮到剩余 400ml 升,这是久煎的。每次服用约 140ml,每日服用三次。为了帮助大家理解桂枝芍药知母汤,我们把方子拆解开来看。

首先,其中包含麻黄加术汤去杏仁。麻黄加术汤是治疗湿家身痛的。其中还有甘草附子汤,我们称之为"附桂术甘汤",是治疗风湿骨节疼痛的。

此外,《神农本草经》载芍药主"邪气腹痛,除血痹";载知母"主消渴,热中,除邪气,肢体浮肿,下水,补不足,益气";载防风"主大风,头眩痛,恶风,风邪,目盲无所见,风行周身,骨节疼痛"。

综上所述,桂枝芍药知母汤中既有治疗湿家身疼痛、风湿骨节疼痛的药物,又有通血痹、补虚的药物。因此这个方子是治疗各种病邪杂合而成的痹证,也就是风、寒、湿、热错杂稽留于体内而致的关节疼痛,遇到这种情况就可用桂枝芍药知母汤。

【要点延伸】

桂枝芍药知母汤是集祛邪(祛风、散寒、除湿热)与扶正于一方。不但是风心病治疗的主方,也是其他风、寒、湿、热混杂的自身免疫病的效方,临床使用,根据正气不足程度,以及风、寒、湿、热邪气的偏盛情况,进行化裁及调整药物剂量即可。

(二)虚寒历节

【原文】

病历节不可屈伸疼痛,乌头汤主之。

乌头汤方 治脚气疼痛,不可屈伸。

麻黄 芍药 黄芪(各三两) 甘草(三两,炙) 川乌(五枚,㕮咀,以蜜二升,煎取一升,即出乌头)

上五味,㕮咀四味,以水三升,煮取一升,去滓,内蜜煎中,更煎之。服七合,不知尽服之。

【串讲】

患历节病,疼痛严重,不能活动,这种情况用乌头汤主治。乌头有非常好的散寒止痛作用。另外,乌头汤后又提到脚气疼痛也可用其治疗。

乌头汤的组成是麻黄、芍药、黄芪、炙甘草、川乌,注意川乌的用量是五枚,量是很大的。用两升蜜煎五个乌头,熬到只剩一升的时候把乌头拿出去,取蜜用。将除了乌头之外的药物,用 600ml 水的煎至 200ml,去掉药渣,将蜜加入药汁中,合起来是 400ml,然后再稍微煮一会儿,每次服约 140ml。关于"不知尽服之"有两种解释。一是服药后疼痛未能止住,就将剩下的药液全部都喝了。另一种是服药时觉得口舌不麻,说明附子毒性已去,就可将剩余的药液全部服完,不会中毒。我觉得这两种解释都有道理,结合起来理解可以更全面。

五枚乌头的重量是多少呢？有人考证过,一枚乌头是3~6g,五枚就是15~30g,但《中华人民共和国药典》中规定的乌头最大剂量为3g,但使用3g的乌头是达不到五枚乌头的效果的,用量不足是很多人用乌头效果不明显的原因之一。但我们需要注意的是,在张仲景的书中,乌头是蜜煎的,而不是水煎。

【要点延伸】

1. 中医的"脚气"是什么病?

《诸病源候论》讲:"脚气之病,由人体虚,温湿风毒之气先客于脚,从下而上,动于气,故名脚气也。江东岭南,土地卑下,风湿之气易伤于人。初得此病,多不即觉,或先无他疾,而忽得之,或因众病后得之。此病初甚微,饮食嬉戏,气力如故,当熟察之。其状从膝至脚有不仁,或若痹,或淫淫如虫冲,或微肿,或酷冷,或疼痛,或缓纵不随,或有挛急;或有至困能饮食,或有不能食者,或有见饮食而呕吐、恶闻食臭者;或有物如指,发于腨肠,逆上冲心,气上者;或有举体转筋者;或壮热、头痛者;或心胸冲悸,寝处不欲见明;或腹内苦痛而兼下者;或言语错乱,喜忘误者;或眼浊,精神昏愦者。此皆其证候也。治之缓者,便上入腹,腹或肿,胸胁满,上气贲便死。急者不全日;缓者二三日也。"

此段的大致意思为:体质虚弱的人易得脚气病。温、湿、风、毒之邪,先从脚侵入,从下而上。江东、岭南,地势较低,因此风湿邪气容易伤人。脚气病是逐渐起病,大多不会立即察觉到。有的是既往没有其他病,而突然患病;有的是在既往患众多疾病后,又患此病。脚气病刚开始时症状很轻微,饮食、嬉戏气力如往常,没有明显的异常。此时应仔细查看,患者有从膝盖到小腿的感觉异常,或感觉迟钝,或麻木,或疼痛,或虫行感,或微肿,或小腿冷,或小腿疼痛,或下肢无力、活动不利,或肌肉痉挛等。有的患者饮食正常,有的不能饮食,闻到食物的味道会恶心、呕吐。或有腓肠肌摸上去很硬,触之有如指头大小的肿物,同时有气上冲的感觉。或有一活动就出现腿抽筋的。有的患者有发热、头痛;有的心悸、胸闷、气上冲,怕见光;有的腹痛、腹泻;或是有言语错乱、善忘;或视物模糊,头昏头沉。以上都是脚气病可以见到的表现,这与我们现在所说的脚气毫不相干。如果治疗不及时,病邪就进入腹中,或表现为腹部肿大,还有胸胁胀满,如果见到气往上冲,就有死亡的风险,病情危急的活不过一天,病情略缓的也不过活两三天。

《诸病源候论》中还详细将脚气分为脚气缓弱、脚气上气、脚气痹弱、脚气疼不仁、脚气痹挛、脚气心腹胀、脚气肿满、脚气风经五脏惊悸。

2. 西医的脚气病指的是维生素 B_1(硫胺素)缺乏病,又称脚气病。

（1）干性脚气病：表现为上升性对称性周围神经炎，感觉和运动障碍，肌力下降，肌肉酸痛以腓肠肌为重，部分病例发生足垂症及趾垂症。脑神经中迷走神经受损最为严重，其次为视神经、动眼神经等。重症病例可见出血性上部脑灰质炎综合征或脑性脚气病，表现为眼球震颤、健忘、定向障碍、共济失调、意识障碍和昏迷。还可有严重的记忆和定向功能障碍。干性脚气病主要是神经的营养不良，从外周神经一直到大脑。

（2）湿性脚气病：表现为肢体软弱、疲劳、心悸、气急。因右心衰竭患者出现厌食、恶心、呕吐、尿少及周围性水肿、体循环静脉压高、脉率快速、血压低、脉压增大，周围动脉可闻及枪击音、叩诊心脏相对浊音界可以正常或轻至重度扩大、心尖部可闻及奔马律、心前区收缩中期杂音、两肺底湿啰音，可查见肝大、胸腔积液、腹腔积液和心包积液体征。

（3）急性暴发性心脏血管型脚气病：表现为急性循环衰竭，气促、烦躁、血压下降、严重的周围型发绀、心率快速、心脏扩大明显、颈静脉怒张。患者可在数小时或数天内死于急性心力衰竭。

可见中西医的脚气病是相同的概念，实际上就是在翻译维生素 B_1 缺乏症时，也借用了中医脚气病的名称，现在我们已明确脚气病是由维生素 B_1 缺乏所导致的，古人虽然不知道病因，也不知道什么是维生素 B_1，但是对疾病的描述可以说是很全面的。如果我们能遇到脚气病，治疗也不能只想到用乌头汤，还需要直接借鉴现代知识。

3. 西医治疗需要借鉴：维生素 B_1 缺乏病除改善饮食营养外，推荐口服维生素 B_1，同时给予治疗剂量的烟酸、维生素 B_2、维生素 B_6 和维生素 B_{12}。湿性脚气病应肌内注射维生素 B_1 连续 7~10 天，之后改为口服。这样治疗的准确性高，比单纯使用中药疗效好。

4. 脚气病病因各不相同，治疗还需治本，导致维生素缺乏的原因各种各样，不能单纯补维生素，而是要进一步找病因。导致维生素缺乏的病因有：

（1）营养不良。

（2）各种导致营养不良的慢性摄入减少疾病（呕吐、慢性腹泻、肠道寄生虫症、厌食、肝功能损害）。

（3）各种导致营养不良的营养消耗过度性疾病（甲状腺功能亢进、感染、高温、剧烈运动、孕妇、哺乳）。

在治疗中，既要治原发病，又要补维生素 B_1。如果还不好，我们就用中医的办法辨证论治，中西医结合治疗。

5. 乌头汤：温通补益卫气，只适用于阳气不足的脚气疼痛和历节疼痛。李可老中医运用乌头类毒药攻邪及防治其中毒的实践经验至为宝贵，引录

《李可老中医急危重症疑难病经验专辑》中有关的一段,略作整理并加入按语,如下:

余从事中医临床与探索 46 年,每遇急险重危症,使用毒剧中药救治,皆获起死回生之效。疑难痼疾用之则立见转机,累起沉疴。其中,使用最多的是附子,一生累计超过 5 吨。川乌次之,亦在 3 吨以上,经治人次万名以上,无一例中毒。如何驾驭药中猛将,使之听从调遣,治病救亡而不伤害人体?奥秘在《伤寒杂病论》中已有揭示。仲景在历史上运用乌、附剂最早,使用频率最高。仲景方中,乌、附大多生用,用量之大,古今少有。何以保证无害?全在经方的配伍、炮制与煎服方法上见真谛。

以《金匮》乌头汤为例:本方麻黄、芍药、黄芪、炙甘草各 3 两,川乌 5 枚。川乌 1 枚,大小平均 5g,5 枚则为 25g 许。炙甘草 3 两,汉代一两合今之 15.625g,以一两 16g 计,则为 48g,恰为川乌之 2 倍。乌头汤之煎服法,亦寓有深意。先以蜜 2 升(汉代 1 升合今之 200ml)煎川乌,煎至 1 升时去川乌,留蜜待用。蜜煎川乌,有两层意义:一则蜜为百花之精华,善解百毒,尤为川乌毒之克星;二则以稠黏之蜜汁文火煮之,必影响毒性之分解。如此蜜煎川乌,其剽悍燥烈之性已不能为害。然后全方 5 味药,以水 3 升,煮取 1 升去渣,与煎妥之川乌蜜混合再煎,进一步中和毒性。再看服法:服 7 合(140ml,为全剂的 1/3)。服药后的效果要求:“不知,尽服之”。服后唇舌微觉麻木为小知,如无此感觉,则“尽服之”,即把所剩 1/3 的药液全部服下(按:乌头汤的煎法是蜜煎川乌,“取一升”;水煎其他四味药,“取一升”,二升合汁,“更煎之”后,估计剩余的药汁应该超过一升。服药后“不知”的再服药法参见《腹满寒疝宿食病脉证治第十》中乌头桂枝汤的讲解),以“知”为度。一般患者服乌头汤 140ml,即有效应。体质异常者,此量不能中病,当把一剂药全部服下,方始奏效。余读《金匮要略》至乌头汤项下,反复玩味,深感此必仲景当年亲历、亲尝的切身体验之谈,绝非臆测可比。仲景在 1 700 多年前,已取得了临床应用乌附剂的成功经验:①凡乌、附类方(附子汤除外),其中用炙甘草为乌、附之两倍,甘草善解百毒,甘缓以制其辛燥。②蜜制川乌,蜜为百花之精华,芳香甘醇凉润,善解百毒,并制其燥烈。③余药另煎,取汁与蜜再煎,中和毒性,使乌头之毒性降到最低点,而治疗效能不变。

按上法应用川乌安全稳妥。为确保万无一失,余从 20 世纪 60 年代起,又加 3 条措施:①凡用乌头剂,必加 2 倍量之炙甘草,蜂蜜 150g,黑小豆(《本草纲目》“煮汁,解砒石、甘遂、天雄、附子……百药之毒”)、防风各 30g(《本草求真》“解乌头……诸毒”,《本草经集注》“杀附子毒”),凡用附子超过 30g 时,不论原方有无,皆加炙甘草 60g,即可有效监制。②凡剂量超过 30g 时,乌头剂,加冷水 2 500ml,文火煮取 500ml,日分 3 次服,煎煮时间

3小时左右。已可有效破坏乌头碱之剧毒。附子剂用于慢性心衰,加冷水1 500ml,文火煮取500ml,日分2~3次服。危急濒死心衰患者,使用大剂救心汤时,则开水武火急煎,随煎随灌,不循常规,以救生死于顷刻。此时,附子的毒性,正是心衰患者的救命仙丹,不必多虑。③余凡用乌头剂必亲临病家,亲为示范煎药。患者服药后,必守护观察,详询服后唇舌感觉。待患者安然无事,方才离去。有以上三条保证,又在配伍上、煎药方法上做了改进,采取全药加蜜同煎、久煎法既保证疗效,又做到安全稳妥,万无一失。1965年余曾参与川乌中毒濒危2例的抢救,以生大黄、防风、黑小豆、甘草各30g,蜂蜜150g,煎汤送服生绿豆粉30g,均在40分钟内救活。由此也可反证,使用新定乌头汤,绝无中毒之虞。以上是我一生运用乌、附剂攻克医学难题的一点经验、心得,仅供青年一代中医临证参酌。

(三)湿盛历节

【原文】

矾石汤　治脚气冲心。

矾石(二两)

上一味,以浆水一斗五升,煎三五沸,浸脚良。

【串讲】

用矾石汤治"脚气冲心",就是脚气病导致的气上冲、心悸,这是脚气的一种表现,实际就是湿性脚气。

矾石汤的药物组成就两味,一个是矾石,一个是浆水。矾石二两,矾石就是白矾,化学成分是硫酸铝钾。浆水用一斗五升,煮沸三五次。药液不是用来喝的,而是泡脚。也就是白矾用浆水煮了以后泡脚,可以治疗脚气冲心。

【要点延伸】

1. 南阳浆水的做法:

张仲景祖籍是河南南阳,南阳浆水的制作方法如下:以小麦、绿豆或红薯为原料。①以小麦为原料:将小麦面粉和成面团后,放在清水中用双手不停地搓洗,洗好后将面筋挪出,这时取上层液体静置1~2天后,自然发酵即得,味道发酸;②以绿豆为原料:用水将泡过的豆打磨粉碎,待沉淀后,取上层液体静置1~2天,自然发酵即得;③以红薯为原料:做法基本相同,将红薯打成细末,用细布过滤,去渣,剩下的液体静置一段时间后,取上层液体静置1~2天后,自然发酵即得。这样的浆水富含B族维生素,有利于脚气病的治疗。

2. 为什么浆水富含维生素 B_1:

(1)谷物麸皮和胚芽中富含维生素 B_1。

（2）维生素 B$_1$ 在碱性溶液中容易分解变质。酸碱度在 3.5 时可耐100℃高温,酸碱大于 5 时易失效。在酸性溶液中很稳定,在碱性溶液中不稳定,易被氧化和受热破坏。

现在很多人煮粥时放碱面,但碱性环境不利于谷物中维生素 B$_1$ 的保留,粥里边的维生素 B$_1$ 被破坏掉了。

3. 矾石可能没有治疗脚气的作用。其中矾石可能不是治疗脚气病的主要药物,浆水才是。明矾水解后显酸性,可能是增强了维生素 B$_1$ 的稳定性。

4.“矾石汤浸脚”难道可以吸收维生素 B$_1$? 缺乏研究资料,有待深入研究。

第三节　附　方

附方中的内容,既涉及中风,又涉及历节,因此单列为一节。

一、风痱（中风）

【原文】

《古今录验》续命汤　治中风痱,身体不能自收,口不能言,冒昧不知痛处,或拘急不得转侧。

麻黄　桂枝　当归　人参　石膏　干姜　甘草（各三两）　芎劳（一两）　杏仁（四十枚）

上九味,以水一斗,煮取四升,温服一升,当小汗,薄覆脊,凭几坐,汗出则愈。不汗更服,无所禁,勿当风。并治但伏不得卧,咳逆上气,面目浮肿。

【串讲】

《古今录验》中的续命汤,治疗中风痱。什么是“风痱”?《灵枢·热病》中记载:“痱之为病也,身无痛者,四肢不收;智乱不甚,其言微,知可治;甚则不能言,不可治也。”痱,四肢不能活动,但身不痛;如果意识损害不明显,只是说话声音较低,尚且可治;如果严重到不能讲话,说明脑部病变很严重,就不好治了。

《金匮要略》中条文描述的风痱表现有“身体不能自收”,即完全性随意运动困难;“口不能言”,即运动性失语;“冒昧不知痛处”,即感觉丧失;“拘急不得转侧”,指部分性感觉运动丧失。

续命汤由麻黄、桂枝、当归、人参、石膏、干姜、甘草、川芎和杏仁共九味药组成。煎煮方法是用水 2 000ml,煮取 800ml,温服 200ml,服后应微微汗出,此时在背部盖上薄被,趴坐于条几旁。使用续命汤后,汗出则病将愈。如果不汗出,就需要继续服用。没有特殊的禁忌,但要避风。

另外,续命汤也可以治疗只能俯卧、不能仰卧的患者,会伴有咳嗽、气短、颜面水肿等表现。

【要点延伸】

1. 风痱,临床多见于多发性神经炎,往往合并有脊髓炎。无论发病急缓,皆是重症。

2. 急性感染性多发性神经根神经炎:又称吉兰 - 巴雷综合征,是由病毒感染或感染后以及其他原因导致的一种自身免疫性疾病。首先是感染,同时又有免疫功能的紊乱。主要病理改变为周围神经系统广泛性炎性脱髓鞘。临床特征:①急性、亚急性;②进行性、上升性、对称性麻痹、四肢软瘫,以及不同程度的感觉障碍。③多数可完全恢复,少数严重者可引起致死性呼吸麻痹和双侧面瘫。我曾在临床上治疗过几例,中药的疗效还是不错的。

3. "续命汤"的启示:

"续命"就是保续生命。可治疗外感风寒入里化热(麻黄汤加石膏:麻黄、桂枝、杏仁、甘草、石膏);可温扶脾胃元阳之气(人参、干姜);可通利经脉气血之滞(川芎、当归)。我们经常强调,神经损伤的治疗一定要注重改善微循环,川芎、当归就是极好的药。李东垣在《脾胃论》中也讲刺痛要加当归。

4. 多发性神经炎的其他选方:续命汤对风寒外邪所致多发性神经根神经炎最为合适。如若燥热所致,可用清燥救肺汤;如若风热所致,可用普济消毒饮;如若湿热所致,可用甘露消毒丹加四妙汤;如若肝肾不足,可用地黄饮子。

5. "但伏不得卧,咳逆上气,面目浮肿"的启示:

该方对肺心病也是非常有效的方剂。

二、头重眩(脾胃虚寒中风)

【原文】

《近效方》术附子汤 治风虚头重眩苦极,不知食味。暖肌补中,益精气。

白术(二两) 附子(一枚半,炮,去皮) 甘草(一两,炙)

上三味,锉,每五钱匕,姜五片,枣一枚,水盏半,煎七分,去滓,温服。

【串讲】

《近效方》中的术附汤。"风虚头重眩苦极"指的是精气不足,外受风邪,严重头重、眼前发黑,"苦极"说明程度很严重。"不知食味"即口淡无味,也就是味觉出现问题。治疗用"暖肌补中,益精气"的方法,处方为术附汤。

术附汤的药物组成是白术、附子、炙甘草、生姜、大枣五味药。把白术、附子、炙甘草锉碎,每次用量不到 20g,再加姜五片、枣一枚,用半盏水,煎到七分,去药渣,温服。其中的主药是白术、附子、炙甘草。

【要点延伸】

"暖肌补中,益精气"的启示:

益精,需要从温补中焦脾胃着手,这才是正确的治疗思路。三元饮(姜、草、枣)是补益脾胃的基本方,加附子、白术则温补脾胃作用更强,正气充足,风邪自然消退。

三、脚气上入少腹不仁(肾气虚寒中风)

【原文】

崔氏八味丸   治脚气上入,少腹不仁。

干地黄(八两)   山茱萸   薯蓣(各四两)   泽泻   茯苓   牡丹皮(各三两)   桂枝   附子(炮,各一两)

上八味,末之,炼蜜和丸梧子大。酒下十五丸,日再服。

【串讲】

崔氏八味丸,即金匮肾气丸,或称桂附地黄丸。"脚气上入"指下肢水肿向上漫延。"少腹不仁"即少腹感觉异常。

煎服法中需要注意的是和药为丸如梧桐子大小,十五丸为 6~9g,用米酒或清酒送下十五丸,我没有详细去测量,但按照常用量可能是 6~9g。

【要点延伸】

1. 肾脾气虚精亏则脑髓空虚,补肾健脾的代表方就是桂附地黄丸。

2. 桂附地黄丸:可能有促进肠道维生素 B_1 吸收的作用,其中酸味的山茱萸可能有保护食物维生素 B_1 不被破坏的作用。另外,果实的皮中是含维生素 B_1 最多的,山茱萸本身就自带皮,再加之其可制造酸的环境,还能够调理胃肠,因此可能使得维生素 B_1 的吸收变好。

四、大汗泄脚弱(风热中风 - 瘫)

【原文】

《千金方》越婢加术汤   治肉极热,则身体津脱,腠理开,汗大泄,厉风气,下焦脚弱。

麻黄(六两)   石膏(半斤)   生姜(三两)   甘草(二两)   白术(四两)   大枣(十五枚)

上六味,以水六升,先煮麻黄,去上沫,内诸药,煮取三升,分温三服。恶风加附子一枚,炮。

【串讲】

《千金方》中的越婢加术汤,"肉极热"指体温升高,"身体津脱"指津液损伤,"腠理开,汗大泄"指大汗出,大汗出导致津液损伤,这种状态下最容易使风邪停留,所以出现"厉风气","厉"当为"历",停留之意。"下焦脚弱"即下肢无力。越婢加术汤的药物组成为麻黄、石膏、生姜、甘草、白术、大枣,如怕风再加附子。

【要点延伸】

1. "肉极热,则身体津脱,腠理开,汗大泄,厉风气,下焦脚弱"是急性感染性多发性神经根神经炎轻症,尚属于早期,病情较轻。

2. 麻黄、石膏,可兴卫气、清热生津。

我的经验:如果神经的病变属于阳虚证,可用麻黄;如果神经的病变属于阴虚偏热或热证,用马钱子粉、木贼,木贼疏散风热,马钱子性寒,可兴卫气。木贼是一个凉性的药,木贼与麻黄有些类似,有一种麻黄叫木贼麻黄,但是药性不一样。张锡纯讲麻黄汤治疗外感风热时,可以直接将麻黄换成木贼。如果是为了振兴卫气,直接用马钱子就可以。

3. 白术 + 三元饮可补益脾胃,强化津液生化之源。

五、手足拘急百节疼痛(风寒化热伤正中风历节)

【原文】

《千金》三黄汤 治中风手足拘急,百节疼痛,烦热心乱,恶寒,经日不欲饮食。

麻黄(五分) 独活(四分) 细辛(二分) 黄芪(二分) 黄芩(三分)

上五味,以水六升,煮取二升。分温三服,一服小汗,二服大汗。心热加大黄二分,腹满加枳实一枚,气逆加人参三分,悸加牡蛎三分,渴加栝蒌根三分,先有寒加附子一枚。

【串讲】

《千金》三黄汤,可治疗"手足拘急,百节疼痛,烦热心乱,恶寒,经日不欲饮食"。感受风邪而出现手足肌肉痉挛、全身骨节疼痛、烦躁不安、怕冷而得衣被不缓解、严重不思饮食时用三黄汤,三黄汤的组成很特别,是麻黄、黄芪和黄芩,而不是黄芩、黄连、大黄,又加了独活和细辛两味药,这就是《千金方》的三黄汤。

煎服法中,初服是微汗,再服时就是大汗了。如果觉得胸中热,就加大黄两分,一分是3.9g;如果觉得腹部胀满,加枳实一枚,约15g;此处的"气逆",结合腹满、心热来分析,应当是指嗳气,那如果患者有嗳气,则加人参,人参治嗳气效果很好;心悸加牡蛎;口渴加天花粉;如果一开始就有怕冷,再加一枚附子。

【要点延伸】

1."烦热心乱,恶寒"提示这是一个感染性疾病。

2."经日不欲饮食""腹满""气逆"提示感染病灶在上消化道。

3."百节疼痛"是感染性疾病的非特异性症状。许多的消化道感染早期,常见表现就是觉得冷、身痛,有拘束感,而且由于不想吃饭,热量摄入本身不足,更容易怕冷。

4."手足拘急""悸"是上消化道感染性低钙、低钠所致,是由感染、饮食减少造成的。我曾在临床上遇到一个自觉下肢严重抽搐、疼痛的患者,但是医生查看却见不到抽搐,这是典型的低钠血症表现。

5."渴""经日不欲饮食"是消化道感染水液摄入不足的表现。

6."先有寒"是消化道感染初期表现,遇到这种情况要加附子。

7.《千金》三黄汤是治疗上消化道部位相关感染的方剂,例如,急性胃炎、胰腺炎、胆道感染。

8."麻黄"是消化道感染的有效药物,在黄疸病中我们会具体讲解麻黄醇酒汤。

9.寒热虚实错杂的痛风也可以选用该方。麻黄可以祛寒,黄芪可以补气,黄芩可以清热,独活、细辛又是散寒止痛的良药。痛风患者大多数也伴随消化道问题。如果痛风患者具有本条文描述的症状表现,那用《千金》三黄汤治疗是没有问题的。

第六讲 | 血痹虚劳病脉证并治第六

此篇主要讲解了血痹病和虚劳病两类疾病。两者之所以在同一篇中讲解，是因为其密切相关。要理解虚劳病，需先了解血痹病，故重新编排了条文顺序来讲解。

第一节 血 痹

一、血痹的病因、脉象以及针刺治疗

【原文】

问曰：血痹病从何得之？

师曰：夫尊荣人骨弱肌肤盛，重因疲劳汗出，卧不时动摇，加被微风，遂得之。但以脉自微涩，在寸口、关上小紧，宜针引阳气，令脉和，紧去则愈。

【串讲】

提问道，血痹病是怎么得的呢？这是针对血痹病的病因进行提问。

老师回答道，尊贵荣耀之人，一般就是指富贵之人，他们骨骼不强壮而肥胖，在过度疲劳、出汗的情况下睡觉，睡觉时不安稳而受凉，然后就得了血痹病。血痹病脉的特点是微细微而不流畅的，而且"在寸口、关上小紧"。张仲景书中单独提到"寸口脉"，指的通常是整个寸口脉。而有时"寸口""关上""尺中"并提时，"寸口"就是现在说的寸脉，"关上"就是关脉，"尺中"就是尺脉。血痹病的脉象是寸脉和关脉略微有些紧。遇到这种脉象时，应用针刺的方法来引阳气，去掉紧象，使脉变得柔和。

【要点延伸】

1. "尊荣人"的生活方式与常见疾病

现代社会富裕程度提高，许多人都具有了以前的"尊荣人"才有的体质状态。所以现在来看血痹病篇的内容时，大家相对比较容易理解。"尊荣人"的生活方式是有吃有喝而体力劳动少，这种生活方式带来的结果就是体型肥胖，那按现在的疾病谱来讲，"尊荣人"最容易得的疾病就是糖尿病、高脂血症、脂肪肝、冠心病、高血压等。

　　"尊荣人"脉象是"脉自微涩,在寸口、关上小紧"。体力劳动较少的人,心脏偏小,脉象是偏弱的。肥胖的人,如果未患高血压和心脏变大的时候,其心脏也是偏小的。其心脏射血相对无力,每搏输出量相对较少,因此脉是偏弱的。"尊荣人"易出现动脉硬化,故见"脉自微涩"。而"在寸口、关上小紧"已经是高血压早期的表现了。"血痹"就是血脉不畅,用现代的语言描述就是动脉硬化已经逐渐形成,尤其是在微循环水平。而血痹病就是"尊荣人"常见病的初期表现。

　　2."宜针引阳气"的启示:

　　(1)阳气痹郁在里,外部阳气不足,需要引阳外出。临床表现是体内热盛,而患者自觉怕冷,四肢感觉冷,到冬天的保暖措施会做得很好,比起体力劳动者,明显不耐寒。

　　(2)如何引阳外出? 我的经验是刺井穴。刺井穴可以改善微循环,全身的循环状况改善,血痹病也就缓解了。临床中,某些危重患者的抢救时刺十宣的道理也在于此。

二、血痹病机、表现和治疗

　　【原文】

　　血痹阴阳俱微,寸口关上微,尺中小紧,外证身体不仁,如风痹状,黄芪桂枝五物汤主之。

　　黄芪桂枝五物汤方

　　黄芪(三两)　芍药(三两)　桂枝(三两)　生姜(六两)　大枣(十二枚)

　　上五味,以水六升,煮取二升,温服七合,日三服。

　　【串讲】

　　血痹病,阴阳之气俱不足,反映在脉象就是寸脉和关脉微弱,尺脉细紧。"小紧"就是细紧的意思。与上条"脉自微涩,在寸口、关上小紧"互参可知,脉微弱是血痹的主要脉象,只是在寸、关、尺三部的微弱程度有差异。血痹病的外在表现是身体感觉异常,像风邪痹阻经脉一样,治疗用黄芪桂枝五物汤。

　　黄芪桂枝五汤的组成是桂枝汤去甘草加黄芪,具体剂量为生黄芪约45g,芍药和肉桂各45g左右,生姜约90g,大枣十二枚60~120g。这五味药,用水1 200ml,煎取400ml,每次温服140ml,一天服三次。张仲景时代,包括《神农本草经》中,也尚未区分赤、白芍。血脉不畅的情况下,按照目前经验来说,可以选赤芍。但如果根据血脉不畅的寒热属性来选,偏热者选赤芍;如果偏寒,则用白芍更适合。

【要点延伸】

1. "寸口关上微,尺中小紧"的启示:

根据我的经验,寸脉弱的人,相对而言,耐力好于爆发力。

2. "身体不仁"的启示:

"仁"是居中,引申为正常,"身体不仁"就是身体感觉异常,感知能力偏离了正常,或迟钝,或敏感。"麻木不仁"描述的就是由于麻木而造成的感觉迟钝。"身体不仁"的原因,从西医学的知识来讲,一个是神经本身功能低下,我们描述为卫气迟滞;一个是神经受到外邪的侵扰而引起感觉异常。

3. "血痹"是什么病?

是血脉不畅导致的卫气失养,即缺血性神经营养不良。临床常见的疾病如糖尿病常合并周围神经功能的障碍。

4. "黄芪桂枝五物汤"的启示:

桂枝汤是调和营卫第一方,为什么要去炙甘草而改用生黄芪呢?身体不仁是卫气不足的表现,补益振奋卫气,生黄芪确切有效(比如:玉屏风散、补阳还五汤等)。外感风寒侵入人体,首先影响卫气,当卫气充足,就不容易外感风寒;若卫气不足,则易感风寒,所以玉屏风散用黄芪。生黄芪治疗缺血性疾病也确切有效(比如:补阳还五汤、升陷汤等),史载祥老师在升陷汤基础上创制的升解通瘀汤,我们在临床上也一直在使用,对于缺血性疾病确有佳效。黄芪不仅能振奋卫气,还能够治疗血痹,是补卫气、通血脉的好药,对于心、脑以及外周血管堵塞造成的缺血性疾病都是有效的。

炙甘草可能对振奋卫气有碍。依据之一,我们没有发现甘草振奋精神的古代文献,也没有发现甘草兴奋神经的现代药理文献佐证;依据之二,甘草具有调卫安神的作用,这是其对神经功能亢奋有抑制作用的佐证,比如甘麦大枣汤治疗脏躁,尤其对于气血不足导致的失眠、情绪不稳、烦躁、焦虑,甘草的安神作用是非常好的。此外,很少有资料证明甘草有通利血脉的直接作用,这里需要强调"直接",因为任何事情都是相反相成、相辅相成的。治疗血痹的方剂中也并非完全不用甘草,比如血府逐瘀汤就用了甘草。只是尚没有证据表明甘草具有直接通利血脉的作用。另外,还有一个不用甘草的原因,甘草的水钠潴留作用可能对肥胖患者不适合。综上分析,甘草不适合治疗《金匮要略》中血痹病,故在黄芪桂枝五物汤中去掉了甘草。

第二节　虚　劳

虚劳,我们在《中医内科学》中都学过,虚劳是气血阴阳俱不足,精气血津液俱不足的病证。可以导致虚劳的原因有很多。那相对于虚劳而言,前面讲过的血痹病,是气血阴阳相对充足,而外在表现出虚的征象。

一、虚劳的临床表现

(一)虚劳的两类脉象

【原文】

夫男子平人,脉大为劳,极虚亦为劳。

【串讲】

男子,看上去没有病,如果脉体洪大,这是虚劳。如果脉很微弱,也是虚劳。

【要点延伸】

"脉大为劳,极虚亦为劳"的启发:

人体阴阳气血津液等正气不得耗伤过度,耗伤过度即为劳病。阴血耗伤则见脉大,阳气津液耗伤则见脉微弱。在临床上,这两类情况均比较常见,比如严重贫血的患者,脉象常表现为大、数,甚至是紧的。而血容量不足导致的休克,或者严重营养不良的患者,阳气虚弱加津液不足,脉象就是微弱的。

(二)津血不足虚劳1(急性贫血虚劳)

【原文】

男子面色薄者,主渴及亡血,卒喘悸,脉浮者,里虚也。

【串讲】

男子,面部欠红润,看上去发白,这是口渴(津伤初期)及失血过多(亡血)的主要表现。突然出现呼吸急促、心率加快,脉是浮的,这是亡血导致的里虚。

【要点延伸】

1. "脉浮"与"脉大为劳"意思相同。这是一种反射性的自我调节,由于亡血,微小血管收缩才能保证重要脏器供血,因此见到中动脉处于充盈的状态。

2. 以上诸症的启示:

多见于现代的急性失血性贫血。

(三)津血不足虚劳2(慢性贫血虚劳)

【原文】

男子脉虚沉弦,无寒热,短气,里急,小便不利,面色白,时目瞑,兼衄,少腹满,此为劳使之然。

【串讲】

男子,脉沉、细、长,没有恶寒、发热,气短,腹中痉挛疼痛,小便量少,面色发白,也就是血虚、贫血的面色。还有"时目瞑",《说文解字》中"瞑"解为"翕目也",就是把眼睛闭上。"时目瞑"即总是闭着眼,不欲睁眼,也就是嗜睡、没精神的状态,患者还有鼻出血、少腹胀满,以上表现都是虚劳造成的。

【要点延伸】

1."男子脉虚沉弦"的启示:

该条所言与妇科疾病无关。

2."无寒热"的启示:

与外感病邪无关。

3."短气,里急,小便不利,面色白,时目瞑"的启示:

贫血兼血容量不足。

4."兼衄"的启示:

除非大量反复出血,一般鼻衄不会出现贫血。此处"兼衄"说明鼻出血不突出,只是一个伴随症状。

5."少腹满""里急"的启示:

高度提示引起贫血的病灶在结肠,可能是慢性结肠病变(比如结肠炎、结肠癌)所致。既可以出现腹泻,也可以出现便秘,但都可以出现少腹满。因此在临床中如果遇到患者贫血待查,伴随有"少腹满里急"的表现,要考虑到是否存在结肠病变。

(四)津血不足虚劳 3（失血性虚劳）

【原文】

脉弦而大,弦则为减,大则为芤,减则为寒,芤则为虚,虚寒相搏,此名为革。妇人则半产漏下,男子则亡血失精。

【串讲】

脉是弦、长、大的,"弦则为减"指脉长而迟,"大则为芤"指脉大中空。"芤"就是脉按如按葱管的感觉。虚寒结合在一起,称为"革",也就是大中空的脉又称为"革脉"。此段的这种表达方式在《金匮要略》中比较常见,不必细究其文法,理解其所表达的含义即可。革脉的意义是"妇人则半产漏下,男子则亡血失精",女子见到革脉,提示可能有流产或崩漏。而在男子则可能是见于失血或遗精。

【要点延伸】

"妇人则半产漏下,男子则亡血失精"的启示:

(1)革脉多见于成年男女,因为半产、漏下、亡血、失精都是成年人才有的,在儿童中不存在这样的问题。我曾经治疗一个严重贫血患者,她的脉就是弦大,大到有些发紧,导致她贫血的原因就是崩漏,月经量大且不止,伴随有严重痛经,经期面色黄暗。这就属于本段条文所描述的情况。

（2）革脉多由失血导致,并且是长期失血,而非急性失血。

（3）低血细胞、高血容量时血液的韧性降低可能是革脉的形成机制,这是我的推测。低血细胞就是指血液中红细胞少。但是血液的容量是充足的。贫血时,外周血管收缩,血容量相对增多,因此脉也不细,而表现出滑,如果脉管的压力再增加,就可以表现出紧象。低血细胞、高血容量的血液的特点是稀,此时血液的韧性是降低的。而韧性高的血液,血液和血管壁的整体性较高,因此不会摸到中空的感觉。

（4）革脉可能存在一定程度的动脉硬化。

（五）津血不足虚劳 4（营养不良性虚劳）

【原文】

劳之为病,其脉浮大,手足烦,春夏剧,秋冬瘥,阴寒精自出,酸削不能行。

【串讲】

劳病,脉浮大,手脚热,春夏季节炎热时手脚热加重,秋冬季节寒凉时手脚热减轻,阴冷滑精。虚劳患者还可以见到下肢酸痛、消瘦、行走困难。

【要点延伸】

1. “劳之为病,其脉浮大”的启示:

“脉浮大”说明血容量不少。之所以发生虚劳,可能由营养物质缺乏和缺氧所致。

2. “手足烦,春夏剧,秋冬瘥”的机制:

春夏气温升高、手足血管扩张、局部循环血量增多、手足散热不易,故见手足燥热春夏剧;秋冬气温降低、血管收缩、局部循环血量减少、手足散热加快,故见手足燥热秋冬瘥。

3. “阴寒精自出,酸削不能行”的启示:

阴冷滑精、下肢酸痛、消瘦、行走困难,可能是外周神经营养不良进一步导致肌肉萎缩所致。在临床上遇到患者肢体消瘦萎缩时要考虑到可能是神经支配出现了问题,肢体活动不利而导致肌肉萎缩,是神经性的营养不良;也要考虑到血液供应不良导致肌肉萎缩的可能性;还有可能是肌肉本身病变而出现萎缩。

另外,阴冷滑精,实际不是真正的精液,而是前列腺液,常见于偏于寒证的慢性前列腺炎患者,尿道有乳白色的分泌物。

（六）津血不足虚劳 5（结核病虚劳）

【原文】

人年五六十，其病脉大者，痹夹背行，苦肠鸣，马刀侠瘿者，皆为劳得之。

【串讲】

"人年五六十"就是指患者的年纪比较大了，脉偏大，有沿着脊柱两侧扩展的疼痛，"痹"是气血不畅导致的疼痛，还有严重的肠鸣。"马刀"即蛤蜊，"瘿"是甲状腺，那"马刀侠瘿"就是指甲状腺两侧出现形似蛤蜊的肿物，实际上就是颈部淋巴结肿大，既然是"侠瘿"，那就不包括腋下淋巴结肿大或腹股沟淋巴结肿大等，只是颈部淋巴结肿大。这些症状是由于"劳"所得，也就是营养、气血津精不足导致的。

【要点延伸】

1. "人年五六十"的启示：

抵抗力下降之人。古代生活水平低，五六十岁就属于老年人了，随着年龄增加，抵抗力下降，容易感邪患病。

2. "脉大"的启示：

阴血不足虚劳脉象，属高代谢状态。

3. "痹夹背行，苦肠鸣，马刀侠瘿"的启示：

如果以上症状同时见于同一位患者身上，则极有可能是胸椎结核导致的寒性脓肿漫延，以及肠结核导致的肠蠕动增强，并伴随颈侧淋巴结核。肠结核的临床特点是交替性的便秘和腹泻。当腹泻明显时，肠鸣就厉害，即"苦肠鸣"。

4. "皆为劳得之"？

结核病属中医的劳病，因此肺结核叫"肺痨"，是人体抵抗力下降时感染结核分枝杆菌导致的疾病，故认为是"皆为劳得之"。结核病属于高代谢的疾病，因此可见脉大。

（七）阳气不足虚劳 1（男性不育虚劳）

【原文】

男子脉浮弱而涩，为无子，精气清冷。

【串讲】

男子的脉象是浮涩无力的，这提示患者不能够生育，精液清稀而凉。

【要点延伸】

"脉浮弱而涩"的启示：

全身代谢功能低下。代谢低，脉才表现为弱，甚至是迟。如果单纯是睾丸病变，不会出现明显的代谢功能低下。比如有的无精子症患者，人看上去是挺健康的，代谢上没有问题。那么哪里功能低下可以使全身代谢功能低下并能导致不育呢？垂体，或垂体和睾丸同时病变。严重营养不良时可以使垂体和睾丸同时功能衰退，导致不育。

（八）阳气不足虚劳 2（低能量代谢虚劳）

【原文】

男子平人，脉虚弱细微者，善盗汗也。

【串讲】

男子，看上去没什么病，但脉象是无力的，脉体细，甚至脉象都摸不清楚，这样的患者经常会有盗汗。

【要点延伸】

"脉虚弱细微者，善盗汗也"的启发：

全身低代谢状态、自主神经功能紊乱。当调节汗腺的自主神经出现功能紊乱，就可以导致盗汗。

（九）阳气不足虚劳 3（缓慢心律失常心功能不全虚劳）

【原文】

脉沉小迟，名脱气，其人疾行则喘喝，手足逆寒，腹满，甚则溏泄，食不消化也。

【串讲】

脉沉、细短、迟，这称为"脱气"，"脱气"也就是气脱，即严重气虚。患者快速行走，稍微一跑，就有气喘吁吁，"喘喝"就是气短、气粗。患者有四肢冰冷，"逆寒"就是从指尖往近心端凉，还有腹胀，腹泻，甚至是完谷不化。

【要点延伸】

该条所讲是现代的什么病？

缓慢性心律失常伴全心功能不全。脉迟提示心率缓慢。全心功能不全时，全身包括四肢、胃肠道等部位均有供血不足，此外还存在胃肠道淤血，因此会见到腹满。胃肠道不能分泌足量的消化液时，就会表现为消化不良；而肠道不能进行有效吸收，就会出现溏泄。

二、虚劳的治疗

（一）阳气精血俱不足虚劳证治 1

【原文】

夫失精家，少腹弦急，阴头寒，目眩，发落，脉极虚芤迟，为清谷、亡血、失精。脉得诸芤动微紧，男子失精，女子梦交。桂枝龙骨牡蛎汤主之。

桂枝加龙骨牡蛎汤方

桂枝　芍药　生姜（各三两）　甘草（二两）　大枣（十二枚）　龙骨　牡蛎（各三两）

上七味,以水七升,煮取三升,分温三服。

天雄散方

天雄(三两,炮) 白术(八两) 桂枝(六两) 龙骨(三两)

上四味,杵为散,酒服半钱匕,日三服,不知,稍增之。

【串讲】

患者遗精日久,少腹硬痛,龟头寒冷,眼前发黑,脱发。脉弱无力、脉芤、脉迟,这些脉象可以同时出现,也可以单独出现,整体上都是虚脉。如果出现以上表现,就是"清谷、亡血、失精"造成的。"清谷"就是下利、腹泻、完谷不化,"清"与"圊"是通借字,就是上厕所的意思;"亡血"就是失血;"失精"就是遗精、滑精。芤脉是大而中空的脉,动脉是短而快的脉,微脉就是弱脉,紧脉往往是脉细紧的意思,都是虚脉。见到上述脉象时,可以见到男子梦遗、女子梦交。用桂枝加龙骨牡蛎汤主治。

桂枝加龙骨牡蛎汤的组成:肉桂、芍药、生姜各三两,其中芍药我们习惯用白芍,可养血。甘草二两,这里没写"炙",说明是生甘草,偏凉性,对虚火更合适。大枣十二枚相当于 60~120g。龙骨、牡蛎各三两。用水 1 400ml,煮取 600ml,分三次温服。

后面紧接着有一个"天雄散方",但此方的适应证并未提及,不知是否是传抄错误,还是有漏简。天雄就是附子,炮附子三两、白术八两、肉桂六两、龙骨三两,将以上四味药捣碎,用酒送服半钱匕,一天三次。如果"不知",则"稍增之"。在讲乌头时,我们提到过"不知"指的是服药后没有唇舌麻感,没有扎舌头、扎嗓子的感觉,当没有这些感觉时,证明附子是已经炮制好的,煎煮的时间也是足够的,是安全的,如果是这样,就可以再加量。当然,也可以将"不知"理解为没效,因此才加量。

【要点延伸】

1. 本条原文描述的是性神经衰弱。

全身各部位都有神经支配,因此各部位的神经都有出现衰弱的可能性。根据原文所述,本条文突出表现是性神经衰弱。

2. "桂枝加龙骨牡蛎汤"和"天雄散"的启发:

两方有共同的药对"桂枝 + 龙骨",提示肉桂和龙骨是治疗性神经衰弱的要药,对于其他的神经衰弱也是很重要的药对。桂枝,也就是现在用的肉桂,常说肉桂"引火归原",肉桂能够使人保持安静,对神经功能有强化作用。

3. 阳气精血俱不足阳痿可以使用此方吗?

对于其他性神经衰弱的疾病,如阳痿、早泄等,以及其他神经衰弱,如记忆力减退、心慌气短、神疲乏力等,均可酌情使用。我以前有个同事,患有神经衰弱,在医院找了很多西医专家,看了 3 年的病,始终解决不了心慌、胸闷、神疲乏力、心脏收缩无力感等症,对于心脏神经衰弱的这样一个患者,我就开了桂枝加龙骨牡蛎汤原方,他的病很快就好了。

（二）阳气精血俱不足虚劳证治 2

【原文】

虚劳里急,诸不足,黄芪建中汤主之。

【串讲】

虚劳,腹中痉挛疼痛,各种虚弱性疾病,就用黄芪建中汤治疗。黄芪建中汤的组成就是小建中汤加黄芪。

【要点延伸】

"虚劳里急,诸不足,黄芪建中汤主之"的启示:

黄芪建中汤是治疗各种虚劳性疾病的确效方。

（三）阳气精血俱不足虚劳证治 3

【原文】

虚劳诸不足,风气百疾,薯蓣丸主之。

薯蓣丸方

薯蓣（三十分）　当归　桂枝　曲　干地黄　豆黄卷（各十分）　甘草（二十八分）　人参（七分）　芎䓖　芍药　白术　麦门冬　杏仁（各六分）　柴胡　桔梗　茯苓（各五分）　阿胶（七分）　干姜（三分）　白敛（二分）　防风（六分）　大枣（百枚,为膏）

上二十一味,末之,炼蜜和丸,如弹子大,空腹酒服一丸。一百丸为剂。

【串讲】

人体感受的外来的邪气统称为"风气","风气百疾"就是各种各样的外感疾病,"虚劳诸不足,风气百疾"就是虚劳、不足以后出现的各种各样的外感疾病,都可以用薯蓣丸来治疗。薯蓣就是山药,是中药里的怀山药,也就是平常说的铁棍山药。

薯蓣丸的方子比较大,总共二十一味药。其中薯蓣的用量最大,三十分;"曲"就是神曲;"干地黄"就是将鲜地黄晒干;"豆黄卷"就是黄豆芽晒干;甘草是生甘草;"芎䓖"就是川芎;芍药一般来讲用白芍。此方属于张仲景书中较大的处方了。此方是丸药方,用蜜和丸,每丸药如弹子大,6~9g/丸。每日空腹用酒送服一丸,需要连续服用一百丸。

【要点延伸】

"虚劳诸不足,风气百疾,薯蓣丸主之"的启示:

薯蓣丸是治疗各种体虚外感的确效药丸。薯蓣丸可以增强抵抗力,是补益阳气精血的非常有效的方子。

（四）阳气精血俱不足虚劳腰痛

【原文】

虚劳腰痛，少腹拘急，小便不利者，八味肾气丸主之。

【串讲】

虚劳，见到腰痛、少腹痉挛疼痛、小便量少，使用八味肾气丸治疗。

【要点延伸】

体虚饮食减少，尿量减少，可导致肾结石和输尿管结石。当结石移位时，就容易出现腰痛。因此，此段描述的虚劳腰痛极有可能是虚弱性的泌尿系结石，八味肾气丸是有效方，临床得到证明。

（五）津血不足虚劳

【原文】

虚劳里急，悸，衄，腹中痛，梦失精，四肢酸疼，手足烦热，咽干口燥，小建中汤主之。

小建中汤方

桂枝（三两，去皮）　甘草（三两，炙）　大枣（十二枚）　芍药（六两）　生姜（二两）　胶饴（一升）

上六味，以水七升，煮取三升，去滓，内胶饴，更上微火消解。温服一升，日三服。

【串讲】

虚劳，"里急"即腹中痉挛疼痛，"悸"即心悸，也就是心慌的感觉，有时血管跳动也称"悸"，如"心下悸""脐下悸"。还有鼻出血、腹痛，以及四肢肌肉酸疼，手脚热甚，口咽干燥等表现，男子可能有梦遗。治疗使用小建中汤。

小建中汤的组成有：肉桂、炙甘草、大枣、芍药、生姜和胶饴，胶饴就是饴糖。临床使用时，如果没有熬好的饴糖，可以使用高粱饴、麦芽饴等软糖替代。其他的药物煎好后，去掉药渣，再将饴糖加入熬好的药液中，加热至其融化即可。一天服药三次，每次 200ml。

【要点延伸】

"虚劳里急，悸，衄，腹中痛，梦失精，四肢酸疼，手足烦热，咽干口燥，小建中汤主之"的启示：

小建中汤是治疗"脾胃虚弱、卫气营血不足诸症"的确效方。以上描述的症状，出现的根本原因是胃肠道功能比较差。从西医学角度来讲，出现"里急""腹痛"都提示虚劳来源于胃肠道，也就是病根在胃肠道。"悸"也是由于营养不良，饥饿时会有心悸，更何况长期处于营养不良状态。另外，由于营养吸收不全面，造成某些物质的缺乏，就可能导致出血，比如维生素

C缺乏病,就可以出现各部位的出血。当营养物质供应不够,如胆固醇、维生素吸收不足时,大脑也不能保持正常的功能,因此会出现性神经的衰弱,见到梦遗。供给四肢肌肉的营养不足,代谢产物排出不畅,就会导致四肢酸痛。手足烦热提示末梢神经的感觉异常,营养不良可以导致末梢神经炎,如B族维生素缺乏时,就可以出现营养不良性的神经炎性病变。

(六)津血不足虚劳失眠

【原文】

虚劳虚烦不得眠,酸枣汤主之。

酸枣汤方

酸枣仁(二升)　甘草(一两)　知母(二两)　茯苓(二两)　芎䓖(二两)

上五味,以水八升,煮酸枣仁,得六升,内诸药,煮取三升,分温三服。

【串讲】

虚劳,"虚烦"指无确切原因的心烦,"不得眠"指失眠、入睡困难,这种情况用酸枣汤主治。

酸枣仁汤的药物组成:酸枣仁二升约100g,用量很大;甘草一两约15g;知母二两约30g,知母的安全性很高,没有想象中那么凉,此外知母还有补虚的作用;茯苓二两约30g,茯苓的安神作用很好,用于安神我常用至60g;川芎二两约30g,大量使用川芎,能有效改善脑部供血。在煎煮时注意,需要先煮酸枣仁,酸枣仁不容易煮透,一般现代在调剂的时都要先将其捣碎。

【要点延伸】

"煮取三升,分温三服"的启示:

酸枣仁汤不是催眠药,而是补益脑髓的确效方,可以拓展应用于各种虚弱性大脑功能紊乱,比如健忘、神疲乏力、反应迟钝、记忆力减退、头晕、耳鸣、视物不清等。

(七)阴阳气血精津虚劳血瘀

【原文】

五劳虚极羸瘦,腹满不能饮食,食伤、忧伤、饮伤、房室伤、饥伤、劳伤、经络营卫气伤,内有干血,肌肤甲错,两目黯黑。缓中补虚,大黄䗪虫丸主之。

大黄䗪虫丸方

大黄(十分,蒸)　黄芩(二两)　甘草(三两)　桃仁(一升)　杏仁(一升)　芍药(四两)　干地黄(十两)　干漆(一两)　虻虫(一升)　水蛭(百枚)　蛴螬(一升)　䗪虫(半升)

上十二味,末之,炼蜜和丸,小豆大,酒饮服五丸,日三服。

【串讲】

"五劳"指久视、久卧、久立、久坐、久行,久视伤血、久卧伤气、久立伤骨、久坐伤肉、久行伤筋。"虚极"指严重衰弱,"羸瘦"指瘦弱,"虚极羸瘦"就是因为过劳导致的消瘦、虚弱。"腹满不能饮食",腹满进食加重,这种腹满不是看上去胀,而是自己觉得胀满,这是瘀血的特点,即"腹不满,其人言我满"。"食伤",饮食过饱伤;"忧伤",忧思过度伤;"饮伤",过度饮酒伤;"房室伤",房劳过度伤;"饥伤",饥饿伤;"劳伤",劳力过度伤;"经络营卫气伤",经络营卫气损伤。"内有干血",动脉瘀血;"肌肤甲错"是指皮肤呈现出鱼鳞状;"两目黯黑"是指眼周暗黑。以上描述的症状就是"阴阳气血精津虚劳血瘀",就是全面的虚弱,同时还伴有血瘀。治疗应"缓中补虚",缓慢补虚,用大黄䗪虫丸。

大黄䗪虫丸由十二味药组成,有些药现代已经不容易买到,比如虻虫,也就是牛虻、大蝇子,咬人以后特别疼,牛皮都能咬动,虻虫的化瘀作用很强。䗪虫就是我们讲的簸箕虫,也就是土元。上述药用蜜和丸,做成小豆大,约0.1g。用米酒来送服五丸,也就是0.5g,一天三次,量极小,因为这些药物的药性都比较峻烈。

【要点延伸】

大黄䗪虫丸治疗各种病因引起的泛发性动脉微循环淤血。大黄䗪虫丸是否可以用于静脉淤血呢?虽然张仲景没讲,从理论上讲应该能用。

第三节　附　　方

一、气血不足心络不畅虚劳

【原文】

《千金翼》炙甘草汤　治虚劳不足,汗出而闷,脉结,悸,行动如常,不出百日,危急者十一日死。

　　甘草(四两,炙)　桂枝　生姜(各三两)　麦门冬(半升)　麻仁(半升)人参　阿胶(各二两)　大枣(三十枚)　生地黄(一斤)

　　上九味,以酒七升,水八升,先煮八味,取三升,去滓,内胶消尽。温服一升,日三服。

【串讲】

本段是治疗"气血不足、心络不畅"所导致的疾病,治疗用炙甘草汤,《千金翼方》中记载的炙甘草汤是治疗虚劳不足的,具体表现有汗出、胸闷、心悸,脉象是结脉。结脉是中有间歇,间歇没有规律,常见如房性期前收缩。而代脉是中有间歇,而间歇是有规律的。"行动如常"是指患者的四肢活动没有任何障碍。这样的患者很难活过 100 天,如果是危急的,可能十几天都过不了,这种危急的情况就有可能是急性心肌微循环障碍导致心律失常引起的室颤猝死。

炙甘草汤的药物组成,炙甘草四两相当于 60g,现在的临床很少用到这么大的量;肉桂、生姜各三两,麦冬半升也有 30~50g,麻仁半升是 30g 左右;人参和阿胶各二两,大枣 30 枚。生地黄是指鲜地黄,一斤是十六两,约 250g。如果将 250g 鲜地黄晒干,也就是我们现在使用生地黄,量可能在 100g 左右,量也还是比较大。值得注意的是,张仲景在治疗瘀血相关的疾病时,经常会用到酒,比如瓜蒌薤白白酒汤,原因可能在于改善微循环药物的有效成分中属于醇溶性的比较多。

【要点延伸】

"虚劳不足,汗出而闷,脉结,悸,行动如常,不出百日,危急者十一日死"的启示:

炙甘草汤是治疗严重心律失常的主方。使用炙甘草汤时,药物一定要足量使用。记得我有一个心律失常 10 年的小患者,有一次调方,我将甘草用到了四五十克后,其室早就由每天两万余次降到了六千次左右,效果非常显著。

二、阳气不足虚劳

【原文】

《肘后》獭肝散　治冷劳,又主鬼疰一门相染。

獭肝一具,炙干,末之。水服方寸匕,日三服。

【串讲】

《肘后方》中的獭肝散是治疗冷劳的,顾名思义,"冷劳"应该是阳气不足的虚劳。《太平圣惠方·治冷劳诸方》:"夫冷劳之人,气血枯竭,表里俱虚,阴阳不和,精气散失,则内生寒冷也。"证见宿食不消,脘腹痞满积聚,脐腹疼痛,面色萎黄,口舌生疮,大便泄痢,手足逆冷,骨节疼痛,四肢无力,肌肉消瘦等。

獭肝散还能治疗"鬼疰一门相染"。在《释名·释疾病》中讲:"注病,一人死,一人复得,气相灌注也。"这实际描述的就是传染病,一家都得一样的病。古人知道是有邪气造成了传染,但又不知具体是什么。

獭肝散的药物组成是獭肝一具,就是一个水獭的肝,炙干后研成末,一次用 3g,每日服三次。

【要点延伸】

"《肘后》獭肝散治冷劳,又主鬼疰一门相染"启示:

（1）獭肝是温性药。

（2）獭肝提高机体对传染病的非特异性免疫功能。人体的免疫包括特异性免疫和非特异性免疫。人体内，如完整的皮肤、白细胞等都属于非特异性免疫，非特异性免疫功能正常，抵抗力就好，就好比房屋的墙体坚固、门窗严实，不论什么样的小偷都进不来，非特异性免疫功能是免疫功能的第一道基本防线。特异性免疫功能就像是警察，有小偷来了，根据小偷性质的不同，人体便去请不同的警察来抓相应的小偷。

第七讲 | 肺痿肺痈咳嗽上气病脉证治第七

本篇包括肺痿、肺痈、咳嗽和上气四部分的内容。在具体讲解原文之前,需要先理顺这四部分之间的关系。

第一节　咳嗽所见病症

咳嗽是呼吸系统最常见的症状。咳嗽可以见于肺痿、肺胀、肺痈、上气。但咳嗽并不是肺痿的必见症状。

第二节　上气所见病症

上气,是呼吸道气往上冲的感觉,是一个症状,可见于包括肺痈、肺胀在内的该篇涉及的所有病症。上气可以与咳嗽同时出现,上气可伴见喉中水鸡声、吸气困难、喘、喘不能卧、烦躁、时时吐浊、咽喉不利、大便稀等症状。由此可见,上气也是呼吸系统疾病最常见的症状之一。

第三节　肺　痿

对于肺痿的认识,在历代中医文献中的描述是具有一致性的。但具体到现代临床中,很多人其实并不知道肺痿指的是什么病。实际这个疾病在临床上并不少见。

一、肺痿的表现、病因、与肺痈的鉴别

【原文】

问曰:热在上焦者,因咳为肺痿。肺痿之病何从得之? 师曰:或从汗出,或从呕吐,或从消渴,小便利数,或从便难,又被快药下利,重亡津液,故得

之。曰：寸口脉数，其人咳，口中反有浊唾涎沫者何？ 师曰：为肺痿之病。若口中辟辟燥，咳即胸中隐隐痛，脉反滑数，此为肺痈，咳唾脓血。脉数虚者为肺痿，数实者为肺痈。

【串讲】

提问道，热邪在上焦，在咳嗽之后出现了肺痿，肺痿病的来路有哪些呢？"因"是"在……之后"的意思，而不是"因为"的意思。

老师回答道，有的是汗出之后，有的是呕吐之后，有的是口渴同时有小便量大、次数多，有的是大便困难而医生使用了峻下药之后，这些都是津液的丢失，因此导致了肺痿病。

提问道，患者脉率快、咳嗽，口中有黏稠的涎液，这是什么病呢？

老师回答道，这就是肺痿病。如果口中干燥严重。参照《素问·平人气象论》："死肾脉来，发如夺索，辟辟如弹石，曰肾死。"《素问·玉机真脏论》："真肾脉至，搏而绝，如指弹石辟辟然，色黑黄不泽，毛折，乃死。""辟辟"是坚硬的意思，"辟辟燥"就是干燥严重的意思。患者还有咳嗽时胸中隐痛、脉滑数，这往往是肺痈。肺痈最典型的表现是咳吐脓血，在咳吐脓血之前表现就是口干、咳嗽、胸痛。这是肺痿和肺痈的鉴别。如果脉数而无力，这是肺痿；如果脉滑数有力，这是肺痈。脉虚应该是至脉细及无力，这样的脉象符合"重亡津液"的情况，津液丢失，血容量减少，脉必然是细而无力的，而且心率是加快的。

【要点延伸】

1. "热在上焦者，因咳为肺痿"的启示：

肺痿之先，往往有咳嗽。

2. "肺痿之病何从得之？ 师曰：或从汗出，或从呕吐，或从消渴，小便利数，或从便难，又被快药下利，重亡津液，故得之"的启示：

张仲景认为"津液丢失是肺痿的基本病机"，"津伤"就是西医学讲的体液丢失。那么"体液丢失"是病因，还是肺痿的临床特征？ 我认为"体液丢失"只是肺痿的临床特征而已。如果汗多津伤，那为什么口中还有涎沫？如果呕吐津伤，那为什么口中还多涎沫？"消渴，小便利数"说明津液未见不足，否则当为消渴、小便不利。"便难，又被快药下利"的津伤为什么口中还多涎沫？"体液丢失"作为病因，于理不通。那"体液丢失"作为临床特征是否合理呢？ 这些情况涉及广泛且没有明显器质性病变表现，应当都是自主神经功能低下才会出现的状况。因此"体液丢失"作为临床特征看待才是合理的。

3. "其人咳，口中反有浊唾涎沫者何？"的启示：

咳而无痰，涎沫是来自口中，而不是从气管里咳出来的痰。

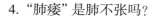

4."肺痿"是肺不张吗？

由于"痿","肺痿"被解释为肺叶痿弱不用的意思,再结合西医学的认识,很多人认为"肺痿"是肺不张,还有认为"肺痿"是肺纤维化的。根据原文中有关内容,我认为以上理解都是不正确的。

5."脉反滑数,此为肺痈"的启示：

"脉数虚者为肺痿,数实者为肺痈"。肺痿是虚证,肺痈是实证。

二、肺痿的治疗

(一)虚寒肺痿诊治

【原文】

肺痿吐涎沫而不咳者,其人不渴,必遗尿,小便数。所以然者,以上虚不能制下故也。此为肺中冷,必眩,多涎唾,甘草干姜汤以温之。若服汤已渴者,属消渴。

甘草干姜汤方

甘草(四两,炙) 干姜(二两,炮)

上㕮咀,以水三升,煮取一升五合,去滓,分温再服。

【串讲】

在肺痿之前,可以有咳嗽,这是上文说的"因咳为肺痿"。本条说的是肺痿吐涎沫,但不咳嗽。结合两条来看,咳嗽在肺痿中是可有可无的症状。患者没有口渴,而有小便失禁和尿频。之所以出现这样的表现,张仲景的解释是"上虚不能制下故也"。"上虚"指肺虚;"不能制下"指不能控制膀胱的排泄。这是一种粗略的解释。"上虚"具体一些讲就是肺虚寒,会见到眼前发黑、口水多。"眩"不是视物旋转的头晕,而是指眼前发黑。治疗使用甘草干姜汤来温化痰涎。如果服完甘草干姜汤出现口渴,就与消渴有关了。

甘草干姜汤中炙甘草四两约60g,炮姜二两约30g,用量都比较大。用600ml水煮到剩余300ml,分两次服。

【要点延伸】

1."肺痿吐涎沫而不咳"的启示：

口咽部位分泌增多是本病的特征。

2."肺痿吐涎沫而不咳者,其人不渴,必遗尿,小便数。所以然者,以上虚不能制下故也。此为肺中冷,必眩,多涎唾"的启示：

虚寒肺痿是以副交感神经兴奋性优势为主的自主神经功能减退。首先这是自主神经功能减退,而在减退当中又是副交感神经占优势。也就是寒热阴阳俱不足,其中以阳虚更明显。

3."若服汤已渴者,属消渴"的启示:

(1)甘草干姜汤可以导致口渴,是由于唾液分泌减少。

(2)消渴病不宜使用甘草干姜汤,否则容易加重口干渴的症状。

(二)虚热肺痿诊治(附方)

附方:

【原文】

《千金》甘草汤

甘草

上一味,以水三升,煮减半,分温三服。

【串讲】

附方中有《千金方》甘草汤,原文没有具体剂量,按照甘草干姜汤的用量,此处的甘草可能也需要用至四两。

甘草汤治疗的应当是虚热肺痿。虚热肺痿是阴阳俱虚,但以阴虚为主。

【要点延伸】

1.一味甘草即可治疗肺痿,提示甘草是治疗肺痿的主要药物。

2.甘草性凉,对虚热肺痿是最佳用药。如果是虚寒,再加上干姜就可以了。

附方:

【原文】

《千金》生姜甘草汤 治肺痿咳唾涎沫不止,咽燥而渴。

生姜(五两) 人参(二两) 甘草(四两) 大枣(十五枚)

上四味,以水七升,煮取三升,分温三服。

【串讲】

附方中还有一个生姜甘草汤,也是治疗肺痿的。其主治的症状是不停地咳唾涎沫,咽干口渴。

生姜甘草汤由四味药组成,生姜五两的量也是比较大的,但晒干后应该没有 30g 炮姜的量大。人参二两,也就是党参约 30g。甘草四两,应该就是生甘草约 60g。大枣十五枚,按照每个大枣 5~10g 算,就是 75~150g。

【要点延伸】

"治肺痿咳唾涎沫不止,咽燥而渴"的启示:

"咽燥而渴"说明有热,这是津伤有热导致的肺痿,也属虚热肺痿。

(三)阴阳两虚肺痿诊治(附方)

【原文】

《外台》炙甘草汤 治肺痿涎唾多,心中温温液液者。方见虚劳。

甘草(四两,炙) 桂枝 生姜(各三两) 麦门冬(半升) 麻仁(半

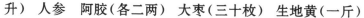

升）　人参　阿胶（各二两）　大枣（三十枚）　生地黄（一斤）

上九味，以酒七升，水八升，先煮八味，取三升，去滓，内胶消尽。温服一升，日三服。

【串讲】

《外台秘要》中记载炙甘草汤能治疗肺痿，有唾涎沫多的表现。"心中温温液液"如何理解？我曾询问南阳的弟子们，但他们也不能明确其所表达的内涵。后来我仔细一想，这是《外台秘要》的内容，不是张仲景的原文，因此这句话的应当不是南阳方言。只能结合临床实践经验去分析，涎唾分泌多的患者，往往伴随轻微恶心的感觉，就是微微往上反的感觉，又不至于到想吐的感觉。所以"心中温温液液"表述了一种难以具体描述的不适，可以理解为轻微的恶心，伴随有轻微的热感。

炙甘草汤的药物组成有炙甘草、肉桂、生姜、麦冬、麻仁、党参、阿胶、大枣和生地黄，药物的用量也是比较大的。除阿胶以外的药物，用 1 400ml 的酒加上 1 600ml 的水来煎煮，最后煎取 600ml，煎煮时间较长，去掉药渣之后，再将阿胶放进药汁中化开，每次服用 200ml，一天三次。

本条是《外台秘要》中记载的炙甘草汤。虚劳病篇的炙甘草汤是引自《千金翼方》。这两者与《伤寒论》中的炙甘草汤的组成是相同的，只在某些药物的剂量上有细微差别。

【要点延伸】

1. 严重虚弱性的自主神经功能紊乱的最佳选方当是炙甘草汤。我在临床上治疗自主神经功能紊乱，经常使用的另一个方子是血府逐瘀汤。该方与血府逐瘀汤的主要区别在于，血府逐瘀汤主治的是实证，其脉有力；而炙甘草汤主治的是虚证，其脉无力。

2. 炙甘草汤所治的是肺痿阴阳两虚的重症。如果治疗轻症时，也可以减量使用炙甘草汤。肺痿，阴阳两虚，一种可能是没有明显的寒、热表现，另一种可能是寒、热的征象都很明显。

【原文】

《千金》桂枝去芍药加皂荚汤　治肺痿吐涎沫。

桂枝　生姜（各三两）　甘草（二两）　大枣（十枚）　皂荚（一枚，去皮子，炙焦）

上五味，以水七升，微微火煮，取三升，分温三服。

【串讲】

《千金方》中记载的桂枝去芍药加皂荚汤，也是治疗肺痿吐涎沫的。

桂枝去芍药加皂荚汤药物组成，肉桂、生姜、生甘草、大枣、皂角。皂角里有籽，外面是光滑的皮，籽和皮之间是皂角肉，使用皂角的时候，将外边光滑的硬皮和其中的籽去掉,然后将剩余的皂角肉焙黄。桂枝去芍药加皂荚汤需要用就文火久煎。

【要点延伸】

1. 桂枝去芍药加皂荚汤所治的是阴阳两虚肺痿的轻症。

2. 为什么用皂角?

20多年前,我偶然读到过一篇文章,其报道了使用皂角治疗小儿疳积、消化不良疗效极好。具体的使用方法是将皂角皮和籽后,焙至焦黄,研成粉末,每次0.1g,每日两次口服。我在临床中予以验证,皂角确实可开胃进食,是治疗消化不良的一味好药。说明皂角能促进消化液分泌,促进胃肠蠕动,保持消化系统的通降功能。肺气也随胃气的通降而顺畅。

在痰饮病篇中还要讲到用皂角治疗咳、喘、痰多的情况。我记得SARS(严重急性呼吸综合征)那一年,有一个慢性支气管炎、肺气肿的患者,他就是气管中痰特别多,用了很多药效果都不是很好,用上皂角后,痰确实逐渐少了,说明皂角确实有祛痰的作用。

三、小结

(一) 肺痿是现代临床上的什么病?

根据该篇涉及的所有临床症状分析,肺痿的临床特征如下:

1. 必见症状:吐涎沫。可以是浊唾涎沫,也可以是清稀涎沫。浊唾涎沫见于虚热性肺痿,是交感神经占优势。清稀涎沫见于虚寒性肺痿,是副交感神经占优势。

2. 或见症状:咳嗽,可有可无。

3. 可见症状:①咽干、口渴,这两个症状往往是与浊唾涎沫联系在一起,属于交感神经占优势。②遗尿、尿频、黑矇,这一组往往与清稀涎沫联系在一起,属于副交感神经占优势。

4. 不见症状:

(1) 无"上气、时时吐浊":呼吸道无异物或狭窄。

(2) 无"喉中水鸡声":呼吸道无痉挛、无狭窄、无黏痰。

(3) 无"吸气困难(肩息)、喘、喘不得卧(眠)、胸闷、烦躁":气管和肺功能正常、无脑部缺氧。

(4) 无"浊唾腥臭、口干、脓血痰、咳即胸痛、寒战、发热":没有呼吸系统化脓性感染。

(5) 无"全身水肿、目如脱状":没有肺心病心衰。

(6) 无"鼻塞、清涕、嗅觉丧失":非感冒、非鼻炎。

(7) 无"咽喉不利":非咽炎。

（8）无"大便稀"：不合并胃肠道感染。

（9）肺痿是现代临床上的以口咽部分泌物增多为主要表现的自主神经功能紊乱，包括交感神经占优势和副交感神经占优势以及两者都不占优势的三种情况。

（二）肺痿用药的特征分析：

1. 无论寒证、热证，甘草均可作为主药应用的启发：甘草是治疗自主神经功能紊乱的专药，可随证配伍应用。甘草的水钠潴留、益气生津作用是治疗津液丢失、气津两伤的最恰当药物。正与原文所讲肺痿是"重亡津液"所致的机制是一致的。

此外，甘草是治疗自主神经功能紊乱的专药，除了虚证以外，还可以用于实证的自主神经功能紊乱。我们治疗自主神经功能紊乱时，使用最多的就是血府逐瘀汤，其中就有甘草。王清任在书中没有详述血府逐瘀汤的方解，但通过分析可知，王清任一定是好好地研究过张仲景的书，绝不是凭空想象出来的组方。

2. 交感神经占优势的虚热证患者，单用生甘草即可，也可用《千金》生姜甘草汤。

3. 副交感神经占优势的寒证患者，以炙甘草为基础，配姜（生姜、干姜）、桂、参、枣、皂角。

第四节　肺　　痈

一、肺痈的表现、病因、预后

【原文】

问曰：病咳逆，脉之何以知此为肺痈？当有脓血，吐之则死，其脉何类？师曰：寸口脉微而数，微则为风，数则为热；微则汗出，数则恶寒。风中于卫，呼气不入；热过于荣，吸而不出。风伤皮毛，热伤血脉。风舍于肺，其人则咳，口干喘满，咽燥不渴，时唾浊沫，时时振寒。热之所过，血为之凝滞，蓄结痈脓，吐如米粥。始萌可救，脓成则死。

【串讲】

提问道，咳嗽严重，如何通过诊脉知道这是肺痈病？肺痈患者应该有脓血，如果患者吐出脓血，提示病情严重，其脉象应该是什么样的呢？老师回答道，寸口脉比较弱，脉率比较快。寸口脉微提示受风邪，脉数提示受热邪。受了风邪就出汗，受了热邪就恶寒。风邪伤卫气，就会出现"呼气不入",能呼气,但吸不进气,即吸气性呼吸困难。热邪伤营气,就会出现"吸而不出",即呼气困难。结合起来,风热伤营卫,就出现呼吸困难。由于营行脉中,卫行脉外,因此风邪伤皮毛,热邪伤血脉。肺合皮毛,风邪进入人体后,停留在肺,就出现了咳嗽。风邪伤肺之后,除咳嗽外,还有口干、喘、胸闷,咽部干燥而不口渴,痰多,寒战等表现。伤于热邪,导致血脉凝滞,即产生血瘀。热邪蓄结日久导致痈疡形成,脓溃后,患者咳吐出像米粥一样稠的脓。肺痈刚开始的时候,尚能治疗;而如果已经成脓,那就比较容易造成死亡了。

【要点延伸】

1. 肺痈的病因是风热,原文为"风中于卫,呼气不入;热过于荣,吸而不出"。因此肺痈的基本治疗原则就是祛风清热。

2. 肺痈的临床表现:咳嗽、口干、胸闷喘促、咽干、不渴、痰稠浊、寒战。原文为"风伤皮毛,热伤血脉。风舍于肺,其人则咳,口干喘满,咽燥不渴,时唾浊沫,时时振寒。热之所过,血为之凝滞,蓄结痈脓,吐如米粥"。我们一般会把肺痈与肺脓疡联系到一起,其实临床中见到有些严重的支气管炎也可以出现上述症状表现。

3. "始萌可救,脓成则死"的启示:

任何疾病,尤其是感染性疾病,以及抵抗力差者,更应该早治疗。因此,我们始终强调未病先防、既病防变。在现代医疗条件下,感染性疾病的死亡率大大下降。听诊、X线诊断、抗生素的应用功不可没。因此也未必出现"脓成则死"。

二、肺痈的治疗

(一)肺痈咳嗽

1. 附方:《千金》苇茎汤

【原文】

《千金》苇茎汤 治咳有微热,烦满,胸中甲错,是为肺痈。

苇茎(二升) 薏苡仁(半升) 桃仁(五十枚) 瓜瓣(半升)

上四味,以水一斗,先煮苇茎得五升,去滓,内诸药,煮取二升。服一升,再服,当吐如脓。

【串讲】

《千金方》记载有苇茎汤,可治疗咳嗽、发热,但发热不甚,胸闷严重,还有"胸中甲错"。如见以上症状,就是肺痈,用《千金》苇茎汤来治疗。实际上,不管是肺痈早期以咳嗽为主时,还是肺痈成脓后,这张方子都很好用。

关于"胸中甲错"的解释很多。我们常说"皮肤甲错",指皮肤干燥如鱼鳞错落一样,那"胸中甲错"的内涵是什么呢? 结合临床实际,在肺痈早期,尚未化脓时,最早见到症状是胸痛,这种胸痛的特点是与呼吸有关,不呼吸时不疼,一呼吸就出现疼痛。这是由于肺部炎症侵犯到胸膜,脏层胸膜和壁层胸膜都有炎症。此处"胸中甲错"的含义就是胸膜因呼吸运动而产生摩擦,胸中有如甲壳并列产生摩擦的感觉。

苇茎汤的组成:芦根二升,薏苡仁半升,桃仁五十枚,瓜瓣半升,瓜瓣就是冬瓜仁。芦根二升大约100g,现在临床上普遍都没有用足此量。薏苡仁半升大约是100g。桃仁五十枚,我称量了一下,大约是13.5g,如果桃仁的个头偏大,五十枚可能有15~20g。冬瓜仁半升大概是50g。

煎煮法:先煮芦根,去掉芦根之后再加入其他药物,取400ml,每次服用200ml。服完以后会吐如脓。

【要点延伸】

(1)"胸中甲错"的临床解读:

反应性胸膜炎导致呼吸时胸膜摩擦疼痛。

(2)"再服,当吐如脓"的启示:

《千金》苇茎汤有提高白细胞吞噬细菌的作用,提示苇茎汤是扶正祛邪的效方。中医外科有"煨脓长肉"的治疗方法,用于疮痈破溃久不愈合,使用黄芪、当归等补气血的药物扶助正气,先让破溃处化脓,化脓后就容易愈合。服药后吐脓,实际上代表着此时使用扶正药物是第一位的,这是治疗肺痈早期的用方。

2. 桔梗汤

【原文】

咳而胸满,振寒,脉数,咽干不渴,时出浊唾腥臭,久久吐脓如米粥者,为肺痈,桔梗汤主之。

桔梗汤方亦治血痹。

桔梗(一两)　甘草(二两)

上二味,以水三升,煮取一升。分温再服,则吐脓血也。

【串讲】

咳嗽,胸闷,寒战,脉数,咽干而口不渴,这都是肺痈的症状。患者还时有咳吐腥臭的稠痰,病程较长,吐浓稠的痰像米粥一样,这是肺痈的特点。治疗使用桔梗汤。桔梗汤也可以治疗血脉闭塞不通。

桔梗药物组成是桔梗一两,生甘草二两。治疗感染性疾病,我们一般都使用生甘草,尤其是化脓性感染。这两味药,用600ml的水,煮到200ml,每次喝100ml。服完药以后患者会吐脓血。这与苇茎汤服后的反应类似,提示桔梗汤也是扶正祛邪的方子,可调动自身的抗病能力。

【要点延伸】

（1）"桔梗汤方亦治血痹"的启发：

桔梗、甘草合用具有很好的活血化瘀作用，可以通血痹。王清任是否受到了此句的启示，而将该方用到了血府逐瘀汤之中？极有可能。

（2）"分温再服，则吐脓血也"的启发：

桔梗甘草汤有促进脓肿形成和破溃的作用，是扶正祛邪的效方。

3. 附方：《外台》桔梗白散

【原文】

《外台》桔梗白散　治咳而胸满，振寒，脉数，咽干不渴，时出浊唾腥臭，久久吐脓如米粥者，为肺痈。

桔梗　贝母（各三分）　巴豆（一分，去皮，熬，研如脂）

上三味，为散，强人饮服半钱匕，羸者减之。病在膈上者吐脓血，膈下者泻出。若下多不止，饮冷水一杯则定。

【串讲】

《外台秘要》桔梗白散，原文描述其所治疗的症状与《千金》苇茎汤条文是一样的。

桔梗白散包括桔梗、贝母、巴豆。巴豆去掉皮，"熬"就是炒巴豆使其出油，然后将之研碎。将这三味药制成散剂，强壮的人服用半钱匕，大概是1.5~2g，瘦弱的人减量服用。服完药后，如果病在横膈以上的，会吐脓血；如果病在横膈以下的，会腹泻。巴豆是泻药，如果服完桔梗白散后腹泻不止，就饮冷水一杯，可使腹泻停止。

【要点延伸】

"若下多不止，饮冷水一杯则定"的启示：

冷水可治疗巴豆导致的腹泻。原理需要继续研究。

（二）肺痈喘憋

1. 喘不得卧

【原文】

肺痈，喘不得卧，葶苈大枣泻肺汤主之。

葶苈大枣泻肺汤方

葶苈（熬令黄色，捣丸如弹丸大）　大枣（十二枚）

上先以水三升，煮枣取二升，去枣，内葶苈，煮取一升，顿服。

【串讲】

肺痈，因为喘得厉害，不能平躺休息，治疗使用葶苈大枣泻肺汤。将葶苈子炒成黄色，捣碎制成药丸如弹丸大小，相当于咱们现在的9g的药丸。大枣12枚，为60~120g。先煮大枣，取400ml，去掉大枣，再加入葶苈子，煮取 200ml,一次服完。顿服的原因是病情较重。

【要点延伸】

（1）"喘不得卧"的启示：

肺水肿明显,出现换气功能减退。平躺会使回心血量增加,加重肺水肿。

（2）"上先以水三升,煮枣取二升,去枣,内葶苈,煮取一升"的启示：

葶苈子不必煎煮太长时间。葶苈子刚开始煮时,会闻到一股香气,随着煎煮时间延长,香气逐渐消失。这提示葶苈子的有效成分可能在挥发油中,因此煎煮时间不能太长。

2. 喘鸣水肿:附方

【原文】

肺痈,胸满胀,一身面目浮肿,鼻塞清涕出,不闻香臭酸辛,咳逆上气,喘鸣迫塞,葶苈大枣泻肺汤主之。

【串讲】

肺痈,胸胀闷,全身水肿,鼻塞,流清涕,嗅觉减退甚至丧失,还伴随咳嗽、上气,喘息、喉中痰鸣,甚至有呼吸困难,这种情况还是用葶苈大枣泻肺汤治疗。

这里提示我们,一个是肺痈本身引起的胸闷憋气;另外是急性肺心病右心功能不全导致全身肿。那么上述症状是怎么出现的呢?

【要点延伸】

（1）"肺痈,胸满胀,一身面目浮肿,鼻塞清涕出,不闻香臭酸辛,咳逆上气,喘鸣迫塞"的启示：

该条描述为肺部感染性水肿合并肺心病心衰,因鼻部感受风寒加重,与上条互参,该条是肺部炎症性水肿、肺心病心衰,可见葶苈大枣泻肺汤治疗肺部各种程度的炎性水肿均是首选处方。我的临床实践证明,疗效非常可靠。葶苈子通常都被认为峻下逐水的猛药,其实葶苈子是很安全的药。葶苈子用量在 20~40g 是非常安全的。此外,鼻塞、清涕等症状可见于鼻炎,其实葶苈大枣泻肺汤也是治疗鼻炎的好方子。现代在耳鼻喉专科治疗过敏性鼻炎、急性鼻炎就会用到这个方子。

（2）葶苈大枣泻肺汤对肺部化脓性感染有无治疗作用?

肯定有。因为在没有配合其他药物的情况下,单用葶苈大枣泻肺汤就能治疗肺部感染导致的肺心病,可知其一定有很好的抗感染作用。因此,在临床遇到肺部感染、气管感染、鼻部感染等,可以放心地选用葶苈子。此外,车前子也是一个治疗肺部感染的好药。

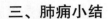

三、肺痈小结

（一）肺痈是现代临床上的什么病？

1. 肺痈的可见症状，通过分析可得，肺痈是呼吸道感染，包括气管与肺的感染，其中最为典型的是肺部化脓性感染，如肺脓疡。具体的临床表现为寒战发热、咳喘、胸闷、浊唾腥臭痰、胸痛、口干、咽干。

2. 此外，也涉及肺心病、心衰，临床表现为喘不得卧、头面一身水肿。

（二）肺痈临床用药特征

1.《千金》苇茎汤（苇茎、薏苡仁、桃仁、冬瓜仁）、桔梗汤（桔梗、生甘草）、桔梗白散（桔梗、贝母、巴豆）、葶苈大枣泻肺汤（葶苈子、大枣）为治疗肺痈的基本方。虽然原文是分开讲的，但在临床实践中可以合用，且临床证明合用效果优良。

2. 临床验证体会，每一味药对肺部感染都有肯定作用，葶苈大枣泻肺汤作用最为强大。

第五节　肺　　胀

一、肺胀轻症诊治

【原文】

肺胀，咳而上气，烦躁而喘，脉浮者，心下有水，小青龙加石膏汤主之。

小青龙加石膏汤方

麻黄　芍药　桂枝　细辛　甘草　干姜（各三两）　五味子　半夏（各半升）　石膏（二两）

上九味，以水一斗，先煮麻黄，去上沫，内诸药，煮取三升。强人服一升，羸者减之，日三服。小儿服四合。

【串讲】

"肺胀"指肺部膨胀，"咳而上气"指气逆咳嗽。肺胀，可以见到咳嗽、气逆、烦躁、喘憋、脉浮，这种情况张仲景认为是心脏以下部位有水饮停留。治疗使用小青龙汤加上石膏。

小青龙加石膏汤的药物组成：麻黄、芍药、肉桂、细辛、甘草、干姜、五味子、半夏、石膏。

麻黄的常规用法就是先煮去上沫，然后再加入其他药物，煮取 600ml，壮实的人每次服用 200ml，瘦弱的人减量服用，一天服药三次。如果是小儿，则每次服用 80ml。

【要点延伸】

1. "咳而上气,烦躁而喘,脉浮者,心下有水"的启示:

"咳而上气"提示气管病,气管病则咳而气逆。咽喉部位病,通常为咽痒咳嗽;而肺病,通常有呼吸困难的表现。因此见到咳嗽无咽痒,有气向上冲的感觉,病灶是在气管。肺病气体交换障碍而喘,氧气不足则脑缺氧而烦躁。"心下有水"实际是潜在的心功能不全。该条所述,实际是肺心病早期表现。肺心病早期患者,可以见到心下剑突部位有跳动,实际上就是右心增大,因此可在上腹部触及右心搏动。而病情继续发展,右心功能不全,体循环淤血,可见水肿的发生。因此古人称之为"心下有水"。

2. "小青龙加石膏汤主之"的启示:

该方是治疗外感风寒所致肺部感染性肺心病早期的代表方。这种情况多见于慢性支气管炎患者,多年的反复咳喘出现肺气肿,进而发展为肺心病。肺胀的确是肺气肿,但是肺痿却不是肺不张。

石膏是为清热而用吗? 非也! 是广谱祛邪(风、寒、热)药。《神农本草经》记载:"石膏,味辛微寒,主中风寒热、心下逆气、惊喘、口干苦焦、不能息,腹中坚痛,除鬼邪。"《医学衷中参西录》也将石膏用于各种原因引起的发热。此外,我通过研究张仲景对每一味中药的使用,发现石膏具有很好的利水作用。如支饮治疗中使用的木防己汤就含有石膏。

二、肺胀重症诊治

【原文】

上气,喘而躁者,属肺胀,欲作风水,发汗则愈。

【串讲】

气管内气逆上冲,呼吸急促,烦躁,这就是肺胀了。如果外感风邪,会导致水肿。遇到这种情况,通过发汗的办法治疗,病可痊愈。

上一条原文所描述的是肺胀的轻症,尚未出现水肿;此条描述的是肺胀的重症,会见到水肿。

【要点延伸】

风水就是呼吸系统感染促发的肺心病心功能不全。

【原文】

咳而上气,此为肺胀,其人喘,目如脱状,脉浮大者,越婢加半夏汤主之。

越婢加半夏汤方

麻黄(六两)　石膏(半斤)　生姜(三两)　大枣(十五枚)　甘草(二两)　半夏(半升)

上六味，以水六升，先煮麻黄，去上沫，内诸药，煮取三升，分温三服。

【串讲】

咳嗽，气管内气逆上冲，这是肺胀。患者呼吸急促，"目如脱状"，脉浮大，使用越婢加半夏汤治疗。"目如脱状"是什么意思呢？之前我们讲过"脚肿如脱"，"脱"是掉下来的意思，"如脱"即好像要掉下来的感觉。当全身水肿时，最易表现在组织疏松的部位，眼部的眼睑以及眼球后的脂肪组织较为疏松，发生水肿时，就有眼球往外突、要掉出来的感觉，说明水肿得很厉害。从临床上看，这就是肺心病心衰时的眼睑水肿。

越婢加半夏汤是一个很有效的方子，药物组成有：麻黄六两约90g，石膏半斤是125g，生姜三两约45g，大枣15枚约为150g，生甘草二两约30g，半夏半升约为40g。学过中药药理的医生都知道甘草有水钠潴留作用，因此在水肿时不敢用甘草。但我通过研究张仲景的药物使用规律，发现张仲景治疗水肿时几乎都用到了甘草。

越婢加半夏汤还是要先煮麻黄去上沫。最终药物分三次服，那么每次麻黄的用量是约30g。

【要点延伸】

1. "麻黄＋石膏"配伍的作用：治疗风寒热邪错杂感染肺系导致的疾病。石膏可以避免麻黄的升高血压的作用，还能制约麻黄增快心率的作用。另外，喘的患者心率快、烦躁，麻黄可兴奋交感神经，是否能使病情加重呢？其实不会，患者喘的原因是肺通换气功能不好，是因为缺氧，而当麻黄改善了肺通换气功能，氧气相对充足时，心率就能降低，烦躁也就消失了。此时麻黄是治本的。因此在使用中药时不能只看药理作用，还要看患者所处的状态。

2. "生姜＋大枣＋甘草"（三元饮）的作用：保护胃肠健康以利机体抵抗力的增强。抵抗力指机体抵抗外邪侵入的能力，也包括对各种外来物质的耐受能力。因此当机体抵抗力增强时，也能一定程度地提高机体抵抗药物不良反应的能力。此时合用麻黄，其不良反应就不会很明显。

3. "半夏"的作用：半夏是治疗呼吸、消化系统的专药，具有化痰、降逆的显著功效。呼吸系统从咽部疾病，呼吸道疾病，到肺组织疾病均能用到半夏；消化系统从食管，到胃，到肠，不论是泄泻或是便秘，都可以用半夏。从我们慈方医学体系的角度来讲，半夏是治疗整个内胚层来源器官疾病的专药，能使这些器官的功能保持正常协调。另外，半夏也有很好的安神作用，神安，脏腑功能就更容易协调了。

三、肺胀小结

（一）肺胀是现代临床的什么疾病？

肺胀的临床表现有咳嗽、上气、喉中水鸡声、喘、烦躁、目如脱状。经过分析基本上可以说，肺胀就是肺心病心功能不全的早期，也可包括晚期，也就是原文中提到的"欲作风水"。

1. 咳嗽上气：指气管疾病。

2. 咳而烦躁：是气管和肺的疾病，也就是脑部处于缺氧状态。

3. 目如脱状但无全身水肿：属于潜在性右心功能不全。如果再严重就会出现全身水肿。

（二）肺胀临床用药特征

1. 第一组必用药：麻黄＋石膏＋半夏。

2. 第二组必用药：甘草＋干姜（或生姜）。

3. 第三组可用药：风寒咳嗽剧烈者可加"芍药＋桂枝＋细辛＋五味子"。

第六节　其他上气病

通过之前的讲解可知，上气是一个症状，是气逆，气往上冲的感觉，可见于肺痈、肺胀中。除了以上提到的情况，上气还可以见于哪些疾病呢？

一、上气肩息（吸气性呼吸困难）

"上气肩息"指有气上冲感，还有抬肩呼吸。"肩息"一般见于吸气性呼吸困难，可见"三凹征"，即吸气时胸骨上窝、锁骨上窝、肋间隙明显出现凹陷。

【原文】

上气，面浮肿，肩息，其脉浮大，不治。又加利，尤甚。

【串讲】

出现气逆，面部水肿，抬肩呼吸，如果脉是浮大的，说明此病难治。如果又出现腹泻，提示病情更加严重。

【要点延伸】

"上气"与"肩息"并见的启示：

呼气容易、吸气困难，是肺实质病变的特征。咳嗽与上气并见，可能只是气管病变。没有咳嗽的吸气困难，是肺实质病变的特征，可见于肺纤维化、肺动脉高压，严重者可致肺心病心衰，出现"面浮肿"；当肺心病心衰，右心功能不全时，会出现胃肠道淤血，可见"腹泻"。

二、上气喉中水鸡声（呼气性呼吸困难）

水鸡即青蛙，水鸡声即青蛙呱呱的叫声，喉中水鸡声即气管中有声如青蛙呱呱的叫声，也就是痰鸣或者是哮鸣声。这种表现一般见于呼气性呼吸困难，由于呼气时气道相对狭窄所导致。

【原文】

咳而上气，喉中水鸡声，射干麻黄汤主之。

射干麻黄汤方

射干（十三枚，一法三两）　麻黄（四两）　生姜（四两）　细辛　紫菀款冬花（各三两）　五味子（半升）　大枣（七枚）　半夏（大者，洗，八枚，一法半升）

上九味，以水一斗二升，先煮麻黄两沸，去上沫，内诸药，煮取三升，分温三服。

【串讲】

咳嗽、气逆，喉中哮鸣如蛙声，用射干麻黄汤主治。

射干麻黄汤的药物组成，射干十三枚，还有另一种剂量描述是射干三两，也就是约45g，麻黄、生姜均用到约60g，细辛、紫菀、款冬花均是45g左右，五味子半升大概合25g。大枣七枚相当于30~70g。半夏，用八个个头比较大的，半夏的剂量也有另一种描述是半升，约合40g。半夏需要"洗"，提示此处使用的应该是鲜半夏，使用时要去表面的黏液。还是需要先煮麻黄去上沫，再放入其他药物，煎至600ml，分三次服。

【要点延伸】

1. "以水一斗二升，先煮麻黄两沸，去上沫，内诸药，煮取三升"的启示：煎煮时间长，可以去半夏之毒。虽然用的是生半夏，但通过煎煮后是安全的。

2. "咳而上气，喉中水鸡声"是现在的什么病？

最多见于哮喘。亦有可能是气管炎或支气管炎。因此，射干麻黄汤就是治疗哮喘和急性支气管炎的好方。

三、上气痰多

【原文】

咳逆上气，时时吐浊，但坐不得眠，皂荚丸主之。

皂荚丸方

皂荚（八两，刮去皮，用酥炙）

上一味，末之，蜜丸梧子大。以枣膏和汤服三丸，日三、夜一服。

【串讲】

咳嗽气逆,痰多,不能平卧睡眠,只能坐着。用皂荚来治疗。我在临床上验证过,皂荚丸治疗痰多,疗效非常好。

用120g的皂荚,将其外层光亮致密的皮刮掉,然后用酥油炙,现在一般是用砂炒成黄色。再研成粉,用蜜制成梧桐子大小的药丸,大概0.2g/丸。用枣熬的膏加上水,每次冲服三丸,一天服用四次,白天三次,晚上一次。

【要点延伸】

"咳逆上气,时时吐浊,但坐不得眠"是现在的什么病?

慢性支气管炎。那么急性支气管炎喉中痰鸣可以用射干麻黄汤,慢性支气管炎仅仅表现痰多就用皂荚丸。其中"不得眠"不要理解成失眠,这种情况是不能用安神药的,治疗咳嗽、痰多,不得眠就好了。

四、上气咽喉不利

【原文】

大逆上气,咽喉不利,止逆下气者,麦门冬汤主之。

麦门冬汤方

麦门冬(七升) 半夏(一升) 人参(二两) 甘草(二两) 粳米(三合) 大枣(十二枚)

上六味,以水一斗二升,煮取六升。温服一升,日三、夜一服。

【串讲】

"大逆上气",有的版本是"火逆上气",可能是在传抄中出现了错误。这里主要是表达气往上顶的感觉,"大逆"应该是指严重的气上逆。"咽喉不利"是此病的突出表现,即咽喉异物感。治疗要"止逆下气",用麦门冬汤主治。

麦门冬七升约630g,如果是630g鲜麦冬,晒干后会剩余一半或者1/3的重量,也有200g以上,一升半夏约80g,人参二两即约30g的党参,粳米三合约50g,大枣十二枚为60~120g。用大概2 400ml的水,煮取1 200ml,每次喝200ml,一天喝四次,也就是还剩余400ml备用。

【要点延伸】

1. "大逆上气,咽喉不利"是现在的什么病? 急性严重咽喉炎。

2. "麦门冬(七升)"的启示:

麦冬的安全剂量范围很大。我们平时所用剂量严重偏小,这可能是没有看到古人所说"效如桴鼓"的原因之一。

3. "半夏(一升)"的启示:

半夏的安全剂量范围很大,古人比我们平时用的剂量要大很多,这可能是我们没有看到古人所说"效如桴鼓"的原因之一。我曾经在临床使用生半夏至 90g，没有出现任何的不良反应，可见其安全性很高，前提是注意煎煮时间要长，至少要 40 分钟以上，或煎到 1 小时。

五、上气小结

（一）上气见于现代临床的什么疾病？

上气从咽喉到肺任何部位的疾病均可见到。上气不是一个病，只是气逆上冲的一个表现而已。

（二）上气临床用药特征

1. 根据具体情况选方是基础。
2. 上气常用药物：半夏、姜、甘草。
3. 根据辨证，灵活加减。

第七节　单纯咳嗽病

一、咳嗽脉浮

【原文】

咳而脉浮者，厚朴麻黄汤主之。

厚朴麻黄汤方

厚朴（五两）　麻黄（四两）　石膏（如鸡子大）　杏仁（半升）　半夏（半升）　干姜（二两）　细辛（二两）　小麦（一升）　五味子（半升）

上九味，以水一斗二升，先煮小麦熟，去滓，内诸药，煮取三升。温服一升，日三服。

【串讲】

咳嗽、脉浮，用厚朴麻黄汤主治。

药物组成中，厚朴五两约为 75g，麻黄四两约为 60g，石膏鸡子大大概为 50~60g，杏仁半升约 55g，半夏半升约 40g，五味子半升约 25g，干姜二两约 30g，另外小麦一升约有 100g。用 2 400ml 的水，先把小麦煮熟，去掉小麦之后再煎其他药物。每次温服 200ml，每日服用三次。

【要点延伸】

1. "先煮小麦熟，去滓，内诸药，煮取三升"的启示：

小麦本身具有扶正、补益作用；另外，煮出的小麦汁液是混悬液，混悬液可以包含更多的药物。就像白虎汤中使用粳米一样，用水煎煮石膏出来的是清液；而用粳米汁液煮，石膏粉末是可以混悬在其中的，药末不容易迅速沉淀。

2. "咳而脉浮者"是现代的什么病？

临床上只有咳嗽没有其他外感症状的疾病可能是什么病？只能是内伤咳嗽。内伤咳嗽又无痰，最多见的是什么病？极有可能是肺癌或过敏性咳嗽或支气管周围炎。因为肺癌早期往往只见到咳嗽，机体正气尚足，所以咳嗽脉浮并见，过敏性咳嗽、支气管周围炎也最多见咳嗽脉浮。根据临床经验，该方对过敏性咳嗽和支气管周围炎确实有效。对治疗肺癌咳嗽效果如何呢？对肺癌早期咳嗽也非常有效。

二、咳嗽脉沉

【原文】

脉沉者，泽漆汤主之。

泽漆汤方

半夏（半升）　紫参（五两，一作紫菀）　泽漆（三斤，以东流水五斗，煮取一斗五升）　生姜（五两）　白前（五两）　甘草　黄芩　人参　桂枝（各三两）

上九味，㕮咀，内泽漆汁中，煮取五升。温服五合，至夜尽。

【串讲】

此条原文承接上条原文，如果是咳嗽，脉沉的，就是用泽漆汤主治。泽漆汤的药物组成有：半夏半升约40g；紫参五两，有的写作紫菀；一斤是250g，泽漆三斤就是750g，用量是相当大的。先用10L的东流水煮泽漆，煮到剩余3 000ml。此外还有生姜五两，白前五两，黄芩、甘草、党参、肉桂各三两。此方最特殊的是泽漆以及其煎煮法。

将其他药物加入煮完泽漆后剩的3 000ml的泽漆汁中，煎至剩余1 000ml，每次温服100ml，也就是1/10的量，到睡觉之前喝完，那就相当于服药10次，也就是频服，这不是常规的服药方式。总而言之，咳嗽肯定是剧烈的，所以才要频服。

【要点延伸】

1. 该条到底讲的是什么病？

此条接上条，仍然是"咳嗽"，不同之处是"脉沉"，临床只见"咳嗽、脉沉"的疾病最大可能是正虚邪实的肺癌。方中所选药物泽漆（辛苦微寒）、紫参（苦辛平）、半夏、人参均有明确治疗肺癌的作用。

2. "泽漆（三斤，以东流水五斗，煮取一斗五升）"的启示：

泽漆，别名五朵云、猫眼草、五凤草。用五斗水（10L）先煎至一斗五升

（3 000ml），说明几个问题：①泽漆剂量必须大；②泽漆有毒，需要久煎减毒。

3. 紫参就是石见穿、小丹参、石打穿。具有治疗癌症的作用。

4. "上九味，咬咀，内泽漆汁中，煮取五升。温服五合，至夜尽"的启示：①药液由3 000ml煎至1 000ml，泽漆的毒性进一步减轻；②温服五合（100ml），需要在一天内分10次服完，此为重剂缓投；③没有指出如此用药后可能出现的其他表现，说明严格按照该方所定药量和用法是非常安全的。

5. 该方祛邪扶正并用，对正虚邪实的肺癌最为对证。

三、咳嗽小结

（一）单纯咳嗽见于什么病？

无痰、无上气、无咽喉不利，说明既不是呼吸系统自主神经功能紊乱，也不是咽喉、气管黏膜炎性疾病。咳嗽无痰最多见于过敏性咳嗽、气管周围炎、肺癌。

（二）咳嗽用药的特征

无论何种原因的单纯咳嗽，均可使用半夏和姜（干姜或生姜）。

第八节　肺痿肺痈咳嗽上气病脉证治病症关系总表（表7）

表7　肺痿肺痈咳嗽上气病脉证治病症关系总表

	肺痿	肺胀	肺痈	上气
咳嗽	+/-	+	+	+
上气		+	+	+
喉中水鸡声				+
吸气困难（肩息）				+
喘		+	+	+
喘不得卧（眠）			+	+
胸闷			+	
烦躁		+		+
浊唾涎沫	+			
浊唾腥臭			+	
时时吐浊				+

续表

	肺痿	肺胀	肺痈	上气
口干			+	
咽干	+		+	
咽喉不利				+
渴	+		−	
全身水肿			+	
目如脱状		+		
鼻塞			+	
清涕			+	
嗅觉丧失			+	
脓血痰			+	
咳即胸痛			+	
遗尿	+			
尿频	+			
眩	+			
寒战			+	
发热			+	
大便稀				+
	呼吸道自主神经功能紊乱	肺心病	呼吸道化脓性感染	

第八讲│奔豚气病脉证治第八

本篇所讲的病是奔豚气病。"奔豚气病"是何病？从临床表现上来讲，大家似乎都能描述此病，且一般都认为此病在临床中少见。但事实并非如此。认为奔豚气病在临床少见的原因是没有正确理解奔豚气是何病。

《金匮要略》的目录编排并不是随意的，在《金匮要略》中，本篇的前一篇是"肺痿肺痈咳嗽上气病"，后一篇是"胸痹心痛短气病"。我认为这种排序方式提示了奔豚气病应当与咳嗽、胸痹之间存在类似之处，具体我们来看原文。

第一节　奔豚的临床表现和病因

【原文】

师曰：病奔豚，有吐脓，有惊怖，有火邪，此四部病，皆从惊发得之。

【串讲】

"师曰：病奔豚"，从后文的"此四部病"可知"病奔豚"应为"病有奔豚"，即"病有奔豚，有吐脓，有惊怖，有火邪，此四部病，皆从惊发得之"。"吐脓"指咳吐脓血，"惊怖"指惊恐，"火邪"指用火熏、烧针、艾灸等治疗方式导致的疾病。奔豚、吐脓、惊怖、火邪这四类病"皆从惊发得之"，对此句的一般解释是奔豚、吐脓、惊怖、火邪这四类病都是由"惊"引起的。这是认为"惊"是病因或诱因，而奔豚、吐脓、惊怖、火邪这四类病是结果。但在这样的理解下，难以解释"惊"如何能引起吐脓、火邪病。实际上"皆从惊发得之"中的"从"是随从、伴随的意思，此句表达的意思是这四种病均有惊恐伴随发生。虽然在张仲景《伤寒杂病论》中类似句式只有本条和下条的"皆从惊恐得之"，没有其他文字表达上的佐证，但是这种理解是符合临床实际的。奔豚病可以引起惊恐，吐脓可以见到惊恐，惊恐病本身就可以见到惊恐的表现，由火邪导致的疾病也容易出现惊恐。按临床实践来讲，"惊"应该是疾病结果或临床表现，而非病因。

【要点延伸】

"此四部病,皆从惊发得之"的启示:

奔豚、吐脓、惊怖、火邪(火熏、艾灸、火针等)不是由"惊"所致,而是都有惊恐症状出现。

【原文】

师曰:奔豚病,从少腹起,上冲咽喉,发作欲死,复还止,皆从惊恐得之。

【串讲】

老师讲解奔豚病的临床表现是有突然出现的痛苦症状从腹股沟部位开始急速向上移动到咽喉部,严重时会有咽喉被扼住的感觉,产生濒死感。患者通常会将这种异常的感觉描述为有一股气上冲,有的是气从少腹起,有的是气从下腹起上冲,有的则是气从心下起向上冲,总而言之,是气上逆的表现。而如果这种感觉仅上冲到胸部,未到达咽喉,则描述为"气上冲胸"。疾病发作时有濒死的感觉,而上冲症状缓解时,濒死感也随之消失。"皆从惊恐得之"指奔豚病发作均伴随有惊恐的表现。

奔豚病在临床上是什么病? 目前多数的解释是癔症,一种精神异常,或自我感觉的异常。但实际上这种情况不少见,且最多见于心内科。

【要点延伸】

1. "从少腹起,上冲咽喉"的启示:

什么从少腹起,上冲咽喉? 由于少腹到咽喉没有气体或消化道食物的快速通路,因此不可能是真实的气体或食物。从少腹到咽喉部位的唯一实物通路就是"髂动脉—腹主动脉—胸主动脉—心脏",这条线路的发作性疾病一定是功能性的、感觉性的疾病,极有可能是支配这部分大血管的自主神经功能突然紊乱或部分相关组织的微循环障碍引起的感觉异常。所以奔豚病的病变部位是在从腹主动脉到心脏的这一部分大动脉上,涉及神经和微循环。

2. "发作欲死,复还止"的启示:

"濒死感"和"可以迅速终止"是奔豚病的发病特点。如果不具备这两个特点,就不是奔豚病,或只能称为"欲作奔豚"。这种发作性感觉性异常的病因有多种可能:

(1)情绪异常导致与这条动脉通路相关的自主神经功能紊乱。

(2)相关的部分微循环障碍,部分微循环障碍迅速恢复后,症状也会迅速改善。

(3)"濒死感"一般与速发血液循环障碍或窒息有关,而引起速发血液循环障碍最为常见的疾病是严重阵发性心律失常。这种情况在心内科是非常常见的。

3. 奔豚可能是现代临床中的什么病？

（1）癔症，这是很多现代医家的认识。

（2）阵发性"髂动脉—腹主动脉—胸主动脉—心脏"相关的自主神经功能紊乱，这是我的认识。

（3）微血管障碍或自主神经功能紊乱导致的严重阵发性心律失常，包括严重阵发性心动过速和严重阵发性心动过缓。这是我的认识，也是我的临床所见。

（4）严重的阵发性心律失常的濒死感几乎都伴随"惊恐"表现。

第二节　奔豚的治疗

一、寒热腹痛奔豚

寒热腹痛奔豚，这样的归纳是为了方便记忆，是指有恶寒、发热、腹痛，又出现了奔豚。

【原文】

奔豚，气上冲胸，腹痛，往来寒热，奔豚汤主之。

奔豚汤方

甘草　芎䓖　当归（各二两）　半夏（四两）　黄芩（二两）　生葛（五两）　芍药（二两）　生姜（四两）　甘李根白皮（一升）

上九味，以水二斗，煮取五升。温服一升，日三夜一服。

【串讲】

奔豚病，有异常感觉从下向上冲到胸部，伴随有腹痛，并有周期性地出现恶寒的感觉，进而发热，再到体温正常。这种情况的奔豚，治疗使用奔豚汤。

"奔豚"在字面上就是奔跑的小猪。如果有农村生活的经历并注意观察就知道，小猪的活动是有特点的，噌地就跑起来，又突然地停下。所以古人给疾病命名的时候就用了"奔豚"这个词，代表其发作的阵发性，突发突止。

奔豚汤的组成，甘草、川芎、当归各二两，半夏四两约合60g，半夏的用量很大，黄芩二两，生葛五两应该是指鲜葛根约合75g，芍药二两，生姜四两，甘李根白皮一升有20~30g。

煎煮法：用水4 000ml，煮到剩余1 000ml，每次喝200ml，按"日三夜一服"的方式服用，每日服四次，还剩余200ml。也存在传抄中出现错误的可能,或为"日三夜二服"。但总之说明奔豚汤的服法是一日多次,不是一日两次,这是其使用的特点。

【要点延伸】

1. 奔豚汤所治疗的奔豚是什么原因导致的?

"寒热往来,腹痛"是奔豚汤所治奔豚的特点,由此可知这是腹部或血管内感染性疾病诱发的奔豚病。临床最多见于胆道感染、感染性心内膜炎。此外,腹部的血管感染,如肠系膜上动脉存在炎症,也可出现往来寒热伴随腹痛。

感染性疾病诱发心律失常在临床并不少见,病毒性感冒都可能引起室性期前收缩。《伤寒论》中"伤寒,心动悸,脉结代,炙甘草汤主之"描述的就是感染引起的心律失常。

2. 甘李根白皮是李子树的根皮,在现代不是常规药材,药房基本上是没有的。根据历代医家的经验,可以用桑白皮、川楝子作为替代品。

3. "日三夜一服"的启示:

连续治疗的必要性。从煎服法中可知,这不是服药一次就可治愈的疾病,需连续服用才能彻底治好。

二、发汗烧针后奔豚

【原文】

发汗后,烧针令其汗,针处被寒,核起而赤者,必发贲豚,气从小腹上至心,灸其核上各一壮,与桂枝加桂汤主之。

桂枝加桂汤方

桂枝(五两)　芍药(三两)　甘草(二两,炙)　生姜(三两)　大枣(十二枚)

上五味,以水七升,微火煮取三升,去滓,温服一升。

【串讲】

发汗之后,又通过烧针的办法来发汗,针眼处受凉,出现针眼发红而皮肤鼓起,见到这种情况就会出现奔豚,此条"贲"的写法上与之前不一样,但与"奔"是同样的意思。发作奔豚的表现是气从小腹部往上冲,直到胸部。治疗首先是在针眼发红鼓起处进行艾灸一壮,灸后再内服桂枝加桂汤。

桂枝加桂汤,是增加肉桂的剂量至五两,约合 75g,这就提示我们肉桂是治疗烧针取汗后奔豚的一个主要药物。用水 1 400ml,微火煮取 600ml,一日服三次。这里需要强调"微火",肉桂是主要药物,小火可以防止肉桂的挥发成分丢失太多,再者小火才能将其煮透。可见古人在煎药方面非常有讲究,当然现在使用的煎药锅是密封的,也不需要担心挥发成分跑掉。

【要点延伸】

1. 为什么"发汗后"容易诱发奔豚?

一般情况下,发汗最常用的药物是麻黄,麻黄可以兴奋交感神经,加快心率,易诱发心律失常,加重奔豚病症。所以,无论是烧针取汗所致的奔豚,还是使用麻黄发汗导致的奔豚,都可以用桂枝加桂汤来纠正。

2. 为什么"针处被寒,核起而赤"?

可能是局部毛细血管敏感性增强,针刺导致局部毛细血管扩张渗出。类似的情况,一个是日常针刺时可观察到,针刺后先是针眼处发白,过一会儿就针刺处周围会变红;二是皮肤划痕症,皮肤在刺激后先变白,后变红而且皮肤鼓起。

3. 为什么要"灸其核上"? 这是预防或治疗奔豚的有效办法,还是仅仅治疗"针处被寒,核起而赤"?

如果"灸其核上各一壮"之后奔豚就好了,那就不需用桂枝加桂汤了。只能推断"灸其核上各一壮"降低了毛细血管的敏感性、促进局部渗出的吸收。但是其否能够防治奔豚不得而知。

4. "桂枝加桂"的启示:

肉桂是治疗奔豚病主药。

三、发汗后奔豚先兆

【原文】

发汗后,脐下悸者,欲作奔豚,茯苓桂枝甘草大枣汤主之。

茯苓桂枝甘草大枣汤方

茯苓(半斤)　甘草(二两,炙)　大枣(十五枚)　桂枝(四两)

上四味,以甘澜水一斗,先煮茯苓,减二升,内诸药,煮取三升,去滓。温服一升,日三服。

【串讲】

发汗法后,出现肚脐以下跳动,感觉气快要从小腹上冲了,用桂枝茯苓甘草大枣汤主治。

茯苓半斤,炙甘草二两,大枣十五枚,肉桂四两,这四味药用甘澜水2 000ml,先煮茯苓,药液减去400ml,再放入其他药物,最后煎至600ml,去药渣,每次温服200ml,一天服用三次。

煎煮法中的"甘澜水",在《伤寒论》中提及其制法:"取水二斗,置大盆内,以杓扬之,水上有珠子五六千颗相逐,取用之"。其中的道理,尚不清楚。

【要点延伸】

1. "脐下悸者,欲作奔豚"的启示:

腹主动脉自主神经功能紊乱是奔豚病的先兆。茯苓桂枝甘草大枣汤是防止奔豚发作的方药。

2. "茯苓(半斤)"的启示:

茯苓是治疗心律失常的好药。我的经验也验证了这个问题。我刚毕业工作时,治疗过一位痢疾患者,我使用白头翁汤将其痢疾治愈,后期又用健脾升清的葛根、茯苓巩固治疗,没想到患者吃药 3 天后反馈其多年的频发室性期前收缩也消失了。自此,我就在临床中使用大量的葛根、茯苓治疗心律失常,疗效显著。

3. "先煮茯苓"的启示:

说明茯苓难以煎透。

4. "日三服"的启示:

需要连续治疗。

5. 茯苓桂枝甘草大枣汤(茯苓、炙甘草、大枣、桂枝)比"桂枝加桂汤少用了"生姜、白芍",是否意味着欲作奔豚就不能使用该两味药? 否! 能用于已经发作的奔豚一定能用于欲发奔豚。

第三节　奔豚的诊治规律

一、患者就诊当时常是未发病的状态,医生难以现场捕捉,因此对客观真相的捕捉需要借助现代诊断工具:动态心电监测。如果疾病发作时没有心电活动异常,可以诊断为自主神经功能异常。

我们病房曾经收治一位夜间晕厥的患者,每次发作,等医生赶到时,患者已经醒过来了,难以找到晕厥的原因。我认为他是心脏病的可能性大,建议行心电监测,连续监测,终于在第三天捕捉到了发病时的心电信息,回放心电监测发现一段长间歇,这就是其晕厥的原因所在。

二、奔豚治疗用药特征

1. 必用甘草:通过其他篇章的学习已知,甘草是调节各种神经功能紊乱的必用药,发挥重要作用,不可将甘草简单理解为"调和诸药"。甘麦大枣汤所治疗的脏躁就是大脑神经功能紊乱,属抑郁的一种。甘草干姜汤可治疗的虚寒肺痿是副交感神经优势性的自主神经功能低下,甘草汤和生姜甘草汤可治疗的虚热肺痿是交感神经优势性的自主神经功能低下,炙甘草汤可治疗的阴阳两虚肺痿也是自主神经功能低下,均属自主神经功能紊乱。

血府逐瘀汤可治疗血瘀实证的自主神经紊乱。

2. 葛根（五两 /75~80g）是奔豚汤中剂量最大的药物,葛根具有很好的改善微循环作用。我们以往学到的葛根的透疹、升清作用实际上就是其改善微循环的体现。

3. 肉桂（五两 /75~80g）是桂枝加桂汤的主药,剂量最大,大剂量的使是安全的。有医家考证桂枝当是肉桂,肉桂具有很好的安神作用,不但对中枢神经系统的功能有调节作用,而且对自主神经功能的紊乱具有很好的治疗作用。如果是失眠患者,辨证有虚火,用一味肉桂煮水喝,就可安神,再如由肉桂和黄连组成的交泰丸就可治疗失眠。

4. 茯苓（半斤 /125g）是茯苓桂枝甘草大枣汤方中用量最大的药物,提示茯苓是治疗奔豚病的主要药物。我曾综合分析《伤寒杂病论》并经临床验证,茯苓具有确切的安神助眠作用,对自主神经功能紊乱具有很好的治疗作用。

三、奔豚病最大可能是各种原因引起的神经和微循环障碍导致的阵发性心动过速或阵发性心动过缓。如果窦房结周围微循环障碍,造成窦房结功能低下时,会出现心动过缓,引起血流动力学障碍,会出现胸闷。

奔豚病是阵发性心动过速或阵发性心动过缓的其他佐证如下:

1. 我在临床中意外发现,并经过 30 年的临床实践验证"葛根 + 茯苓"可以治疗频发室性期前收缩。

2. "炙甘草汤"可治疗室性期前收缩（心动悸、脉结代）。

3. 奔豚病在《金匮要略》中放在《肺痿肺痈咳嗽上气病脉证治第七》和《胸痹心痛短气病脉证治第九》之间,说明是心肺相关的疾病。

4. 治疗奔豚的方药也是治疗心动过速或心动过缓的常用药物。

第九讲 | 胸痹心痛短气病脉证治第九

本篇历来是讲解和学习的重点篇章，其中的处方在临床运用广泛，在心血管疾病的预防和治疗上，具有很好的效果。虽然大家对于此篇的内容相对熟悉，但可能会由于临床经验不足和思考不透彻，对原文中的一些内容容易存在一定的误解，而且对其他脏器组织疾病与胸痹心痛之间的关系并不十分明确，接下来我将进行详细讲解。

第一节　虚实错杂胸痹心痛临床表现与病机

【原文】

师曰：夫脉当取太过、不及、阳微阴弦，即胸痹而痛。所以然者，责其极虚也。今阳虚知在上焦，所以胸痹。心痛者，以其阴弦故也。

【串讲】

"夫脉当取太过不及阳微阴弦即胸痹而痛"一句的解释，历代分歧众多。一般采用的断句方式为"夫脉当取太过不及，阳微阴弦，即胸痹而痛"。而我们的断句方式是"夫脉当取太过、不及、阳微阴弦，即胸痹而痛"，意思是，如果医生摸脉的时候恰好遇到了"太过脉""不及脉""阳微阴弦脉"三种类型中的任何一种，就提示患者容易出现"胸痹而痛"的表现。

在临床上，胸痹不可能只见到一种脉象，而会见到各种脉象，张仲景概括地很详细。弦脉、数脉、紧脉、大脉属于"太过脉"，即超出正常限度的脉。细脉、弱脉、迟脉属于"不及脉"。"阳微阴弦脉"是指寸脉弱而尺脉强，这里的"阳"和"阴"指脉位，寸脉为阳，尺脉为阴。

"所以然者，责其极虚也"，出现这些脉象而有胸痹心痛的原因是什么呢？是由于严重的虚弱。"今阳虚知在上焦所以胸痹心痛者以其阴弦故也"一句，一般断句为"今阳虚知在上焦，所以胸痹心痛者，以其阴弦故也"，而我认为更为合适的断句是"今阳虚知在上焦，所以胸痹。心痛者，以其阴弦故也"，意思是，胸中阳气不足，气机不畅，故见胸闷；而胸痛、心绞痛是由于"阴弦"，这里的"阴弦"还是指脉象的"阴弦"。而对于"阴弦"，一般理解为下焦邪气实。实际上,在"阳微阴弦"中的重点还是上焦阳气虚。

【要点延伸】

1. "胸痹而痛"的启示:

痹≠痛,痹是闭塞不通,胸部的闭塞不通,表现出来就是胸闷。胸痹即指胸闷,"胸痹而痛"即是胸闷痛。胸痹,在现代临床多为心血管疾病导致的心肌缺血。常见的就是心绞痛,心绞痛在临床上有各种各样的表现,有单纯胸闷的,也有胸闷、胸痛并见的,即胸痹而痛。

2. "脉当取太过、不及、阳微阴弦,即胸痹而痛"的启示:

(1)太过脉:见于心脏前后负荷过重的相对性心肌缺血。相对性心肌缺血,是指心脏血管有狭窄,但程度不重,静息状态下尚无心肌缺血的表现,但在过度运动、劳累的情况下,心脏负荷增加,心肌供血相对不足,出现胸闷胸痛,这就是相对性的心肌缺血。前负荷过重是指心肌收缩前承受的负荷重,即心室舒张末期的容量或压力过大,比如左心室血容量增多;而后负荷过重是指心脏收缩时所遇到阻力大,比如主动脉的压力过高。前负荷重,每搏输出量就相对增多,因此见脉大;后负荷重,如果心脏还能克服阻力正常射血的话,表现出来的脉就是有力的,比如高血压患者常见到弦紧有力的脉象。具有以上特点的胸痹患者,临床可见其出现太过脉。

(2)不及脉:心脏前后负荷正常但心脏供血不足。临床可见患者的血容量正常,血压正常,有心肌缺血的表现,这是心脏本身的供血不足,也就是存在冠脉的狭窄。在日常活动中,就存在心肌供血不足,因此有胸痹而痛的表现。此时的心脏,就好比一个人,精力体力不足,普通的日常工作都会使其疲惫不堪。具有以上特点的胸痹患者,临床可见其出现不及脉。

(3)阳微阴弦脉:见于心脏供血不足伴有心脏前负荷过重。此时由于容量负荷重,心脏起始收缩相对无力,但在射血过程中,随着心室血量减少,心室内径减小,心肌收缩力量就相对变强了。这在临床多见于心脏前后负荷均大、心肌供血不足的患者。由于血液有特殊性,不同于水,类似于胶体,因此可将心脏每次搏出的血液当成一段有变化的软橡胶棒,寸脉是这段橡胶棒的头端,反映心脏收缩的初期,而尺脉是这段橡胶棒的尾端,反映心脏收缩的末期。而脉的长短反映出的其实就是一次完整射血所延续的时间。心脏起始收缩无力,见寸脉弱;心脏收缩后期相对有力,见关、尺脉相对有力,这就是"阳微阴弦"。就像爆发力比较差的人跑步,起步比较慢,而跑到一定程度后,随着惯性,速度就逐渐提起来了,也就不觉得有多费劲了。再比如开车,车刚起步时用油会比较多,而且加速慢,一旦跑到一定速度后,稍给点油,提速就很快。

3.“所以然者,责其极虚也”的启示:

绝对的心肌缺血、相对的心肌缺血,是胸痹胸痛的基本病机。心肌缺血,不论是绝对,还是相对,对心脏而言均是虚。

4.“今阳虚知在上焦,所以胸痹。心痛者,以其阴弦故也”的启示:

（1）上焦心阳不足是胸中气血痹阻的根源。

（2）心脏前后负荷过重是心痛的主要原因。

第二节　实证胸痹的临床特征

【原文】

平人无寒热,短气不足以息者,实也。

【串讲】

没有恶寒发热、貌似健康的人,觉得气不够用,似乎难以完成呼吸的全过程,因此呼吸频率增快,呼吸气促,这是实证。“息”指“呼—吸—停”的整个过程。

【要点延伸】

“平人无寒热,短气不足以息”的启示:

平素不像一个患者,其气短、息促是阵发性的,这是冠心病心肌缺血的临床特征之一,一般是在劳累时发作,休息后缓解,持续时间数分钟（3~5分钟左右）。这种情况在临床上比较常见,平素看着挺健康的一个人,从来也没听说过他有什么病史,结果突然心脏病发作猝死了。

第三节　胸痹的治疗

一、心源性无痛胸痹证治

前文提到的“短气不足以息”就属于无痛胸痹。心源性无痛胸痹,这是心脏的病变所致的胸痹,除胸闷外,没有其他表现。

（一）茯苓杏仁甘草汤与橘枳姜汤

【原文】

胸痹,胸中气塞,短气,茯苓杏仁甘草汤主之,橘枳姜汤亦主之。

茯苓杏仁甘草汤方

茯苓（三两）　杏仁（五十个）　甘草（一两）

上三味,以水一斗,煮取五升。温服一升,日三服。不差更服。

橘枳姜汤方

橘皮(一斤)　枳实(三两)　生姜(半斤)

上三味,以水五升,煮取二升,分温再服。

【串讲】

胸闷,憋气,自觉气不够用,治疗使用茯苓杏仁甘草汤,也可用橘枳姜汤来治疗。

茯苓杏仁甘草汤只有三味药,茯苓三两约合 45g,杏仁五十个约 15g,甘草一两约 15g。通过奔豚病篇的学习可知,茯苓具有改善微循环的作用,能用于治疗心律失常。那也能通过改善心脏微循环,减轻心肌缺血而治疗胸痹。茯苓杏仁甘草汤最终煮取 1 000ml,每次温服 200ml,每日服三次,还剩了两次的药量。也就是说,如果病愈,服完三次后可停服,如病尚未愈,再继续服用剩余的药物。

橘枳姜汤也是三味药,橘皮一斤合 250g,枳实三两约合 45g,生姜半斤合 125g。橘枳姜汤煎出的药物是一天的药量,分两次服。

【要点延伸】

1."胸痹,胸中气塞,短气"的启示:

隐匿性心绞痛,多为心肌缺血轻症。还可见于有心肌缺血,同时有糖尿病合并神经病变者,这类患者心绞痛发作时通常感觉不到疼痛,只是觉得胸闷憋气。

2. 茯苓杏仁甘草汤与橘枳姜汤是治疗胸痹轻症的基本方。如果病情较重,加量使用也是可以的。现在临床很少有医家遇到冠心病心绞痛的患者,用这两张方子来治疗。但是张仲景就是这么用的。

(二)薏苡附子散

【原文】

胸痹缓急者,薏苡附子散主之。

薏苡附子散方

薏苡仁(十五两)　大附子(十枚,炮)

上二味,杵为散,服方寸匕,日三服。

【串讲】

"胸痹缓急"在历代都属难解之处,有认为"缓急"是偏正副词,就是急的意思。其实"胸痹缓急"表达的是胸痹是阵发性的,发作与缓解交替,缓与急交替。也就是说,胸闷时轻时重,阵发性发作,可用薏苡附子散主治。

薏苡仁十五两约合 235g。大附子十枚,若炮附子大者(20~30g/ 枚)×10 约合 200~300g。如此看来,薏苡仁(十五两):大附子(十枚,炮)≈

1:1。这两味药是捣成散服用,每次服用一方寸匕约2g,这个量还是很安全的。

【要点延伸】

薏苡附子散"服方寸匕,日三服"的启示:

附子温散寒湿,薏仁淡渗利湿,对寒湿胸痹最为对证,可以作为长期服用药。

二、心源性心痛胸痹证治

(一)栝蒌薤白半夏汤

【原文】

胸痹不得卧,心痛彻背者,栝蒌薤白半夏汤主之。

栝蒌薤白半夏汤方

栝蒌实(一枚)　薤白(三两)　半夏(半斤)　白酒(一斗)

上四味,同煮,取四升。温服一升,日三服。

【串讲】

胸闷,不能平卧,胸痛剧烈,牵掣后背疼痛。用瓜蒌薤白半夏汤主治。原方是瓜蒌一枚、薤白三两、半夏半斤,白酒一斗。瓜蒌的大小差距其实蛮大的,按现在来看,大多数是30~90g,野生的瓜蒌较小一点,差不多30g左右。半夏半斤相当于125g,现在半夏超过10g就得双签字,要想治好病,医生还得冒着超量用药带来的风险。在张仲景时代,白酒就是米酒。现在说的白酒是蒸馏酒,蒸馏酒是宋代以后才出现。

在临床上,本方中常有一个药物易被忽略,那就是白酒。在医院是无法开出白酒的,而且医院也不会用白酒给患者煎药。煎药中特殊的是不用水煎,直接四味药同煮,也就是用2 000ml的酒来煮药。这提示酒的重要性,因为如果用水煎药就可以,那就没必要用白酒。进而可以推测,治疗胸痹心痛的药物有效成分是可以溶于含酒精的溶液中的。煮到剩余四升药液,每次温服200ml,每日三服,如果三服药喝完病未愈,就继续服用剩下的药液。

【要点延伸】

1."胸痹不得卧,心痛彻背"的启示:

这是心肌缺血重症。会是主动脉夹层吗?除非夹层发生在冠脉起始部位导致冠脉缺血,否则不会出现"胸痹不得卧"这样的心功能不全表现,但是主动脉夹层可以出现"心痛彻背"的表现。

2. 瓜蒌薤白半夏汤是治疗心肌缺血心绞痛的确效方。

（二）乌头赤石脂丸

【原文】

心痛彻背，背痛彻心，乌头赤石脂丸主之。

乌头赤石脂丸方

蜀椒（一两。一法二分）　乌头（一分，炮）　附子（半两，炮。一法一分）　干姜（一两。一法一分）　赤石脂（一两。一法二分）

上五味，末之，蜜丸如梧子大。先食服一丸，日三服。不知，稍加服。

【串讲】

"心痛彻背，背痛彻心"所描述的是典型的心绞痛，整个胸背部疼痛，用乌头赤石脂丸主治。这是一个丸药方，在临床上常改为汤药使用。乌头赤石脂丸是餐前服药，一天三次。

【要点延伸】

1. "心痛彻背，背痛彻心"无胸闷的启示：

（1）右心心肌缺血。胸闷明显的心肌缺血，往往是存在左心的问题，而右心的心肌缺血胸闷不明显。

（2）没有胸闷，有严重的胸痛，需要排除是否存在主动脉夹层。

2. 根据其药物组成可知，乌头赤石脂丸是止痛效方。

3. 赤石脂治疗胸痹心痛的机制是什么？

如果没有明显的精神紧张、没有明显的呼吸系统症状、没有吸烟不良嗜好（汉代没有烟），最有可能导致血管损伤的隐形病邪来源应该是胃肠道，赤石脂对胃肠道感染性疾病的肯定疗效（《神农本草经》"味甘平。主黄疸、泄痢、肠澼脓血……"），表明赤石脂保护血管的机制是阻断胃肠源性致病邪气。实际上，瓜蒌薤白半夏汤也是治疗消化道疾病的效方。将之称为心源性胸痹，是由于其肠道病变轻，症状不明显，难以被明确感知到，但来源于胃肠道的病因持续不断地影响到血管，进而导致胸痹的出现。

4. "先食服"的启示：

祛邪则需要药物与病邪充分接触，"饭前空腹服药"是祛除消化道病邪的服药方法。

5. 到底有没有"纯心源性胸痹心痛"？

由于心脏是人体的核心，基本不直接接触任何邪气，所以在没有邪气损伤情况下，心脏不会有动脉狭窄导致的胸痹心痛，因此，不存在"纯心源性胸痹心痛"。之所以有些患者只表现为没有任何其他病变的单纯胸痹心痛，是因为侵入病邪比较"隐袭"，不易被察觉罢了，这类病邪往往来自胃肠道。治疗心源性胸痹的"茯苓杏仁甘草汤、橘枳姜汤、薏苡附子散、瓜蒌薤白半夏汤、乌头赤石脂丸"诸方，以及下面提到的"瓜蒌薤白白酒汤、枳实薤白桂枝汤、人参汤、桂姜枳实汤"诸方,还有附方"九痛丸",无一不是治疗消化道疾病的良方。

三、肺源性胸痹证治

瓜蒌薤白白酒汤

肺源性胸痹,就是肺脏疾病导致的胸痹,其代表方是瓜蒌薤白酒汤。一般只知道瓜蒌薤白白酒汤可以治疗心绞痛,但不知其治疗的是肺源性胸痹。

【原文】

胸痹之病,喘息咳唾,胸背痛,短气,寸口脉沉而迟,关上小紧数,栝蒌薤白白酒汤主之。

栝蒌薤白白酒汤方

栝蒌实(一枚,捣)　薤白(半升)　白酒(七升)

上三味,同煮,取二升,分温再服。

【串讲】

胸痹病,喘促,伴随有咳嗽、咳痰。虽然临床也有心源性哮喘、急性左心衰竭是有粉红色泡沫痰,但这里的"喘息咳唾"描述的应当是呼吸系统的问题。患者还有胸背疼痛、短气,这是典型的胸痹症状,再加上呼吸系统表现,故称此为肺源性的胸痹心痛。寸脉沉迟实际就是"阳脉微"。或可见到关脉细短紧数,紧脉和数脉属于太过脉。无论见到寸脉沉迟,还是见到关脉细短紧数,治疗都可以选用瓜蒌薤白白酒汤。

瓜蒌薤白白酒汤,没有半夏,只是瓜蒌一枚、薤白半升、白酒七升。这三味药物同煮,也就是用1 400ml米酒煎煮瓜蒌和薤白,煮取400ml,分两次温服。

【要点延伸】

1."寸口脉沉而迟,关上小紧数"的启示:

这是"太过与不及"脉象的两种表现。"沉而迟"以阳气不足为主,"小紧数"以阴血不足为主。脉象"迟""数"不同,因此通常不是见于同一个患者,是描述了两类脉象。或者说是不在同一时刻见于同一个人身上。比如,心律不齐的患者,脉时快时慢,摸左脉时是快的,等摸右脉时可能就慢了,这在临床上是可以见到的。再比如易紧张的患者,刚把脉时容易摸到数脉,等过一段时间,患者心情平静下来时,脉率可能就恢复正常了,这种变化反映出这一类患者的心理素质比较差。

2."全瓜蒌"的功效:

清化痰热、润肺化痰、和胃降逆、润肠通便。无论对呼吸系统还是消化系统感染均有确切效果。这是极好的一味药,没有毒,味道也不差,因此平时可作为保健使用。

3. "薤白"的功效:

辛温散寒通阳除湿。无论呼吸系统还是消化系统感染均有确切效果。

4. "瓜蒌 + 薤白"合用:

可除寒热邪气、护肺胃血脉,相合则药性平和,最适合长期使用。既保护了胃肠,同时也保护了血管,可作为保健使用。

5. "寸口脉沉而迟,关上小紧数,栝蒌薤白白酒汤主之"的启示:

无论阳气不足、还是阴血不足,瓜蒌薤白白酒汤均可使用。阳气不足则重用通阳的薤白,阴血不足则重用滋润的全瓜蒌,虚弱则注重使用白酒。如果要预防心脑血管疾病,想延年益寿,我认为这是一张很好的方子。

6. "白酒(七升)"的启示:

没提加水煎,说明瓜蒌薤白白酒汤完全是由米酒煎煮,一方面醇溶性有效成分容易煎出,二是补益作用更好,对于虚实错杂更为合适。白酒就是用米酿造的营养比较充分的酒。

四、肠胃气逆胸痹证治

(一)枳实薤白桂枝汤与人参汤

【原文】

胸痹心中痞,留气结在胸,胸满,胁下逆抢心,枳实薤白桂枝汤主之,人参汤亦主之。

枳实薤白桂枝汤方

枳实(四枚) 厚朴(四两) 薤白(半斤) 桂枝(一两) 栝蒌(一枚,捣)

上五味,以水五升,先煮枳实、厚朴,取二升,去滓,内诸药,煮数沸,分温三服。

人参汤方

人参 甘草 干姜 白术(各三两)

上四味,以水八升,煮取三升。温服一升,日三服。

【串讲】

胸痹病,"心中痞"指胸闷,"留气结在胸"指胸中气滞,"胸满"指胸闷,"胁下逆抢心"是气从胁下向上冲逆,最多见就是胁下胀满、嗳气。这种表现的胸痹病,治疗使用枳实薤白桂枝汤,人参汤也可以使用。

枳实薤白桂枝汤中,枳实四两,厚朴四两,薤白半斤,桂枝一两,瓜蒌一枚。枳实薤白桂枝汤等于瓜蒌、薤白,加上枳实、厚朴,再加肉桂。用1 000ml 水,先煮枳实和厚朴,煎至剩余 400ml,去掉药渣,再放入薤白、肉桂和瓜蒌，煮数沸，一天服用三次。

　　人参汤的组成是人参、甘草、干姜、白术，其实就是理中汤。人参汤的煎煮法是用水 1 600ml 煮至 600ml 升，每次温服 200ml，一天三次。

　　【要点延伸】

　　"胸痹心中痞，留气结在胸，胸满，胁下逆抢心"的启示：

　　消化道疾病胃肠胀满时导致迷走神经兴奋增高性心肌缺血，出现胸痹心痛，即胃肠源性胸痹心痛。这在临床很是常见。此类患者的脉象以迟脉多见。保护胃肠即是保护心脏，前面所讲治疗心源性胸痛与肺源性胸痛的处方，也都有保护胃肠道的作用。

　　（二）桂姜枳实汤

　　【原文】

　　心中痞，诸逆心悬痛，桂枝生姜枳实汤主之。

　　桂姜枳实汤方

　　桂枝　生姜（各三两）　枳实（五枚）

　　上三味，以水六升，煮取三升，分温三服。

　　【串讲】

　　"心中痞"指胸闷，"诸逆"是指上腹胀满、嗳气、咳嗽等，"心悬痛"是指心脏区域有疼痛，还有发空的感觉，治疗使用桂枝生姜枳实汤。我有时会将此方合入其他方中使用，比较少单独使用，如果以胃肠道症状为主，单独用也可以。生姜、桂枝各三两，枳实五枚约合 75g，枳实的用量很大，说明枳实是一个安全无毒的药。

　　【要点延伸】

　　如何保护消化道防治心肌缺血性胸痹心痛？

　　胃肠虚寒或寒湿者，用理中汤、乌头赤石脂丸以及附方九痛丸，宜用硝酸酯类西药，但禁用阿司匹林，这是根据中医辨证来合理使用西药，可避免或减少不良反应。西医治疗冠心病的指南明确提出要使用阿司匹林，但实际上有些冠心病患者确实不适合使用，使用后弊大于利。《柳叶刀》杂志发过一篇文章，在大数据的分析下发现阿司匹林不能够用于所有的心绞痛、心肌缺血的患者，体重基本上接近正常的患者使用后获益最多，体重过低的和特别胖的人用上都没效，而且副作用大。这与我们认识的是部分一致的。我们曾在《中医杂志》专门发过表文章，提出脾胃病患者禁用阿司匹林的观点。胃肠道有病变，尤其是脾胃虚弱、体型偏瘦的患者多见副作用。

　　胃肠气滞用桂姜枳实汤、橘枳姜汤、茯苓杏仁甘草汤；胃肠积热者可用小陷胸汤＋阿司匹林。胃肠寒热错杂者，可以选用所有瓜蒌薤白剂（瓜蒌薤白半夏汤、瓜蒌薤白白酒汤、枳实薤白桂枝汤、薏苡附子散）。

(三) 九痛丸

【原文】

九痛丸　治九种心痛。

附子（三两，炮）　生狼牙（一两，炙香）　巴豆（一两，去皮心，熬，研如脂）　人参　干姜　吴茱萸（各一两）

上六味，末之，炼蜜丸如梧子大。酒下，强人初服三丸，日三服，弱者二丸。兼治卒中恶，腹胀痛，口不能言；又治连年积冷，流注，心胸痛，并冷肿上气，落马坠车血疾等，皆主之。忌口如常法。

【串讲】

本篇九痛丸，用于治疗九种心痛，也就是各种原因导致的心痛。孙思邈讲的九种心痛有：虫心痛、注心痛、风心痛、悸心痛、食心痛、饮心痛、冷心痛、热心痛、去来心痛。虫心痛，寄生虫引起的疼痛，这种心痛实际上往往是心口痛，古人的胸痛、心痛、上腹痛往往是混在一起的，因为确实有时难以分开。悸心痛可能就是心悸、胸痛。食心痛是吃完饭就疼，这可以是心脏病，也可以是胃病。饮心痛，喝完酒以后疼痛。还有冷心痛，就是遇冷心痛。还包括热心痛，遇热就痛。去来心痛，就是发作性疼痛，心肌缺血常表现为发作性的胸痛。

九痛丸中的"生狼牙"是什么呢？有人认为狼牙即狼毒，这是由于在《备急千金要方》卷十三心腹痛门亦载有九痛丸治九种心痛，其方中用生狼毒四两，没有生狼牙，这可能就是传抄中的错误。附子、干姜各二两，用量有差异，其他药物组成和剂量均与此方完全一样。生狼牙：辛、温、有毒，能解毒、清热、消肿，可用于流行性感冒、肺结核、疗疮肿毒、蛇虫咬伤，使用剂量是6~15g，可以水煎服。还有认为狼牙是仙鹤草。目前尚无法确定。

九痛丸的药物研末，制成蜜丸如梧子大，用米酒送服。强壮的人初服三丸，一天服用三次。弱者服用两丸。此方治疗的病证较多，还可治疗突然感受邪气，出现腹胀痛、语言困难，可能就是食物中毒。又能治疗"连年积冷"即长期受凉导致的疾病，"流注"指发生在肌肉深部的转移性多发性脓肿，比如腰部深部的脓肿，可以移动到其他地方，经常是往下走。"冷肿上气"指四肢温度降低并水肿，呼吸困难，往往多见于心衰。"落马坠车血疾"是外伤性瘀血、出血。这些情况九痛丸都可以应用，九痛丸首先可止痛。

【要点延伸】

"九种心痛"的启示：

除生狼牙不能确定为何药以外，九痛丸以热药为主，扶正祛邪并用，可广泛应用于各部位寒凝血瘀等症。

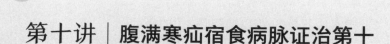

本章节的内容较多,将其分为腹满、寒疝、宿食三部分进行讲解。

第一节　腹满病诊治

一、下焦虚寒腹满的诊断与治疗原则

下焦虚寒腹满的特点是便难、胁痛、腹满。在讲腹满时,一般较少强调下焦虚寒所致的腹满,张仲景在本篇中便提到了。

【原文】

跌阳脉微弦,法当腹满。不满者必便难,两胠疼痛,此虚寒从下上也,当以温药服之。

【串讲】

跌阳脉是足背动脉,在遍诊法的诊疗中,足背动脉是要常规诊查的。如果见到患者足背动脉的搏动是稍微紧一点、有力一点的,一般情况下会存在腹部胀满,这是古人总结的经验。如果跌阳脉微弦而没有腹满,就应该有大便困难、两胁疼痛,这是虚寒是从下向上蔓延所导致的。那该如何治疗呢?用温热药来治疗。

这段文字看似简单,但不易理解其内涵,为何跌阳脉微弦就会有腹满或便难? 如果从中医的角度来讲,跌阳脉是足阳明胃所过之处,反映足阳明胃经的问题,故见消化道问题。从我们慈方医学的纬脉理论来讲,跌阳脉所在的区域是腰 5 纬的支配区域,而腰 5 纬同时也支配消化道中的结肠,因此跌阳脉和结肠属于同纬的组织器官,具有天然的密切关系。

【要点延伸】

1. "法当腹满。不满者必便难,两胠疼痛"的启示:

病情最轻也会表现为大便不畅、两胁胀痛,严重者可有腹胀。这在临床多见于结肠病变。结肠病变会出现大便的异常,或者便稀,或者便干,肠中排泄物增多时,会因胀而痛。从临床上来看,此条描述的就是以便秘为主的结肠病变。

2."此虚寒从下上也,当以温药服之"的启示:

此是下焦虚寒,腑气不通。也就是以便秘为主的结肠病变导致的腑气不通,性质往往属寒,应该服用温通下焦的药物,这是治疗原则,张仲景没有给出方剂。如果选方,可用济川煎、大黄附子汤等。

二、腹满虚实鉴别

【原文】

病者腹满,按之不痛为虚,痛者为实,可下之。舌黄未下者,下之黄自去。

【串讲】

腹部触诊,可通过痛与不痛,来辨别虚实。腹部胀满,若按之疼痛,则为实证。若按之不痛,或者反而舒服,则为虚证。如果是实证,则"可下之",用泻下法治疗。"舌黄未下者",张仲景书中所描述的舌白、舌黄,都指的是舌苔而不是舌质。如果舌苔黄且未用下法,那么只要用泻下通腑的办法,舌苔黄就退下去了。本条提出的鉴别的方法很简单,在临床上很实用,一直沿用至今。

【要点延伸】

1."病者腹满,按之不痛为虚,痛者为实,可下之"的启示:

腹满可用泻下法治疗,虚者补益通下,实者攻里通下。一般原著讲的"下",往往是攻下,就是使用大黄。但在理解时,可将"下"理解成"通",也就是"可通之"。无论是攻里通下,还是补益通下,目的都是通。

2."病者腹满,按之不痛为虚,痛者为实"的内涵:

腹部触诊,按触到的很大一部分是肠管,如果有压痛,一般说明病变主要在肠管管壁,常见于炎症病变。如果腹满,但无明显压痛,甚至是喜揉喜按,这通常不是肠管管壁本身的病变,而可能是肠道动力不足,或者是肠管有轻微的缺血,病变主要在血脉。

3."舌黄未下者,下之黄自去"的启示:

腹满见舌苔黄是使用泻下法的客观依据。中医看病,对于主观症状和客观症状均很重视,这是中医的长项。

三、腹满寒证特点

【原文】

腹满时减,复如故,此为寒,当与温药。

【串讲】

腹满可暂时减轻,但过一段时间便复发如前。这种特点的腹满属寒证,治疗应给予温药。

【要点延伸】

1.饮食过多导致的食积或胃肠道感染,当其逐渐缓解之后,一般就会痊愈,而不会表现出"腹满时减,复如故"的特点。"腹满时减,复如故"体现的是胃肠道功能的减退。造成其功能减退的原因,一则可能是存在神经功能紊乱,当紊乱有所恢复则"腹满时减",而当神经功能紊乱再次出现时则"复如故"。二则可能是与肠道供血的血管有关,当肠道处于缺血状态则腹胀,当肠道供血改善后则肠蠕动恢复,消化吸收功能好转,症状减轻。

2."腹满时减,复如故"表示寒尚不甚,因此治疗无需热药,只需温药。

四、上焦寒实萎黄躁利重证

【原文】

病者痿黄,躁而不渴,胸中寒实,而利不止者死。

【串讲】

患者皮肤萎黄无泽,"痿黄"是指皮肤色黄并缺乏光泽,在临床上可常见于心功能不全的患者,严重消化不良患者,以及病程较久的糖尿病患者等。"躁而不渴"指患者烦躁不安、躁动,但没有口渴,不想喝水,还有可能饮水后有不适。如果见到了这些症状,又有胸中寒实、腹泻,提示病情危重。

本章讲腹满,而此处标明"胸中寒实",这说明造成腹满的原因并非尽在腹部,其他部位病变同样可有腹满的症状。本条所讲的就是胸中病变所致的腹满,也就是心肺病变可以出现腹满。

【要点延伸】

该条所述是现代临床的什么病?

(1)"萎黄"说明皮肤营养不良。糖尿病微循环障碍,皮肤处于营养不良的状态,萎黄就很明显。慢性心功能不全,血液循环差,皮肤也处于营养不良的状态,也会出现萎黄。胃肠道功能差,营养物质吸收障碍,也可出现萎黄。

(2)"躁"说明大脑有轻度缺氧。严重缺氧时,就容易出现嗜睡,再严重则昏迷。

(3)"不渴"说明机体不需要摄入较多的水液,多饮水有可能加重病情。

(4)"胸中寒实"说明病根在胸中,可能伴随胸闷。

(5)"利不止"说明胃肠道血液循环不良导致消化吸收不良或合并感染

性腹泻。胃肠道淤血,食物消化、吸收不良,容易产生腹泻。而且在胃肠道血液循环差时,胃肠道的屏障作用、抵抗力是差的,易遭病邪入侵,亦可产生下利不止。

综合分析,该条所述最大可能是慢性心功能不全,多为右心功能不全,此时出现胃肠道淤血,而多有腹胀的表现,或许这是放在腹满病中讲解的缘故。此外,右心功能不全时,也会引起交感神经的兴奋,血管收缩,造成皮肤等组织器官供血不足而营养不良,出现皮肤萎黄。

五、胁痛恶寒

原文只提到"胁痛恶寒",但根据其所在的篇章,应当是除腹满的表现之外,还伴随胁痛与怕冷。

【原文】

寸口脉弦者,即胁下拘急而痛,其人啬啬恶寒也。

【串讲】

"寸口脉弦"即在桡动脉摸到弦脉,"胁下"指肋弓下,"拘急而痛"指痉挛疼痛,"啬啬恶寒"即阵阵怕冷。在胃肠道感染初期,或轻微的胃肠道感染,会有怕冷、后背不适的感觉,但不一定有发热,或尚未发热。

【要点延伸】

"胁下拘急而痛,其人啬啬恶寒"的启示:

胁下是左胁下? 还是右胁下? 均有可能。左胁下多为急性胃炎,右胁下多为胆系感染,两者均伴随恶寒表现。

六、欠涕热嚏

【原文】

夫中寒家,喜欠,其人清涕出,发热色和者,善嚏。

【串讲】

"中寒家"就是常遇冷而发病的人。比如常年在冰库里工作的人,或者冬天在野外工作的人。"喜欠"指经常打哈欠。"色和"指面色正常。"善嚏"指经常打喷嚏。

【要点延伸】

本条原文所描述的是什么病?

肺气郁闭、风寒外袭的过敏性鼻炎。在治疗过敏性鼻炎时,不能只想着鼻子的问题,很多过敏性鼻炎的患者伴有腹部不适,因此有的人是异味、空气温度刺激而打喷嚏,而有的人则是因为进食了某些东西以后打喷嚏,后一种情况提示胃肠道黏膜屏障可能存在问题。喜欠是肺气郁闭、大脑缺氧的表现。清涕善嚏是过敏性鼻炎的特征。此处的"发热色和"是外寒内热的状态。可见不能将过敏性鼻炎单纯地分为寒、热、虚、实,过敏性鼻炎患者往往处于寒热虚实错杂的状态。

七、下利欲嚏

【原文】

中寒,其人下利,以里虚也,欲嚏不能,此人肚中寒。

【串讲】

受寒后腹泻,这是"里虚",也就是脾胃虚。患者想要打喷嚏却打不出来,这提示"此人肚中寒"即脾肾阳虚,也就是中焦、下焦寒。

【要点延伸】

1. "欲嚏不能,此人肚中寒"的启示:

嚏出于肺,但喷嚏的力量来自腹中,喷嚏动作的完成需要腹肌收缩有力,古人的观察是非常细致的,喷嚏有力说明腹中阳气充盛,欲嚏不能说明腹中阳气虚弱。

2. 过敏性鼻炎喷嚏不响亮是否提示易治?

若整体病情较轻、过敏程度较轻而喷嚏不重,也不伴随腹泻,这种情况治疗比较容易。若过敏较重、合并腹泻而喷嚏不重,甚至是"欲嚏不能",则提示脾肾阳虚、正气不足,治疗就不易。

八、左上腹痞满脐周腹痛

【原文】

夫瘦人绕脐痛,必有风冷。谷气不行,而反下之,其气必冲,不冲者,心下则痞。

【串讲】

患者比较瘦,一般瘦人的胃肠功能不够好,"绕脐痛"就是肚脐周围疼痛,这一般小肠病变。瘦人出现脐周腹痛一定是因为受凉,水谷不能消化吸收。"而反下之"有两种情况,一种是医生用泻下药,还有一种是瘦人消化吸收不良,自己就会有腹泻。"其气必冲"指矢气严重,"冲"不代表向上走,"上冲"才是向上。如果矢气少,则会出现左上腹痞满。这是结肠中产生的气排出不去,积在左半横结肠就会出现腹满,虽然痞满但不伴嗳气,只伴随矢气多。

【要点延伸】

该条描述的是什么病?

急性肠炎。绕脐痛是小肠病变;矢气多是结肠气多;"不冲者,心下则痞"指结肠积气导致的上腹部痞满。

九、腹满的治疗

（一）腹满发热饮食如故

【原文】

病腹满，发热十日，脉浮而数，饮食如故，厚朴七物汤主之。

厚朴七物汤方

厚朴（半斤） 甘草 大黄（各三两） 大枣（十枚） 枳实（五枚） 桂枝（二两） 生姜（五两）

上七味，以水一斗，煮取四升，温服八合，日三服。呕者，加半夏五合；下利去大黄；寒多者，加生姜至半斤。

【串讲】

患者腹胀满，发热十天，脉是浮数的，饮食与之前比没多大变化，治疗时使用厚朴七物汤。

厚朴半斤约合 125g，甘草、大黄都是 45g 左右，大枣十枚合 50~100g，枳实就是现在使用的枳壳，一枚大概 15g 左右，五枚就是 75g 左右。还有桂枝二两 30g、生姜五两 75g。

用 2 000ml 水，煎至剩余 800ml，每次温服 160ml，每日服用三次，一日服完还有剩余，如果病未愈可以第二天继续再服用。

本方后有加减法，如果有呕吐，加半夏五合，也就是 100ml 半夏，即半升半夏约合 40g；如果有腹泻，就去大黄；如果恶寒重，就加生姜至半斤，约合 125g。

【要点延伸】

1. "寒多者，加生姜至半斤"的启示：

说明该条所描述的病情包括"恶寒"症状。

2. 该条描述的是什么病？

"腹满"提示病应可能在腹腔；"发热十日，脉浮而数""寒多者"提示为感染性疾病；"饮食如故"提示胃肠病变不严重；"呕者，加半夏"提示涉及胃部，但不一定是胃本身病变，比如头晕也可导致呕吐；"下利去大黄"提示涉及结肠，但也并不能代表结肠一定有病变，比如紧张时也会想解大便。

综合分析，表明该病变上可涉及胃部引起呕吐，下可涉及肠道引起腹泻，加上腹满、饮食如故，多见于：①消化系统感染性疾病初期；②腹部消化系统外感染性疾病，即感染在肠道外、腹腔内，例如肠系膜淋巴结炎等。

（二）肠鸣腹痛胁满呕吐

【原文】

腹中寒气,雷鸣切痛,胸胁逆满,呕吐,附子粳米汤主之。

附子粳米汤方

附子（一枚,炮）　半夏（半升）　甘草（一两）　大枣（十枚）　粳米（半升）

上五味,以水八升,煮米熟汤成,去滓。温服一升,日三服。

【串讲】

腹中觉得凉,肠鸣严重,腹部刀割样疼痛,胸胁胀满,还有呕吐,遇到这种情况,要使用附子粳米汤来治疗。

附子粳米汤的组成,炮制的附子一枚,一枚大的附子为 20~30g,半夏半升约合 40g,甘草一两约为 15g,大枣十枚,粳米半升合 30~50g。

【要点延伸】

该条描述的是什么疾病?

该条表述的是以胃炎为主的急性胃肠炎。多见于严重急性胃肠炎初期。当胃炎影响到小肠时会出现"雷鸣切痛""胸胁逆满"的表现,进一步发展还会出现腹泻。

（三）腹痛大便不通

【原文】

痛而闭者,厚朴三物汤主之。

厚朴三物汤方

厚朴（八两）　大黄（四两）　枳实（五枚）

上三味,以水一斗二升,先煮二味,取五升,内大黄,煮取三升,温服一升。以利为度。

【串讲】

腹痛且大便不通,治疗使用厚朴三物汤。

厚朴三物汤与小承气汤药物组成相同,只是药物剂量有差别。厚朴八两合 125g,大黄四两约合 60g,枳实五枚大约为 75g。在张仲景书中,如果药物的用量很大,那在药物的用法上一定有特别的方式。用 2 400ml 的水,先煮枳实、厚朴至剩余 1 000ml,然后再加大黄,将 1 000ml 药液再煮到剩余 600ml,这样来看大黄属于相对后下,但从煎煮时间上来看,也不同于现代意义的后下。每次只服用 200ml,并不是将煎出的药汁全部喝完,如果服药后大便通利,剩下的药就不再服用。虽然方子用量大,但并非一次全部服下,这就是"重剂缓投""中病即止"的用药原则。

【要点延伸】

该条描述的是什么疾病?

肠梗阻。用中医的办法治疗肠梗阻,疗效很好。

(四) 持续腹满

【原文】

腹满不减,减不足言,当须下之,宜大承气汤。

大承气汤方

大黄(四两,酒洗) 厚朴(半斤,去皮,炙) 枳实(五枚,炙) 芒硝(三合)

上四味,以水一斗,先煮二物,取五升,去滓,内大黄,煮取二升,内芒硝,更上火微一二沸。分温再服,得下,余勿服。

【串讲】

腹胀持续不减轻,即便减轻也不明显,概括起来就是一个持续性腹胀满,治疗应用下法来治疗,可以用大承气汤。

大承气汤的组成,酒大黄60g,炙厚朴125g,枳实约75g,芒硝约60ml。用2 000ml水先煮枳实、厚朴,煎至剩余1 000ml时去掉药渣,再加入大黄,由1 000ml煎至400ml,再加入芒硝,稍微滚两下就融化了,分成两次温服,"得下,余勿服"与"以利为度"的意思是一样的,如果服药一次大便得通,那剩下的药就不再服了;如果还没好,那可以按照之前的量继续服用。

【要点延伸】

该条描述的是什么病?

有两种可能。一种是低位性肠梗阻,还有一种情况是肠麻痹,也就是麻痹性肠梗阻,可由中毒、低钾等造成。

(五) 心下满痛

【原文】

按之心下满痛者,此为实也,当下之,宜大柴胡汤。

大柴胡汤方

柴胡(半斤) 黄芩(三两) 芍药(三两) 半夏(半升,洗) 枳实(四枚,炙) 大黄(二两) 大枣(十二枚) 生姜(五两)

上八味,以水一斗二升,煮取六升,去滓,再煎。温服一升,日三服。

【串讲】

剑突下胀痛拒按,这是实证,"心下"即剑突下部位,治疗应"下之","下"是祛邪的一种办法,可以选用大柴胡汤治疗。

大柴胡汤的组成,柴胡半斤合125g,现代临床很少用到此量,黄芩三两约合45g,芍药三两约合45g,半夏半升约合40g,汉代枳实为现在使用的枳壳,一枚14~15g,四枚约60g,现在使用的枳实一枚约3g。大黄二两约合30g,大枣十二枚60~120g,生姜五两约合75g。以上八味药,用水2 400ml,

煮取 1 200ml,去掉药渣后再单独浓缩药汁,每次温服 200ml,每日服用三次。这也是现在治疗感染性疾病的常用服药方法。

【要点延伸】

该条描述的是什么疾病?

急性胃炎、胰腺炎。临床证明大柴胡汤治疗急性胃炎、急性胰腺炎疗效确切。

(六)心胸疼痛腹胀痛拒按呕吐

【原文】

心胸中大寒痛,呕不能饮食,腹中寒,上冲皮起,出见有头足,上下痛而不可触近,大建中汤主之。

大建中汤方

蜀椒(二合,去汗)　干姜(四两)　人参(二两)

上三味,以水四升,煮取二升,去滓,内胶饴一升,微火煎取一升半。分温再服,如一炊顷,可饮粥二升,后更服,当一日食糜,温覆之。

【串讲】

患者剑突部位剧烈疼痛、怕冷,呕吐,不能进食,腹中冷,"上冲皮起,出见有头足"是指腹部出现肠形。患者还有腹部广泛的疼痛,疼痛拒按。这种情况用大建中汤来治疗。

大建中汤的药物组成,蜀椒二合,就是川椒 40ml,10~20g,川椒的味道比较重,我体会 10g 以上的川椒水煎液都有些难以下咽,临床使用需要考虑到口味的问题。干姜四两约合 60g,人参二两约合 30g。这三味药用 800ml 水煎至剩余 400ml,药渣去掉后,再加 200ml 饴糖,小火煎取 300ml,分两次温服,间隔做一顿饭的时间,大约半小时,饮用米粥 400ml,之后再喝药,而且要求这一天中不吃其他食物,只能喝熬烂的粥,服药后还需要盖被保暖。

"蜀椒去汗"是指鲜蜀椒炒制。

【要点延伸】

该条描述的是什么病?

高位性肠梗阻。病位在小肠,小肠偏上,所以患者的疼痛部位偏上且涉及范围较广。造成高位性肠梗阻的原因很多,有缺血导致的,或者是由物理性压迫造成的,还有感染导致的。

此外,胰腺癌或胰腺炎患者也以上腹部痛拒按为主要表现,辨证使用大建中汤有效。此外胰腺疾病的治疗,还可根据辨证寒热虚实来选用大柴胡汤、乌梅丸等。

（七）胁下偏痛发热

【原文】

胁下偏痛，发热，其脉紧弦，此寒也，以温药下之，宜大黄附子汤。

大黄附子汤方

大黄（三两）　附子（三枚，炮）　细辛（二两）

上三味，以水五升，煮取二升，分温三服。若强人煮二升半，分温三服。服后如人行四五里，进一服。

【串讲】

一侧胁下疼痛，体温升高，脉弦紧有力，这是有寒邪，可以用大黄附子汤温阳通便。

大黄附子汤的药物组成有大黄、附子、细辛三味药，用 1 000ml 水煎至400ml，分三次温服。如果体质强壮的人，多熬出半升，也是分三次温服。"服后如人行四五里"，服药后半小时左右，再喝一次。

【要点延伸】

该条描述的是什么疾病？

胆道感染性疾病。此条原文没有描述太多的其他症状，如果是胃肠道感染，患者一般会伴随有呕吐、腹胀、腹泻等症。胆道感染性疾病在临床上非常容易误诊，患者可能只是发热，而没有特异性的症状表现，病情严重的患者甚至可以很快出现休克，根据症状不容易找到确切的感染部位。但如果仔细查体，应该可以发现右胁下的疼痛。

那么急性胃炎可否使用大黄附子汤？一点问题都没有。因为大黄对于感染性疾病有很好的疗效，无论病毒还是细菌都有效，古人在治疗感染性疾病，如疫病、温病时，必用大黄，比如升降散中就用了大黄。

（八）腹冷肢凉

【原文】

寒气厥逆，赤丸主之。

赤丸方

茯苓（四两）　半夏（四两，洗。一方用桂）　乌头（二两，炮）　细辛（一两，《千金》作人参）

上四味，末之，内真朱为色，炼蜜丸如麻子大。先食酒饮下三丸，日再夜一服；不知，稍增之，以知为度。

【串讲】

腹冷肢凉，用赤丸治疗。"厥逆"即从四肢远端开始向上变冷。

赤丸的组成：茯苓约合 60g，炮制乌头约合 30g，半夏约合 60g，细辛约合15g。"一方用桂"此处是指一方单独加了肉桂，还是指用肉桂炮制半夏，或指一方不用半夏而用肉桂,无法考证。这四味药研成细粉,加上朱砂,药粉的颜色就变为红色,故称"赤丸",制成火麻仁大小的蜜丸。饭前,用白酒将药丸送服,白天服用两次,晚上服用一次,一天三次。"不知"指服药后不觉得症状减轻,那就稍稍增加点量,"以知为度",以症状缓解为度。

【要点延伸】

该条描述的是什么病?

肠系膜动脉缺血。动脉缺血引起消化道微循环障碍。肠道微循环障碍时,肠道温度降低,就会怕冷,即原文提到的"寒气"。当肠道营养吸收不足,代谢能量不足就会出现肢冷。以上症状都是消化道微循环障碍所引起的,微循环障碍的原因相当一部分是肠系膜动脉缺血。临床诊断中,此病很容易被忽略,如果病情进一步发展,就可导致寒疝病。

第二节　寒疝病诊治

此节的学习首先要明确何谓"疝"。"山"就是突出的,即严重、明显的意思。加上"疒"是指一种病,"寒疝"就是寒气非常严重时所致的病。

一、寒疝脉象

【原文】

其脉数而紧乃弦,状如弓弦,按之不移。脉数弦者,当下其寒;脉紧大而迟者,必心下坚;脉大而紧者,阳中有阴,可下之。

【串讲】

脉率较快,脉摸上去紧而有力,甚至如弓弦一般,按上去不移动,这是寒疝病的脉象。如果脉弦数,应攻下寒积之邪。如果脉紧、大、迟,则会出现剑突下疼痛拒按。如果脉大而紧,代表着阳盛体质的人感受了寒邪,此时应当用下法治疗。

这一段讲的是寒疝的脉象与治疗原则。如果临床经验不足,理解起来就困难了。脉数说明有内热,脉弦说明有外寒。内热可由多种原因导致,外寒通常是由外感邪气导致。所以这是外受寒邪、阳气郁闭在内的寒热错杂的状态,所以脉可以有数、紧的情况。"可下之"说明外邪在肠道,也就是胃肠道感受了寒邪。

【要点延伸】

1."脉大"的启示:

体不虚。

2."脉数"的启示：

热内郁。

3."脉紧弦"的启示：

寒邪盛于外，正气强于内。

4.寒疝的病机特点：重寒侵袭腹中、正气充实。

二、脐周痛寒疝

【原文】

腹痛，脉弦而紧，弦则卫气不行，即恶寒，紧则不欲食，邪正相搏，即为寒疝。绕脐痛若发则白汗出，手足厥冷，其脉沉弦者，大乌头煎主之。

乌头煎方

乌头（大者五枚，熬，去皮，不㕮咀）

上以水三升，煮取一升，去滓，内蜜二升，煎令水气尽，取二升。强人服七合，弱人服五合。不差，明日更服，不可一日再服。

【串讲】

寒疝的首要表现是腹痛，患者的脉象是弦紧的。弦脉的机理是"卫气不行"，即卫气郁闭不布，导致的结果就是怕冷。紧脉提示患者会出现不想吃饭。正气和邪气交争就成了寒疝。如果脐周疼痛发作，身上就要汗出如珠了，"白汗"指汗珠。"手足厥冷"指四肢凉，此外还伴随脉沉弦，用大乌头煎主治。大乌头煎是治疗脐周寒疝痛的主方。

大乌头煎的组成："乌头，大者五枚"，一枚乌头大者约5g左右，5枚就是25g，这个量是巨大的，《中华人民共和国药典》规定的乌头用量不能超过3g。这个方子就一味药，如果没有乌头，用附子也可以，但是这里强调的是乌头。先用600ml的水煎煮乌头，煮取200ml，去药渣，然后加蜂蜜400ml，经过煎煮挥发一些水分，剩400ml药液。壮实的人每次服用140ml。体质比较瘦弱的人每次服用100ml。如果喝完了脐周还痛，第二天再服，不可以一天喝两次，一天只能服用一次。虽然五枚乌头的量很大，但若按照原文的服用方法来算，壮实的人一天的服用量约8~9g，体质较弱的人一天的服用剂量约6g左右。这就是重剂缓投。

【要点延伸】

1."卫气不行"的启示：

"卫气不行"即外周血管收缩，因此原文讲"弦则卫气不行"。外周血管收缩，体表温度降低，故见四肢发凉，因此原文讲"弦则卫气不行，即恶寒"。

外周血管收缩与"腹痛"有关。首先，通过《中医诊断学》的学习，我们知道弦脉主痛证，其原理是在疼痛应激的情况下，交感神经兴奋，外周阻力血管收缩,血压升高,故见脉弦而有力,疼痛严重者可出现"白汗出,手足厥冷"。再者,"腹痛"的原因又是什么?心肌缺血会引起胸痹心痛的表现,这个大家很熟悉。而对于胃肠道缺血,大家经常忽视。比如肠系膜动脉栓塞,或肠系膜动脉硬化所致的管腔狭窄,都可造成肠道缺血,肠道也会出现缺血性的疼痛。这是"腹痛""绕脐痛"的原因。而此时机体一定会通过自我调节来保证缺血部位的供血,一是要升高血压,二是要收缩体表血管。这样一来,就能见到体表温度降低,出现怕冷,并且脉象是弦紧的。疼痛初期是脉弦紧、脉沉弦,如果肠系膜动脉持续缺血没有缓解,就会出现脉微欲绝。

2. "紧则不欲食"的启示:

肠道处于缺血状态,功能活动低下,饮食会加重胃肠道负担,因此表现为不思饮食。

3. "邪正相搏,即为寒疝"的启示:

寒疝,是寒邪盛、正气充实的疾病。导致疾病的寒邪就在肠道。外邪的侵袭,是肠道的血管发生病变的重要原因之一。此外,在肠道缺血,血液循环不佳时,又更容易受邪。

4. 寒疝是现代临床的什么病?

腹部缺血性疾病,主要是见于小肠的缺血。此外,也可以见于胃肠痉挛性疾病,比如铅中毒导致的腹痛,其疼痛的程度也很重,也属于寒疝的一种,治疗可使用大乌头煎。

5. "不可一日再服"的启示:

乌头有毒,剂量不可过大。

6. 乌头是祛除寒邪的要药。

三、胁痛腹痛寒疝

上条腹部缺血并不仅仅是在小肠,还有可能是在小肠之外的肠道。

【原文】

寒疝腹中痛,及胁痛里急者,当归生姜羊肉汤主之。

当归生姜羊肉汤方

当归(三两)　生姜(五两)　羊肉(一斤)

上三味,以水八升,煮取三升,温服七合,日三服。若寒多者,加生姜成一斤;痛多而呕者,加橘皮二两、白术一两。加生姜者,亦加水五升,煮取三升二合,服之。

【串讲】

寒疝病,腹痛、胁部疼痛、拘挛,用当归生姜羊肉汤主治。也就是此方不但可以治疗腹中痛,胁痛也可以。

当归生姜羊肉汤的组成：当归三两约合 45g，生姜五两约合 75g，羊肉一斤约合 250g。当归活血、和血、养血的作用非常好，对于血管狭窄性疾病，无论是大血管还是微循环，疗效都很确切。《脾胃论》中讲刺痛用当归，即当归可用于微循环障碍。当归也可改善大血管的狭窄，比如四妙勇安汤中就有当归。总之，当归是保护血管系统的好药，性温，善治寒凝血瘀。另外生姜、羊肉也是温性的。当归生姜羊肉汤是很好的食疗方。

以上三味药，用 1 600ml 的水，煮至 600ml，每次温服 140ml，每日分三次服用。如果寒重，就增加生姜的用量到 250g，说明生姜温中止痛效果很好。如果是疼痛严重，而且还有呕吐，就加陈皮 30g、白术 15g。胸痹篇的橘枳姜汤、人参汤中就有这两味药，心脏供血不足的疼痛可以用陈皮、白术，那么腹部供血不足的疼痛同样可以使用。如果生姜用量增加，则在煎煮时需要再多加水 1 000ml，煮取 640ml。

【要点延伸】

1. 当归生姜羊肉汤对胃肠痉挛、胃肠道缺血均可使用。

2. 腹胁疼痛：胃肠道疾病，包括结肠肝曲、结肠脾曲的痉挛性缺血性疼痛。

四、腹痛肢冷身痛寒疝

【原文】

寒疝腹中痛，逆冷，手足不仁，若身疼痛，灸刺诸药不能治，抵当乌头桂枝汤主之。

乌头桂枝汤方

乌头

上一味，以蜜二斤，煎减半，去滓，以桂枝汤五合解之，得一升后，初服二合，不知，即取三合，又不知，复加至五合。其知者，如醉状，得吐者，为中病。

桂枝汤方

桂枝（三两，去皮） 芍药（三两） 甘草（二两，炙）生姜（三两） 大枣（十二枚）

上五味，锉，以水七升，微火煮取三升，去滓。

【串讲】

寒疝病腹痛，"逆冷"就是从四肢末端往上逐渐发凉。"仁"为中，不偏不倚，代表感觉正常。"不仁"就是感觉不正常，包括感觉过敏、感觉迟钝，疼就属于感觉过敏。"手足不仁"即手足感觉异常。如果身体疼痛，艾灸、针刺、各种药都无效，就用抵当乌头桂枝汤治疗。

在临床上见到最严重的是肠系膜上动脉栓塞，房颤栓子脱落后，将肠系膜动脉堵塞,会出现严重的、不能缓解的腹痛,如同心肌梗死,这是肠道的梗死。

　　乌头桂枝汤实际上就是桂枝汤合大乌头煎。乌头五枚用500g蜜煎至剩余250g。取100ml煎好的桂枝汤药液,与100ml乌头的蜜兑在一起,得到200ml的稀释液,先服40ml,如果服完以后疼痛不缓解,就再用60ml。如果服完后疼痛依旧未能缓解,那就再服100ml。如果服药后脸红,说明有效;如果服药后出现呕吐,要中病即止,药就该停了。桂枝汤已经讲过,此处不再赘述。

　　【要点延伸】

　　1.“初服二合,不知,即取三合,又不知,复加至五合”的启示:

　　使用时应重剂缓投。

　　2.“其知者,如醉状,得吐者,为中病”的启示:

　　这是乌头桂枝汤药后得效与停药的标志。

　　3. 实际使用桂枝汤的剂量小于该方标注的剂量,仅使用了100ml煎出液。

五、上腹卒痛寒疝

　　附方

　　【原文】

　　《外台》柴胡桂枝汤方　治心腹卒中痛者。

　　柴胡（四两）　黄芩　人参　芍药　桂枝　生姜（各一两半）　甘草（一两）　半夏（二合半）　大枣（六枚）

　　上九味,以水六升,煮取三升,温服一升,日三服。

　　【串讲】

　　《外台秘要》记载的柴胡桂枝汤治疗剑突部位突然的疼痛。

　　柴胡桂枝汤的药物组成:柴胡四两约合60g。黄芩、党参、芍药、肉桂、生姜各一两半,芍药一般用白芍。甘草一两即生甘草15g,半夏两合半约20g,还有大枣六枚。

　　以上九味药用水1 200ml,煮至600ml,温服200ml,一天服用三次。

　　【要点延伸】

　　该条所述是现代的什么病?

　　突发的上腹疼痛可能是胃肠道缺血,也有可能是胃肠痉挛。痉挛的疼痛也是持续性疼痛、阵发性加剧。此外,缺血性疼痛的另外一个特点是饭后加重,疼痛持续几分钟,然后迅速缓解,这是缺血性疼痛的特点。持续的疼痛往往是感染,而非缺血。

六、上腹痛腹胀大便不通

附方

【原文】

《外台》走马汤　治中恶心痛腹胀，大便不通。

巴豆（二枚，去皮心，熬）　杏仁（二枚）

上二味，以绵缠，捶令碎，热汤二合，捻取白汁饮之，当下。老小量之。通治飞尸、鬼击病。

【串讲】

《外台秘要》中记载了走马汤，治疗"中恶"、剑突下疼痛、腹胀、大便不通。"中恶"即感受外邪，在此是指进食了被污染的食品。古人描述的"心痛"一般是指剑突部位疼痛，"心下"是指剑突部位以下，"心痛"再往上的部位是"胸痛"，古人的描述还是很精确的。

走马汤的药物组成：两枚巴豆去皮心、焙黄，熬掉油脂，还有杏仁两枚。这两味药用布包起来，将其砸碎，注意不能用手摸，必须是用布包起来砸。用40ml的热水，在热水中将布包的杏仁、巴豆拧出汁，服用捻出的白汁。服完后会出现剧烈的腹泻，根据年龄大小来确定用量多少。

此方还能治"飞尸""鬼击"，这都是什么病呢？

在《诸病源候论·诸尸候》中讲："人身内自有三尸诸虫，与人俱生，而此虫忌血恶，能与鬼灵相通，常接引外邪，为人患害。其发作之状，或沉沉默默，不的知所苦，而无处不恶，或腹痛胀急，或石块踊起，或牵引腰脊，或精神杂错。变状多端，其病大体略同，而有小异，但以一方治之者，故名诸尸也。"

古人认为人体内有三种虫子，一直伴随人体。这其中有一部分是古人的误解。刚出生时，人的肠道中没有菌群，在出生后逐渐建立、形成一个微生物的稳态。古人认为这些虫子对人有害，"鬼灵""鬼神"表述的是看不见、摸不着的真实存在，《黄帝内经》讲："变幻莫测谓之神。"认识到"人身内自有三尸诸虫"，古人是很有智慧的，在人体健康状态下，体内微生物的数量是人体细胞数量的十倍。而当机体与微生物之间的协调关系紊乱时，外邪就容易侵袭致病，这就是所谓的"能与鬼灵相通，常接引外邪，为人患害"。发病的表现，或是沉默寡言，或是身上不舒服，但说不出具体难受的部位。实际上全身都有不适，或腹胀、痛、拘急，或肠形显露，或牵涉腰背疼痛，或精神紊乱。临床见到精神紊乱，要想到不仅是大脑本身的病变可以引起精神改变，其他部位的感染或疾病也会间接引起精神改变，比如胃肠道病变。虽病状多端，但病是大体相同的，都可以一方治之，因此称为"诸尸"。

在《诸病源候论·飞尸候》中讲："飞尸者，发无由渐，忽然而至，若飞走之急疾,故谓之飞尸。其状:心腹刺痛,气息喘急胀满,上冲心胸者是也。"

飞尸病,不知是其从何而来,也并非逐渐发生,突然出现如飞来一样迅速,说来就来,因此称为"飞尸",其表现有:心腹部刺痛,喘息,气短,胀满,自觉气上冲胸。通过其临床表现可知"飞尸"是急性的血管性疾病,很可能是感染引起的急性血栓形成或血管痉挛。

鬼击病在《诸病源候论》也有记载:"鬼击者,谓鬼厉之气击着于人也。得之无渐,卒着,如人以刀矛刺状,胸胁腹内绞急切痛,不可抑按,或即吐血,或鼻中出血,或下血。一名为鬼排,言鬼排触于人也。人有气血虚弱,精魂衰微,忽与鬼排,言鬼排触于人也。人有气血虚弱,精魂衰微,忽与鬼神遇相触突,致为其所排击,轻者困而获免,重者多死。""鬼厉之气"是指很厉害的病邪,这种病邪直接伤人,并非逐渐患病,而是突然侵袭人体,突然发病,就像是用刀扎、用矛刺一样疼,胸胁腹内绞痛、拘急、切痛,疼痛拒按,程度严重。或吐血,或鼻出血,或下血,均属出血性疾病。鬼击病也称为鬼排病,"鬼排触于人"是指有病因侵袭了人体,但是这种病因看不见、摸不着、尚未被认识。虚弱的人体与病邪发生冲突,程度轻者可恢复,程度重者病情危重。就像肾结石痉挛性疼痛还不至于死,属于病情较轻的;胆道梗阻,梗阻解除后也能活;但如果是腹腔缺血,同时合并有严重感染,那就属病情危重,有死亡的风险。

【要点延伸】

综上所述,走马汤就是治疗胃肠源性炎性病邪致病的通用方。有待深入研究。

第三节　宿食病证治

"宿"即停留之意,"食"即饮食,"宿食"指的是饮食积聚。虽然宿食病的内容比较简单,但临床中常有认为宿食病就是吃多了,其实本篇所讲的宿食并不完全如此。

一、宿食脉象

【原文】

脉紧如转索无常者,有宿食也。

【串讲】

如果脉摸上去特别紧,像绳索转动一样,以前的绳索是用麻制成细绳,再将数条细绳拧成一条粗绳索,拉紧了的绳索是很有力的。"紧如转索"就是形容脉弦紧有力。"无常"说明脉时而紧如转索,时而不是这样。脉是有变化的,不是持续的。那么这种情况的脉象,就表明有宿食。实际上单纯凭脉象是不容易判断的,还需要再结合患者的病史,才能够判断是宿食。

这种情况,临床上可能不易见到。我大学时有一次回家,村干部邀我至家中吃饭,他饮酒后出现不适,当时我给他摸脉,就是脉紧如转索,但我当时也不知道要发生什么,结果十几分钟以后,他就开始呕吐。现在回想,这就是个宿食病。

【要点延伸】

1. 宿食的病因:饮食过量伴轻度饮食不洁。如果只是饮食过多,而没有饮食不洁,一般只是感觉撑胀,而不会有宿食病的其他症状。

2. 宿食的病性:脉紧,实证。

二、宿食头痛

【原文】

脉紧,头痛风寒,腹中有宿食不化也。

【串讲】

脉紧,头痛伴随怕风寒,这是"腹中有宿食不化",有食积腹中。实际上,这就是胃肠道感染,感染就会出现头痛、身痛、怕冷等表现,感染是由于饮食过量、不洁所引起的,这个理解起来没有难度。

【要点延伸】

1. 怕风寒:寒邪 + 食积。

2. 如何治疗? 瓜蒂散、大承气汤。

三、上脘宿食

【原文】

宿食在上脘,当吐之,宜瓜蒂散。

瓜蒂散方

瓜蒂(一枚,熬黄)　赤小豆(一分,煮)

上二味,杵为散,以香豉七合煮取汁,和散一钱匕,温服之。不吐者,少加之,以快吐为度而止。

【串讲】

"宿食在上脘"指胃中食积,"当吐之"就是应当用催吐的办法治疗,治疗可以使用瓜蒂散。此处是"宜"瓜蒂散,而非"主之",也就是说宿食不一定全用瓜蒂散,而是可以选用瓜蒂散。

瓜蒂散的组成,焙黄的瓜蒂一枚,煮熟的赤小豆一分,将这两味药捣碎成散。140ml 的淡豆豉约合 90g,煮取汁,加入 3~5g 瓜蒂散,温服。如果服完没有呕吐,那就再加量服用,能赶紧吐出来就可以了。

【要点延伸】

瓜蒂散有催吐作用吗?

亲自品尝,即使在空腹状态下,也没有恶心呕吐的反应,临床使用亦未发现明显的催吐作用。难道瓜蒂散作为催吐剂是千古错传?

(1)瓜蒂味苦,苦味药容易引起恶心呕吐,但临床在使用黄连、龙胆草等苦味药时发现,小量苦味药的致吐作用也不明显,大量时更容易引起恶心呕吐。另外两味药食两用之品,赤小豆和豆豉均无致吐可能。

(2)瓜蒂治疗黄疸型肝炎疗效肯定(吹鼻、内服),现在民间还流传用瓜蒂焙黄研成面吹鼻,吹鼻后鼻流黄水,几天后黄疸可退。另外,现代药理研究和临床观察也都证明瓜蒂治疗黄疸型肝炎确实有效,口服同样有效。提示或许瓜蒂对消化道病毒感染性疾病具有治疗作用,瓜蒂本身有抗感染作用。

(3)瓜蒂散空腹服用之所以无明显致恶心呕吐作用,而对宿食积滞有催吐作用,可能是饮食积滞时其恶心呕吐阈值较低,而饥饿时恶心阈值较高。因此可以说,瓜蒂散本身不是催吐剂,只是宿食患者的状态容易出现呕吐。

四、脉大宿食

【原文】

问曰:人病有宿食,何以别之? 师曰:寸口脉浮而大,按之反涩,尺中亦微而涩,故知有宿食,大承气汤主之。

【串讲】

提问道,如果判断宿食病?

老师回答道,寸口脉浮取大而沉取涩,尺脉也是比较弱、往来不流利,这就是有宿食,治疗使用大承气汤。

完全根据脉象判断宿食的准确性有限,还是要结合和患者的病史来判断。瓜蒂散是治疗宿食在上脘,如果宿食位置偏下,就不适合用吐法了,应该往下导泻,就用大承气汤。

【要点延伸】

1. "寸口脉浮而大,按之反涩,尺中亦微而涩,故知有宿食"的启示:
食积 = 实中夹虚。

2. 大承气汤治疗食积的机制:
芒硝导致肠液迅速增多,枳实、厚朴、大黄促进胃肠蠕动,均对食积的治疗是有益的。此外,关键在于大黄、芒硝、枳实、厚朴均具有很好的抗感染作用。我们讲过,食积是饮食过多伴有饮食不洁,或因为进食过多,出现肠道菌群失调。食积有感染的因素在其中。因此,大承气汤治疗食积的机制不仅是泻下那么简单,否则使用西药乳果糖、果导片就能治疗食积了。

五、脉滑数宿食

【原文】

脉数而滑者,实也,此有宿食,下之愈,宜大承气汤。

【串讲】

脉滑数,提示是实证,这是有宿食,使用下法治疗可愈,可以选用大承气汤。

【要点延伸】

结合之前的条文,脉大、脉紧、脉滑数均为宿食的表现,不能仅根据脉象来判断,还是要结合患者的病史。

六、下利宿食

【原文】

下利不饮食者,有宿食也,当下之,宜大承气汤。

【串讲】

腹泻,不思饮食,这是有宿食,应当使用下法,可以选用大承气汤。腹泻提示存在肠道感染。不思饮食是因为吃多了。

第十一讲｜五脏风寒积聚病脉证并治第十一

五脏风寒积聚病的讲解难度较大。此篇有旋覆花汤和肾着汤两张方子,在临床上使用得比较多,但真正理解其内涵的不多。风寒病是五脏病,积聚病是六腑病,我根据脏腑将原文进行了重新排序,并结合自己的临床经验和理解进行讲解。

第一节　肺

一、肺中风

【原文】

肺中风者,口燥而喘,身运而重,冒而肿胀。

【串讲】

肺受风邪后表现有口干燥而呼吸急促,身体活动时觉得沉重,"身运"指身体活动。患者还有头昏、水肿的表现。"冒"指头昏,就如戴着帽子一般,头脑以清静、清凉为舒适。

【要点延伸】

该条描述的是各种原因引起的肺实质的病变,可表现为喘,由于呼吸急促,而会伴随有口干。当肺的换气功能受到影响,可出现低氧血症,表现为活动无力、头昏。再进一步可发展为肺心病、心衰,出现肿胀的表现。

二、肺中寒

【原文】

肺中寒,吐浊,涕。

【串讲】

肺感受寒邪,可出现痰多、流涕。

【要点延伸】

该条描述的是上呼吸道鼻咽部的寒邪感染。

三、肺死脉

【原文】

肺死藏,浮之虚,按之弱如葱叶,下无根者,死。

【串讲】

"藏"应读 cáng,我们都知道"肺主气",实际上就是肺藏气,而"肺死藏"即肺无气可藏,肺气耗竭。肺气耗竭的脉象是浮取无力;中取无力如葱叶,即芤脉;沉取无脉。"死"说明病情危重。

【要点延伸】

该条描述的情况在现代临床可见于肺源性休克。休克状态下,血容量不足,血压降低,脉压差小,脉就无力。尤其是肺脏本身存在病变,引起通换气功能障碍,机体代谢低下,此时由于二氧化碳潴留,血管扩张,因此脉压差小,很容易出现休克。

第二节　肝

一、肝中风

【原文】

肝中风者,头目膶,两胁痛,行带伛,令人嗜甘。

【串讲】

肝受风邪,会表现为头面部、眼部的不自主抽动,主要是面肌、眼睑痉挛,还有两胁部疼痛,行走时佝偻弯腰,嗜食甜味。

【要点延伸】

该条描述的情况在现代临床主要见于面肌痉挛,以及神经失调性躯体肌肉痉挛,均为神经功能紊乱导致的肌肉异常。

二、肝受寒

【原文】

肝中寒者,两臂不举,舌本燥,喜太息,胸中痛,不得转侧,食则吐而汗出也。

【串讲】

肝受寒邪,可表现为"两臂不举",指双上肢上举无力,这种表现不是肩周炎,肩周炎常为单侧疼痛难以抬举,"舌本燥"是指咽干,患者还有频频太息,胸痛,身体转动困难,进食后欲吐,伴有汗出。

【要点延伸】

该条描述的情况在现代临床主要常见于抑郁症。

三、肝死脉

【原文】

肝死藏,浮之弱,按之如索不来,或曲如蛇行者,死。

【串讲】

"肝死藏"指肝无血藏,肝血耗竭,此处"藏"仍读 cáng。此时的脉象是浮取脉无力,中取的时候几乎摸不到脉,好像停跳一样,或脉弱而脉形弯曲,这种脉可见于高龄有动脉硬化的患者。

【要点延伸】

该条描述的情况在现代临床可见于左心功能衰竭。当左心功能不全的时候,心脏泵血能力弱,脉才是短、细弱无力的。

四、肝着病

【原文】

肝着,其人常欲蹈其胸上,先未苦时,但欲饮热,旋覆花汤主之。

旋覆花汤方

旋覆花(三两) 葱(十四根) 新绛(少许)

上三味,以水三升,煮取一升,顿服之。

【串讲】

"肝着",亦写作"肝著",即肝气滞行,也就是肝郁,肝着的表现有常想让人按压、捶打胸部才觉舒服。"先未苦时,但欲饮热",还没有出现痛苦时,只想喝热水。这是由于寒凝易致气滞,而遇热气机运行则可顺畅一些。见到这种病就用旋覆花汤治疗。

旋覆花汤组成:旋覆花三两约合 45g,葱十四根,新绛少许,新绛就是茜草。这三味药用 600ml 的水煎煮,煎至剩余 200ml,一次性服完。用 600ml 水能煎煮的十四根葱,一定是小葱。

【要点延伸】

1. "肝着"是现代常讲的抑郁症,用旋覆花汤主治,说明旋覆花是治疗"肝郁"的主药,可以解郁,调节神经功能紊乱。咳嗽使用旋覆花也有效的道理,应该也在于它能够作用于咳嗽反射的神经环节。

2. "上三味,以水三升,煮取一升"对"葱十四根"的确切内涵的启发,用 600ml 水能煎煮下,一定是小葱十四根。

第三节　心

一、心中风

【原文】

心中风者，翕翕发热，不能起，心中饥，食即呕吐。

【串讲】

心受风邪，表现为微微发热，"翕"由"合""羽"组成，小鸟张开翅膀就可以散热，合上羽毛热就散不出去了，即热闷在内的感觉。"不能起"即头晕、恶心。"心中饥"指有饥饿、心悸的感觉，并不一定是真的饿了。还有"食即呕吐"，即进食后呕吐。

【要点延伸】

该条描述的情况在现代临床见于胃炎，尤其是急性的、轻微的胃炎。

二、心中寒

【原文】

心中寒者，其人苦病心如啖蒜状，剧者心痛彻背，背痛彻心，譬如蛊注。其脉浮者，自吐乃愈。

【串讲】

心受寒邪，患者最突出的不适是"心如啖蒜状"，即烧心、懊恼，再严重就会出现前心部位到后心部位的疼痛。"譬如蛊注"，类似蛊注病。

蛊注，在《诸病源候论·蛊注候》有记载："注者住也，言其病连滞停住，死又注易旁人也。蛊是聚蛇虫之类，以器皿盛之，令其自相啖食，余有一个存者，为蛊也，而能变化……人中之者，心闷腹痛，其食五脏尽则死。有缓有急，急者仓卒十数日之间便死，缓者延引岁月，游走腹内，常气力羸惫，骨节沉重，发则心腹烦懊而痛，令人所食之物，亦变化为蛊，渐侵食腑脏尽而死，则病流注染着旁人，故谓之蛊注。"

"注"的病变部位相对固定，患者死后可将病传给他人，因此称之为"注"。"蛊"是将蛇虫之类放到一个器皿中，让其自相残杀，剩下最厉害的那个就是"蛊"。而人中蛊，实际上应当是指感染蛔虫、钩虫等寄生虫，导致的病就是"蛊注"，会出现胸闷、腹痛的表现。古人说，如果蛊虫将人的五脏食尽，那人就要死了。如钩虫寄生在十二指肠部位，以人的血液、组织液、肠黏膜为食，长此以往，可以造成严重贫血而危及生命。病情也有缓、有急，病情较缓则生存时间会长一些,虫在腹内游走,人会觉得神疲乏力、骨节沉重,发作时则心中懊恼、疼痛。人进食所吸收的营养物质都被寄生虫消耗了,虫体可以不断繁殖。待虫子将脏腑食尽,人就死了。这个病是能传染的。

蛊注病的临床表现中提到的"心腹烦懊而痛",就类似于"其人苦病心如啖蒜状,剧者心痛彻背,背痛彻心",因此原文说心中寒的表现类似蛊注病,但心中寒并不是蛊注病。心中寒,如果脉象是浮脉,自发呕吐之后可以痊愈。

【要点延伸】

该条描述的情况常见于现代临床的胃炎合并食管炎。在食管黏膜受到胃液刺激时,才会出现烧心的感觉,单纯的胃炎,甚至是出现十二指肠部位炎症的时候,可以有严重的上腹痛,但一般不产生烧心的感觉。

三、心死脉

【原文】

心死藏,浮之实如麻豆,按之益躁疾者,死。

【串讲】

"心死藏"是指心无脉藏,心无脉藏就是指心脏鼓动脉气的力量耗竭了,即心之脉气耗竭。可表现为脉浮取有力,但是是一个短脉,或称为动脉。麻豆类似于蓖麻大小。脉中取数的,脉跳得越来越快。见到以上症状说明病情危重。

【要点延伸】

该条描述的情况常见于现代临床中的心动过速。

四、心脉伤病

【原文】

心伤者,其人劳倦,即头面赤而下重,心中痛而自烦,发热,当脐跳,其脉弦,此为心藏伤所致也。

【串讲】

心脉受病,常在活动疲乏时有面红、下肢沉重、胸痛、烦躁、发热、脐部跳动的表现,脉弦,这是"心藏伤所致",即心所藏血脉受伤造成的。

活动时见到面红、下肢沉重,可能是广泛动脉缺血的表现,脑缺血则反射性引起头面部毛细血管扩张而出现面红;下肢缺血则有间歇性跛行的表现;心肌缺血则有劳力性心绞痛的表现。但是动脉硬化性疾病的临床表现中,不会有发热。那这是一个什么病呢?

【要点延伸】

该条描述的情况在现代临床见于广泛的自身免疫性小动脉炎,其可以有发热的表现，小动脉炎进一步导致组织缺血，则可出现心中痛、下重的表现。由于小动脉的狭窄，外周阻力增高，导致血压升高，就会出现脉弦、当脐跳的表现。脑缺血继发头面毛细血管扩张，就会出现不耐劳倦、面红赤、烦躁。

五、心神伤病

【原文】

邪哭，使魂魄不安者，血气少也；血气少者属于心，心气虚者，其人则畏，合目欲眠，梦远行而精神离散，魂魄妄行。阴气衰者为癫，阳气衰者为狂。

【串讲】

心除了主血脉之外，心还藏神，本条描述的是心神伤之后的表现。"邪哭"是指无故哭泣，莫名其妙地哭，如同中邪一般，人不得安宁，这是血气不足的缘故。进一步讲，这是心血不足、心气不足。心气虚还有其他的表现，如容易恐惧。临床上常有惊悸的患者，一受惊吓就易心悸，也就是我们常说的"心胆气虚"，其实就是心气虚。心气虚的表现还有总是闭着眼睛打盹，常常神疲乏力，做梦长途跋涉，精不养神，这些都是"魂魄妄行"的表现，即言行脱离实际。如果患者阴气"衰"，表现出来的是癫证；如果阳气"衰"，表现出来是狂证。

按照一般的认识，狂应该是阳偏盛，癫则是阴偏盛。解此句的关键就在对于"衰"字的理解上，"衰"就是重（chóng）的意思，一个叠加一个。在《说文·衣部》中，"衰，草雨衣"，作"重叠"讲。"衰"加上草字头就是"蓑"，蓑衣就是用草一层一层地叠加起来制成，雨水可以顺流下去而起到遮雨的作用。这样一来，"阴气衰者为癫，阳气衰者为狂"就与《难经·二十二难》的"重阳则狂，重阴则癫"是一致的。可见此处的关键是对衰字的理解，不是衰弱之意，而是重叠的意思。

【要点延伸】

该条描述的情况常见于现代临床的精神分裂症。

第四节 脾

一、脾中风

【原文】

脾中风者，翕翕发热，形如醉人，腹中烦重，皮目瞤瞤而短气。

【串讲】

脾受风邪,可表现为"翕翕发热,形如醉人",即如醉酒一样地发热、面红。"腹中烦重"即腹内严重不适,"皮目眴眴"即肌束震颤,还有气短的表现。

【要点延伸】

该条描述的可能是现代临床的腹部感染性疾病,可以出现发热、面红、腹中不适,并且合并心肌损伤(短气)和神经损伤(肌束震颤)。

二、脾死脉

【原文】

脾死藏,浮之大坚,按之如覆杯,洁洁状如摇者,死。

【串讲】

"脾死藏"即脾无营藏、脾营耗竭,所表现出的脉象就是"浮之大坚"即浮取脉大坚硬,而"按之如覆杯,洁洁状如摇"即脉中取中空有力,类似于革脉。"如覆杯"就是像杯子倒过来一样,上面硬而下边空,"摇"就是不稳定的意思。

【要点延伸】

该条描述的情况常见于现代临床的慢性严重贫血,红细胞减少时,此时的心脏搏动代偿性增强,搏动是有力的,脉的搏动也有力,即脉大坚。当然,如果此时伴有心脏病变,脉可能是无力的,但单纯的红细胞减少时,脉是可以很有力的。

血液稀释时,血液韧性降低,可表现为中取中空感。血液中的红细胞越多,血管的韧性越好,脉摸上去是充实的感觉;而如果血液中没有太多红细胞,此时的脉是中空的感觉。韧性的高低主要是血液中红细胞多少的反映。如果是一个动脉硬化、长期贫血的患者,随着心脏收缩力量的加大,持续时间的延长,而导致动脉肌层逐渐代偿性肥厚,那脉就变硬了。

三、脾约病

【原文】

跌阳脉浮而涩,浮则胃气强,涩则小便数,浮涩相搏,大便则坚,其脾为约,麻子仁丸主之。

麻子仁丸方

麻子仁(二升)　芍药(半斤)　枳实(一斤)　大黄(一斤)　厚朴(一尺)　杏仁(一升)

上六味,末之,炼蜜和丸梧子大。饮服十丸,日三,以知为度。

【串讲】

趺阳脉就是足背动脉,脉浮且涩,浮反映胃气比较强盛,脉涩反映小便频多。浮脉与涩脉同时出现,大便会是干硬的,这是脾的运化功能受到了限制,也就是脾不藏营而致小便量多。用麻子仁丸主治。

麻子仁丸中有麻子仁二升(约 260g)、芍药半斤、枳实一斤、大黄一斤、厚朴一尺、杏仁一升(约 112g)。将以上六味药研成末,炼蜜和丸,药丸如梧桐子大小,相当于黄豆大小,每次饮服十丸,约合 10g,每日服药三次。"以知为度",即以大便干硬消失、小便量多减少为停药的标准。

【要点延伸】

1. 该条描述的情况,在现代临床除见于习惯性便秘,还见于糖尿病肠病便秘,多见大便干硬,血糖升高则小便频多,血容量多则脉浮,血管狭窄血液黏稠则涩。糖尿病肠病除了以便秘为主的,还会出现腹泻,或者腹泻与便秘交替的症状。

2. 麻子仁丸治疗糖尿病便秘有大量的临床报告。

第五节　肾

"肾"这一节的内容比较简单,没有"肾中风"和"肾中寒"。在《中医基础理论》中也讲"肾无实证",就是说肾脏不受邪,主要是虚证,此篇没有"肾中风""肾中寒"的原因在此,还是在传抄过程中有内容的丢失,这不得而知。

一、肾死脉

【原文】

肾死藏,浮之坚,按之乱如转丸,益下入尺中者,死。

【串讲】

"肾死藏"就是肾无精藏、肾精耗竭,浮取是脉坚硬,中取是滑脉,"乱"提示脉的节律不整,"益下入尺中"是指寸脉弱、尺脉强,下边强、上边弱,如果出现以上表现,则属病重。

【要点延伸】

1. 该条描述的情况可见于现代临床的高血压心律失常(脉浮坚,按之乱如转丸)。

2. "益下入尺中"的启示:

寸脉弱提示心脏初始收缩无力、心脏状态差。高血压早期可使心功能代偿性增强,而长期高血压则会导致心功能逐渐衰弱,心功能逐渐下降,严重时可以"死"。尺脉强提示心肌在收缩后期是有力的。由于高血压,心脏扩大,射血时的前负荷比较重,心脏短时间内无法泵出那么多血液,但随着收缩时间延长,血液泵出一部分后,心肌的收缩力也就逐渐增强了,故见后期有力。寸脉的脉象提示的是收缩初期的信息,尺脉往往提示的是心脏收缩后期的信息。寸脉弱、尺脉强的脉象,往往是高血压心功能变差时的表现。比如,已经吹大的气球是有回缩力的,当吹得超过某个度,体积过大时,一开始放气回缩时是没力的,但是当回缩到一定程度的时候,力量就达到最大了,里边的气迅速就排空了。

二、肾着病

很多医家用肾着汤治疗腰腿疼有较好的疗效,故认为肾着病是普通的腰腿痛,其实没有那么简单。

【原文】

肾着之病,其人身体重,腰中冷,如坐水中,形如水状,反不渴,小便自利,饮食如故。病属下焦,身劳汗出,衣里冷湿,久久得之。腰以下冷痛,腹重如带五千钱,甘姜苓术汤主之。

甘草干姜茯苓白术汤方

甘草　白术(各二两)　干姜　茯苓(各四两)

上四味,以水五升,煮取三升。分温三服,腰中即温。

【串讲】

"肾着"即肾气滞行、水湿内停,肾着病的患者感觉身体非常沉重,"腰中冷,如坐水中",指腰有凉感,就好像坐在水中。"形如水状"则指患者形体的局部有肿胀,并且"如"字提示应该是非可凹性水肿。患者口不渴,小便量是正常的,饮食不受影响。张仲景说这是病位在下焦,并判断得病的原因是,患者稍微劳累就出汗,里衣湿冷,这样的情况日久而形成肾着病。患者觉得腰腹以下冷、痛,而且格外沉重,甘姜苓术汤是治疗的专方。

甘姜苓术汤就四味药,甘草、白术、干姜、茯苓,干姜和茯苓是主要药物,用量四两约合 60g,一般干姜我们很少用 60g,但是治疗这种患者就要足量使用,我临床中发现干姜用到 30g 就已经很有效了。服药后自觉腰中开始热了,之所以能热起来,主要是干姜的作用。

【要点延伸】

现代临床中,该条描述的情况可见于甲状腺疾病中,甲状腺功能亢进(简称甲亢),可表现为长期多汗、衣服湿冷。患病日久,甲状腺功能亢进变成了甲状腺功能减退,出现非可凹性水肿、腰腹、腰腿冷痛沉重。甲状腺功能减退中有很大一部分是甲亢逐渐转化来的,这是一个演变过程,因此说"久久得之"。我们临床证明甘姜苓术汤治疗甲减确切有效。这类疾病多由自身免疫功能紊乱引起,与肾上腺功能减退有关,临床还可以加用菟丝子、桑寄生、紫河车、僵蚕等调节免疫的药,可以改善人体免疫的状态,达到自稳态。僵蚕有类皮质醇的作用,且没有糖皮质激素的副作用。

第六节　三　　焦

一、三焦竭

【原文】

问曰:三焦竭部,上焦竭善噫,何谓也? 师曰:上焦受中焦气未和,不能消谷,故能噫耳。下焦竭即遗溺失便,其气不和不能自禁制,不须治,久则愈。

【串讲】

提问道,三焦气衰类疾病中,上焦衰竭常表现为频频嗳气,这是为什么呢?

老师回答道,上焦使中焦受气不足,消化不良所以出现嗳气,我们见到胃炎患者时会问有没有嗳气? 这是必须要问的。而下焦气衰则大小便失禁,下焦气乱导致大小便不能自控。不是必须服药调理,而是可逐渐自愈,当然是在饮食调理、生活方式调整的基础上,不要使其更加耗竭,并不是不干预,这里指的是不需要吃药。

【要点延伸】

1. "上焦竭"是指严重的心肺疾病导致的胃肠功能紊乱。比如右心衰竭的时候,就会出现胃肠道淤血,这就是上焦、中焦不和,可以出现嗳气。

2. "下焦竭"是指严重的肛门及膀胱功能异常。

3. "下焦气不和"是指肛门及膀胱神经功能紊乱。

二、六腑寒热病状

【原文】

师曰:热在上焦者,因咳为肺痿;热在中焦者,则为坚;热在下焦者,则尿血,亦令淋秘不通。大肠有寒者,多鹜溏,有热者,便肠垢。小肠有寒者,其人下重便血,有热者,必痔。

【串讲】

老师道,热邪侵犯上焦就容易出现咳嗽,进一步导致肺痿。热在中焦导致大便干硬。热在下焦则导致尿血、尿痛、尿闭不通。寒在大肠则大便稀,热在大肠则大便白脓,"肠垢"就是大便有黏冻一样的东西。寒在小肠则出现里急后重、便血,热在小肠则会患痔疮。

【要点延伸】

1. "热在上焦者,因咳为肺痿"的启示:

热邪导致肺病咳嗽,日久导致呼吸系统神经功能紊乱。详细讲解可以参考肺痿病篇。

2. "热在中焦者,则为坚"的启示:

多见于中焦热盛的糖尿病肠病便秘,治疗可使用麻子仁丸。

3. "热在下焦者,则尿血,亦令淋秘不通"的启示:

泌尿系热邪感染导致尿血、尿痛、尿闭。

4. "大肠有寒者,多鹜溏,有热者,便肠垢"的启示:

寒邪所致大肠病变,水液吸收减少导致腹泻;热邪所致结肠直肠炎,可造成肠黏膜脱落。

5. "小肠有寒者,其人下重便血,有热者必痔"的启示:

小肠寒邪感染出现里急后重、便血,小肠热邪感染导致门静脉炎,继而有可能影响到痔静脉,引起痔疮(痔静脉曲张)。

第七节 积 聚

积病、聚病、𪊺气病

【原文】

问曰:病有积、有聚、有𪊺气,何谓也? 师曰:积者,脏病也,终不移;聚者,腑病也,发作有时,展转痛移,为可治;𪊺气者,胁下痛,按之则愈,复发,为𪊺气。诸积大法:脉来细而附骨者,乃积也。寸口,积在胸中;微出寸口,积在喉中;关上,积在脐旁;上关上,积在心下;微下关,积在少腹。尺中,积在气冲;脉出左,积在左;脉出右,积在右;脉两出,积在中央,各以其部处之。

【串讲】

提问道,有积病、聚病、𪊺气病,"𪊺"读作"谷",这都是什么病呢?

老师回答道,积病,病在脏,是固定性肿块,位置始终不变;聚病,病在腑,是非固定性包块,包块时有时无,疼痛随着患者的体位变动,疼痛的位置也发生变化,属病情较轻,尚可治疗。䅽气病,左胁下疼痛喜按,按压局部可使疼痛减轻,但易复发,这是饮食所致。"䅽"是"百穀之總名",所有的谷物类都是"䅽"。五谷所致的疾病叫䅽气病,老百姓常说:"人吃五谷杂粮,哪能不生病",指的就是这个意思。

"诸积大法"是指各部位积病的规律。脉细伏是积病的表现,这其中的原理张仲景并未进行阐释。寸部位细伏提示胸中积病;寸前细伏提示喉中积病;关脉细伏提示脐旁积病;关前脉细伏提示心下部位积病;关后脉细伏提示少腹积病;尺脉细伏提示气冲部位积病;左侧脉细伏则积病在左侧;右侧脉伏则积病在右侧;左右脉细伏则积病在人体中线部位。积病的部位与脉位相对应。我认为通过脉象看积病发生的部位,临床上还需要再验证,因为我暂时对此没有深刻的体会。

【要点延伸】

1. "积病"所指:生长于各部位的各种肿瘤及囊肿。

2. "聚病"所指:胃肠不通畅导致出现在腹部的"肠形"。积病与聚病常放在一起讲,是因为两者存在一定的关联,有些积病可以伴见聚病,而有些聚病日久可发展为积病。

3. "䅽气"所指:食物过敏性胃痛。䅽气病容易复发。这提示可能是接触某种食物的时候又复发了,往往就是肠道对某种东西过敏的反应。

第十二讲｜痰饮咳嗽病脉证并治第十二

本篇包括痰饮病和咳嗽病两类病,但以痰饮病为主。而痰饮病的内容与之后的水气病又存在交叉。痰饮病,是水液停留在局部;水气病,是水液停留于全身。局限性水肿的范围扩大,就是全身性水肿;全身性水肿逐渐好转,剩余部分就成局限性的了。因此大家在学习和运用时,要将痰饮咳嗽病篇和水气病篇的内容结合起来。本篇内容很多,为了帮助大家理清脉络、理解和记忆,我们进行分节讲解。

第一节 饮 病 分 类

一、饮病分类

【原文】

问曰:夫饮有四,何谓也? 师曰:有痰饮,有悬饮,有溢饮,有支饮。

【串讲】

提问道,水饮病有四类,是指哪些呢?

老师回答道,痰饮、悬饮、溢饮、支饮。

【要点延伸】

这里讨论的饮病,实际就是体内水液停聚在不同部位的疾病的统称。

二、饮病如何鉴别

【原文】

问曰:四饮何以为异? 师曰:其人素盛今瘦,水走肠间,沥沥有声,谓之痰饮;饮后水流在胁下,咳唾引痛,谓之悬饮;饮水流行,归于四肢,当汗出而不汗出,身体疼重,谓之溢饮;咳逆倚息,短气不得卧,其形如肿,谓之支饮。

【串讲】

提问道,四种饮病,如何区分鉴别?

老师回答道,患者既往身体肥壮,而现在消瘦,是水液聚集在肠腔,有肠鸣、气过水声。显然"肠间"并不是腹腔,"水走肠间"也不是指腹水,因为腹水绝不会"沥沥有声",一定是在肠管内。以上是"痰饮"的特点。

水液停留在胁下,咳嗽、唾涎时胁下疼痛,这就是"悬饮"。

水液停留在四肢,应当汗出而不汗出,且伴有全身疼痛、沉重,这是"溢饮"。"溢饮"与水气病篇中提到的"风水"很相似,两者很难区分。

"咳逆"指咳嗽气逆,"倚息"指倚坐呼吸,患者气短不能平卧,全身肿胀,这是"支饮"。张仲景一般描述非可凹性水肿为"其形如肿",而描述可凹性水肿为"按之没指"。

以上就是"四饮"各自的特征性表现,张仲景描述得非常细致,确如临床所见。

【要点延伸】

1. 痰饮见于现代临床什么病?

各种原因导致的慢性胃、小肠炎性病变。患者既往脾胃功能好、消化吸收佳,故见"素盛",而现在肠鸣、消瘦,显然是胃肠道发生病变。大家既往观念中的"痰饮"是咳嗽出来的,而张仲景所讲的"痰饮"是肠道内停聚的水液。

2. 悬饮见于现代临床什么病?

各种病因导致的胸膜炎、胸腔积液。胸膜炎性病变早期,呼吸时胸膜摩擦会导致疼痛,而到后期,胸腔出现一定量的积液后,疼痛反而会减轻。

3. 溢饮见于现代临床什么病?

各种原因导致的以肾小球肾炎为主的全身微血管炎。急性肾炎的水肿,四肢水肿明显,但通常按之不凹陷。且发病前常见受凉史以及咽痛、身痛等症。肾小球是一个微循环结构,肾小球肾炎所反映的不仅是肾脏炎症,更是全身微血管的炎症状态。肾脏疾病可以引起血压升高,其实全身广泛的小血管炎症时,整个循环系统的阻力就是增加的,即使没有肾脏的影响,血压就已经可以升高了。

对于"溢饮"理解,应该提高到全身广泛微血管炎症的层次,而不仅限于急性肾炎。脑部微血管炎则脑组织液供给不足,大脑调节水液代谢的功能受损,表现为无汗。按理说,体内出现水液积聚,如果大脑功能正常,则应当发出指令使汗液排出,反而无汗,就提示大脑微循环障碍使脑功能受到影响。全身微血管炎导致代谢废物和组织液不能排出,故见身体疼痛、沉重。

4. 支饮见于现代临床什么病?

各种原因导致的心功能不全、心包积液。我在临床上已经反复验证过,采用张仲景治疗支饮的方剂治疗各种心包疾病和心功能不全,疗效是肯定的。

左心功能不全为主引起肺循环淤血,可出现胸闷、咳嗽气逆、不能平卧。右心功能不全为主引起体循环淤血,可出现全身肿胀。这就是由局部悬饮到全身水气,可衔接至水气病篇的内容。

第二节　水饮对五脏等的影响

通常都认为本部分的原文是五脏病变引起的水饮。但根据原文"水在心""水在肺""水在脾""水在肝""水在肾",显然这是在描述水饮对五脏的影响,而非五脏病导致的水肿。

一、水在心

【原文】

水在心,心下坚筑,短气,恶水不欲饮。

【串讲】

水饮停聚在心,水饮对心脏有何影响呢?首先有剑突下部位硬满的表现,这实际上就是心源性肝硬化,心功能不全、体循环淤血引起的肝硬化。这类患者还会伴随短气,这是由于肺的换气功能差。如果是单纯右心衰竭,短气的表现不会很明显,由于血液回流障碍,一般表现会以四肢沉重为主,短气会出现的晚一些。如果是右心衰竭合并左心衰竭时,短气就明显了。这类患者不思饮水,是由于体内水液停聚太多,比如充血性心力衰竭时,饮水多是会加重病情的。

【要点延伸】

见于什么病?

心功能不全,即是支饮。也就是说,"水在心"描述的是"支饮"对心脏的影响,不要认为"水在心"是另外一个病。只不过在这一部分,张仲景是在强调水饮和五脏之间的关系。

二、水在肺

【原文】

水在肺,吐涎沫,欲饮水。

【串讲】

水液停聚在肺,痰液清稀,"欲饮水"是指口干想饮水而不多饮。这是由于"水在肺"时,会有呼吸急促,此时容易张口呼吸,就会出现口干欲饮水,但毕竟体内有水液停聚,所以也不会喝很多水。"水在肺"既有"吐涎沫",又有"欲饮水",那么此时如果是口干欲饮水,口中的涎沫就由清稀变为黏稠了,涎沫清稀和黏稠两种情况都是可以出现的。

【要点延伸】

本条文见于什么病?

口咽部自主神经功能紊乱,即前述的肺痿病。上文中描述的症状,除了肺本身的痰饮之外,更重要的几个症状接近于我们之前讲的肺痿病。包括两种情况,一种是交感神经占优势,表现为口干、咳吐浊唾涎沫;另一种是副交感神经占优势,表现为清稀痰涎。治疗均可使用甘草干姜汤,交感神经优势者,少用干姜,多用甘草;如果痰液清稀,就重用干姜。甘草干姜汤是调节自主神经功能紊乱最小、疗效最确切的方子。

三、水在脾

【原文】

水在脾,少气身重。

【串讲】

水饮对脾的影响是出现身体沉重无力。由于"脾主四肢",因此这里讲的就是水液停聚在肌肉的表现。

【要点延伸】

本条文见于什么病?

低血压、特发性水肿、泛发性血管炎、肾小球肾炎。

全身性的水肿最常见于以上几种情况。泛发性血管炎和溢饮很相似。特发性水肿在临床上不少见,这种水肿病因不明,尤其在女性多见,有一个非常明显的特征就是与月经周期相关联,在月经周期的某个阶段规律性地加重,也表现为"少气身重"。

低血压患者也经常觉得手脚胀,天冷尚可,天热加重。这是由于环境温度升高后,外周血管扩张,导致血压降低,此时脉压差减小,水就容易跑到组织间隙中,引起水肿加重。

四、水在肝

【原文】

水在肝,胁下支满,嚏而痛。

【串讲】

水液停聚在"肝",胁下部位有自内向外撑胀的感觉,打喷嚏时疼痛。

【要点延伸】

本条文见于什么病?

胸膜炎或胸膜肿瘤导致的胸腔积液,即悬饮。

此外,支饮严重时也可出现胸腔积液。但古人是无法明确分辨到底是胸膜炎、胸膜肿瘤导致的胸腔积液,还是心包积液、心功能不全导致的胸腔积液。

五、水在肾

【原文】

水在肾,心下悸。

【串讲】

水液积聚在肾,就出现心下跳动,也就是上腹部血管搏动。而腹部能够摸到跳动的血管,也只有腹主动脉。

【要点延伸】

本条文见于什么病?

肾性高血压,也属溢饮。只有出现肾性高血压时,心脏搏动增强,主动脉的反应也是增强的,故见心下悸动。这仍然是溢饮,应该还伴有全身水肿,只不过当水肿涉及四肢时,便认为是"水在脾"了。

六、心下留饮

【原文】

夫心下有留饮,其人背寒冷如手大。

【串讲】

水饮聚集心下,患者背部正中有局限性怕冷。

【要点延伸】

多见于慢性胃炎。剑突下部位,从解剖位置来讲主要是胃,这就是内脏病变在体表的反应。这类患者还可能伴有上腹部不适、上腹部振水音等表现。

七、胸胁留饮

【原文】

留饮者,胁下痛引缺盆,咳嗽则辄已。

【串讲】

胸胁部位有饮邪停留,一侧胸胁连及缺盆部位疼痛。"咳嗽则辄已"如果按照字面解释,是胸胁疼痛在咳嗽时减轻,一般情况下胸膜炎是会在咳嗽时加重的,那么这有可能是传抄中出现了错误,古代书籍中也发现了这个问题,在《脉经》《备急千金要方》中均为"咳嗽则转甚",即咳嗽会加重疼痛,如此则更加符合临床实际。

确实有一类病的胁下痛可以在咳嗽后减轻的,但是其疼痛的范围很少能广泛到缺盆位置,这类疼痛一般都有清晰的范围。在临床上就能见到,有一类胸胁痛的患者,我们使用针灸治疗,同时让患者配合咳嗽,疼痛很快就可以减轻或消失,这类患者就是肋骨和胸椎小关节错位和功能紊乱,我们予针刺,然后让患者用力咳嗽,关节错位就可以得到纠正,疼痛就消失了。这里的咳嗽是针刺治疗时的配合手法。所以与条文描述的尚有差距,故此处应为"咳嗽则转甚"。

【要点延伸】

本条文见于什么病?

各种原因胸膜炎早期。因此"咳嗽则转甚"符合临床实际。

八、胸中留饮

【原文】

胸中有留饮,其人短气而渴,四肢历节痛。脉沉者,有留饮。

【串讲】

水饮停留在胸中日久,患者有气短、口渴、四肢关节疼痛。脉沉提示有留饮。

【要点延伸】

本条文见于什么病?

风湿热、风湿性心脏病二尖瓣狭窄(短气、口渴、四肢历节痛、脉沉)。

风心病二尖瓣狭窄,由左房进入左室的血量减少,一方面导致肺动脉高压,一方面心脏每搏输出量不足,循环血容量不足,因此有短气、口渴、脉沉等表现。而四肢历节痛则是风湿热的表现。

九、伏饮

【原文】

膈上病痰,满喘咳吐,发则寒热,背痛腰疼,目泣自出,其人振振身瞤剧,必有伏饮。

【串讲】

胸中痰多,胸闷、咳嗽、呕吐,咳嗽严重时可以出现呕吐。一发病就出现恶寒、发热,说明是感染性疾病,患者还有腰背疼痛、流泪,咳嗽喘憋严重时会流眼泪,还可见到肌肉跳动剧烈。临床见到以上情况,就提示患者有"伏饮","伏"就是藏的意思。也就是有潜在的水饮内停。如果临床经验不足者不易理解为何出现肌肉跳动,其实在呼吸功能不全的患者身上就可以观察到。

【要点延伸】

本条文见于什么病?

可能诱发肺心病心衰的严重急性支气管肺炎。

患者既往有肺心病心衰或慢性支气管炎,在急性呼吸道感染的情况下,可能会诱发肺心病心衰,但目前尚未出现,故未见明显水肿,这就是"伏饮"的含义。

十、心下停饮

【原文】

夫病人饮水多,必暴喘满。凡食少饮多,水停心下,甚者则悸,微者短气。

【串讲】

如果患者喝水多就迅速发生喘息、胸闷。如果吃饭少、喝水多就会导致水饮停于心下,严重者会出现心悸,轻微者可以有短气的感觉。

实际上是饮水肠道吸收后血容量增多,心脏承受不了,也就是心功能本来就不好,才会出现饮水多后的短气、心悸。

【要点延伸】

本条文见于什么病?

潜在性左心功能不全。患者原本就左心功能不好,在血容量增多时就表现出来了,因此称为潜在性左心功能不全,与伏饮有类似之处。伏饮是肺心病心功能不全,通常先以右心为主,由呼吸道感染诱发;而本条所述主要为左心功能不全,由水液摄入量增多诱发。其实两者均可划归广义的伏饮。

十一、寒、饮脉象鉴别与肺饮脉证

【原文】

脉双弦者,寒也,皆大下后善虚;脉偏弦者,饮也。

肺饮不弦,但苦喘短气。

【串讲】

如果患者的脉是"双弦"的,这提示有寒,是剧烈泻下后体质虚弱。如果患者的脉是"偏弦"的,这是有水饮。历代关于"双弦""偏弦"的解释有分歧,有人解释为双侧为弦脉,有人解释为浮取、沉取均为弦脉,我倾向于"脉双弦"即双侧脉弦,"脉偏弦"即一侧脉弦。"皆大下后善虚",两侧脉弦都是由于大下之后体质虚弱又感受外寒导致。

如果水饮在肺,则其脉不弦,大家可能有疑问,临床上有没有这种脉象?

根据我的临床经验,这种脉象确实是有的。严重喘息、气短的肺功能不全的患者,脉通常是滑数的,而非弦脉。

【要点延伸】

1."脉双弦者,寒也,皆大下后善虚"的启示:

脉双弦说明上肢动脉无狭窄,脉弦多伴有迟象,可由大下后阳虚阴寒内盛所致。

2."脉偏弦者,饮也"的启示:

一侧脉弦说明上肢有动脉硬化,提示体内其他动脉也有硬化狭窄,若冠状动脉及其分支存在硬化狭窄可导致心肌缺血心功能减退,出现水饮。

如果在临床上见到高血压患者出现单侧脉弦,要考虑到其脉不弦的一侧有严重的动脉硬化、管腔狭窄,而弦脉的一侧倒是能反映出真实的全身情况。

3."肺饮不弦,但苦喘短气"的启示:

肺纤维化或其他原因导致的间质性肺水肿,喘息气短是其特征。

肺功能差或肺纤维化,都会出现肺的换气功能减退,由于气体交换的呼吸膜变厚,导致血液中氧气缺乏而二氧化碳潴留,这会引起血管扩张,因此这类患者常见到面色紫红。当血管扩张,血管阻力低时,不会见到脉弦。也就是说,如果见到喘息、气短、脉弦,那可能是心脏的问题;而如果是喘息、短气、脉不弦,那就可能是肺的问题。由此可见,张仲景的临床观察非常细致,更证明《伤寒杂病论》是来源于临床实践的,绝非空想。

十二、饮证脉象举例

【原文】

脉浮而细滑,伤饮。

【串讲】

脉浮、细、滑,这也是水饮病的一种表现。

【要点延伸】

"脉浮而细滑,伤饮"的启示:

脉浮提示瘦弱,脉细滑提示心搏量少,这是二尖瓣狭窄或肺动脉高压导致右心功能不全时的常见脉象。这种情况要是饮水多,水饮就容易诱发出来。

十三、难治寒饮

【原文】

脉弦数,有寒饮,冬夏难治。

【串讲】

弦数脉,这是寒邪导致的水饮,冬夏均难治。

见到弦数脉,不要认为一定属热,张仲景就说是寒饮。如果脉象弦数而属热,应该相对容易治疗,因为脉和病证一致。正因为是寒饮,所以说冬夏均难治。

【要点延伸】

脉弦数提示整体热盛,"有寒饮"是指受寒引起水饮,是寒邪外袭所致。夏天时内热不得发散,冬天时寒邪不易驱散,所以说冬夏难治。

临床见到的甲状腺功能亢进、肾上腺皮质醇增多症患者多因内热较重而贪凉,贪凉使身体抵抗力下降而又容易感受寒邪。甲亢可致甲亢性心脏病心功能不全,皮质醇增多症可致高血压心脏病心功能不全,感染可使心功能不全加重。用热药(麻黄、附子)祛寒邪则可能加重甲亢和皮质醇增多症,用寒药(大黄、石膏)清内热则对寒邪不利,所以冬夏均属难治。

虽然难治,但并非不能治。需要选择功效、性味以及归经均合适的药物,也可以达到不错的疗效。尤其是需要掌握好药物归经的特点,不能只知道寒热属性。

第三节 微 饮 治 疗

微饮,就是比较轻的饮证,痰饮、悬饮、溢饮、支饮,均有病情较轻的时候,在这个轻微的阶段都属于微饮,有通治之法。

一、微饮通治

【原文】

夫短气有微饮,当从小便去之,苓桂术甘汤主之,肾气丸亦主之。

【串讲】

患者气短,这提示轻度水饮内停。在尚未见到水肿时,张仲景已经根据气短的表现意识到存在水饮,很有远见,很不得了,可见张仲景对疾病的认识具有很强的系统性。如何治疗?"当从小便去之",这几个字的表述也是非常严密的,应该使水饮从尿液排出。需要注意,这与西医所讲的利尿是完全不一样的,利尿药的作用点就在肾脏,主要在肾小管上。"当从小便去之"只是明确地告诉我们水饮会从小便走,因为小便本身就是液体排出的正道。治疗有两个方子,一个是苓桂术甘汤,一个是肾气丸,这两个方子都可以用。

【要点延伸】

"短气有微饮,当从小便去之"的启示:

(1)"短气有微饮",从西医学角度来看,可以见于肺功能受到影响时,比如肺间质疾病、肺纤维化,患者气短,可以不伴咳嗽,如果进而引起右心功能不全,就可能会有水液停留。但其实在临床中,此条原文所描述的,更常见的还不是肺的问题,而是心功能不全。尤其是潜在性心功能不全患者,常见气短,活动后加重,但尚见不到明显水肿。当然在现在,借助检查是可以发现心功能异常的。

(2)水饮早期即可使用中药的"利尿"治疗。苓桂术甘汤、肾气丸可以利水除饮,是防治各种水饮疾病的基本方。

(3)中医所讲的"利尿"不同于西医所讲的利尿。我们一直将五苓散当作利水药,其实不对,具体可参考我在《中医体悟》中的讲解。

二、膈间微饮

【原文】

卒呕吐,心下痞,膈间有水,眩悸者,小半夏加茯苓汤主之。

小半夏加茯苓汤方

半夏(一升)　生姜(半斤)　茯苓(三两)

上三味,以水七升,煮取一升五合,分温再服。

【串讲】

突然呕吐,上腹痞满,这是胸膈间水液停聚所致。伴有黑矇、心悸者,使用小半夏加茯苓汤治疗。

我们前面讲了支饮的病位是在隔间。支饮轻的时候,也是微饮,实际上跟刚才讲心功能不全是一样的。

小半夏汤加茯苓汤由三味药组成,半夏一升,生姜半斤,茯苓三两,用水1 400ml,煮取300ml,这是久煎。张仲景用的是生半夏,这么煎出来是没有毒的,煎出的药液分两次服用。

【要点延伸】

1. 本条文见于什么病?

"膈间有水"也就是"支饮",即心功能异常,"心悸、黑矇"是左心功能不全血压降低的表现;"卒呕吐、心下痞"常见于右心功能不全胃肠淤血。所以,该条所描述的是"全心功能不全"。

2. 小半夏加茯苓汤不仅可以治疗胃炎呕吐,也可用于心功能不全的呕吐! 推测该方具有中枢性止吐作用,临床和实验均证明该方的每一味药均有中枢安神镇静作用。

所以说小半夏汤是治疗呕吐最简单、最有效、适用面最广的方子,对于各种呕吐疗效都很好。

三、胃肠微饮

【原文】

假令瘦人脐下有悸,吐涎沫而癫眩,此水也,五苓散主之。

五苓散方

泽泻(一两一分) 猪苓(三分,去皮) 茯苓(三分) 白术(三分) 桂枝(二分,去皮)

上五味,为末。白饮服方寸匕,日三服,多饮暖水,汗出愈。

【串讲】

如果患者体质消瘦、脐下跳动,消瘦的人腹壁肌肉薄、脂肪少,腹主动脉搏动容易触及。患者还伴随有口吐涎沫、精神萎靡、黑矇,这都是水饮所致,这是胃肠的水饮,治疗使用五苓散。

"癫",很多医家解释为癫痫、抽搐。大家应该知道"癫狂"分为癫证和狂证,其中癫证是精神分裂症偏于抑郁状态者。我认为此处的"癫"是指精神萎靡、没精神的状态。

如果将五苓散当利水药,如何能对一个脾胃虚弱、消瘦的患者利水呢?所以此条就否定了五苓散是利水药。五苓散的组成有茯苓、猪苓、泽泻、白术、肉桂。五味药研成细末。"白饮服方寸匕",有人认为"白饮"是米汤,有人认为是白水。"方寸匕"大约是 3~5g,量很小,一天喝三次。其中关键是"多饮暖水",如果是水肿患者,医生会鼓励患者多饮水吗?肯定不会。这显然是体内缺水,才需要多饮暖水。因为喝水多了,体液充足才能出汗,体液不足时,机体会自我调整,减少汗液的分泌。

【要点延伸】

1. 本条文见于什么病?

副交感神经优势性自主神经功能紊乱。副交感神经优势时心率减慢,由于心室充盈时间相对增加,故每搏输出量增大,在瘦人就可以看到腹主动脉搏动,也就是脐下悸。另外,副交感神经优势时唾液分泌增多(吐涎沫)、肠内分泌增多而血容量减少,故见血压降低,也就见到精神萎靡、黑矇。

这实际就是一个胃肠功能紊乱,且是以迷走神经兴奋为主的自主神经功能紊乱,治疗用五苓散。肺痿病中我们讲了呼吸系统自主神经功能紊乱,以副交感神经为主时涎沫多,以交感神经为主时涎沫相对少,但性质黏稠,治疗用甘草干姜汤。

2. "多饮暖水,汗出愈"的启示:

血容量不足。

五苓散就是使肠道中的液体进到循环中去,具有"自输液"作用。所以我们中医说五苓散的功效是温阳化气行水。而当血容量增加,肾脏灌注增多,小便就通利了。正是因为这个现象,大家将之误解为利尿药。

第四节 痰饮治疗

一、痰饮治法

【原文】

病痰饮者,当以温药和之。

【串讲】

水液积聚胃肠,治疗应当用温药调和。

【要点延伸】

各种原因的胃肠液体增多,用温药治疗是基本原则。

二、心下痰饮证治

【原文】

心下有痰饮,胸胁支满,目眩,苓桂术甘汤主之。

苓桂术甘汤方

茯苓(四两) 桂枝 白术(各三两) 甘草(二两)

上四味,以水六升,煮取三升。分温三服,小便则利。

【串讲】

上腹部有痰饮,胸胁部胀满,眼前发黑,在体位变化时或者直立时出现,这种情况就用苓桂术甘汤来治疗。

苓桂术甘汤的组成,茯苓、肉桂、白术、甘草,茯苓四两约60g,用法比较简单,用六升水煮取三升,分三次温服,服完之后小便就通畅了。道理和五苓散是一样的,血容量增加,肾脏就灌注增多,小便就通畅了。

【要点延伸】

1. "分温三服,小便则利"的启示:

该病除了"胸胁支满,目眩"外,还有"小便量少"。

2. 本条文见于什么病?

胃肠炎。水液聚集在胃肠之内则"胸胁支满"、血容量不足则"目眩"

并见"小便量少"。

三、肠间水气证治

【原文】

腹满，口舌干燥，此肠间有水气，己椒苈黄丸主之。

防己椒目葶苈大黄丸方

防己　椒目　葶苈（熬）　大黄（各一两）

上四味，末之，蜜丸如梧子大。先食饮服一丸，日三服，稍增，口中有津液。渴者加芒硝半两。

【串讲】

腹胀，口干，这是水液积聚在肠腔，治疗用己椒苈黄丸。

防己、椒目、炒葶苈子和大黄四味药各一两，研成末，用蜂蜜制成梧桐子大小的丸药，梧桐子与黄豆大小差不多。空腹时，用水送服一丸，一天服用三次。量很小，说明药的作用还是蛮强大的。药物逐渐加量，直到口中有津液了，口舌干燥改善，这说明要好了。如果是口渴得厉害，加芒硝半两。

【要点延伸】

1. "渴者加芒硝"的启示：

芒硝本为泻下药，怎能止渴？本条"口渴"当为胃肠感染、肠腔液体聚集不能进入血液、导致血容量减少所致。芒硝泻下本当更渴，为何还加芒硝？说明芒硝不仅仅是泻下药，更主要的是具有"祛除胃肠道病邪"的作用。因此在皮肤感染，如丹毒红肿热痛时，外用芒硝可迅速改善。

2. 本条文见于什么病？

急性胃肠炎轻症（从用药剂量即可测知），或肝硬化、肾功能不全导致的胃肠功能减退。这在临床上已经反复验证过了，疗效很好，甚至除肠腔积液外，腹水都是可以消的，己椒苈黄丸是很好的方子。

四、肠间留饮证治

【原文】

病者脉伏，其人欲自利，利反快，虽利心下续坚满，此为留饮欲去故也，甘遂半夏汤主之。

甘遂半夏汤方

甘遂（大者，三枚）　半夏（十二枚，以水一升，煮取半升，去滓）　芍药（五枚）　甘草（如指大一枚，炙）

上四味，以水二升，煮取半升，去滓，以蜜半升和药汁，煎取八合，顿服之。

【串讲】

患者的脉象是严重脉沉,总想排便,腹泻后自觉舒服。虽然腹泻后能舒服,但很快又出现心下硬满。张仲景认为这是"留饮欲去"的缘故。也就是说,腹泻是机体将肠道停留水饮排出的一种反应。这种情况用甘遂半夏汤来治疗。

甘遂半夏汤由四味药物组成,一见到甘遂,大家都害怕,其实甘遂是很好的一个药,能救命的药。用大甘遂三枚,这个用量还是挺大的,晒干的甘遂三枚大约有10g。半夏十二枚,大约12g,单独用200ml水煎煮到剩余100ml,去掉药渣。芍药五枚,芍药一般很少用几枚来称量,估计在30~50g。炙甘草如指大一枚,也没说一枚的长度是多少,估计5g左右。

甘遂半夏汤的用法是用400ml的水煎煮四味药,取100ml,去掉药渣,将100ml蜂蜜加入煎出来的药汁中,合在一起再熬,取160ml,然后一次全喝进去。

【要点延伸】

1. "脉伏"的启示:

血容量不足导致心搏量减少、脉外组织水肿。临床中,严重水肿患者的脉是很难摸到的。因此本条原文所描述的患者应当还有水肿。

2. "病者脉伏,其人欲自利,利反快,虽利心下续坚满,此为留饮欲去故也"的启示:

什么病?最多见与肝硬化门脉高压所致胃肠道淤血:动脉血容量降低、门脉血容量增高、胃肠淤血,腹泻后可以暂时减轻胃肠水肿,故见"利反快,虽利心下续坚满"。腹泻只是临时减轻水肿,但由于没有解决肝硬化,所以其临床特点如此。

3. "甘遂半夏汤"的启示:

(1)治疗肝硬化的有效方剂,已有临床报道证实。

(2)甘遂、甘草可以配伍使用,甘遂剂量大于炙甘草剂量时,没有发现毒性增强。甘遂半夏汤中甘遂10g、甘草5g,有人专门做过研究,2:1的剂量配伍不会出现不良反应,甘遂与甘草等量的不良反应也不明显。有人认为甘草量过大会使甘遂利水作用减低。可见甘遂、甘草的配伍使用没有问题。

4. "半夏(十二枚,以水一升,煮取半升,去滓)"的启示:

半夏需要先煎去毒。另外,先单煎半夏还说明甘遂不宜久煎。

5. "上四味,以水二升,煮取半升,去滓,以蜜半升和药汁,煎取八合,顿服之"的启示:

(1)"甘遂水煎服"无峻下逐水作用,已有临床资料证明。如果使用散剂的甘遂,1g 都可使患者迅速腹泻,因此十枣汤中的甘遂是散剂冲服。

（2）甘遂半夏汤的服用方法是"一次服下",否则可能影响疗效。

（3）没有"中病即止"的提醒,应该可以连续使用。

五、心下停饮证治

【原文】

先渴后呕,为水停心下,此属饮家,小半夏加茯苓汤主之。

【串讲】

此条在原文中是附方。先出现"口渴",继而出现"呕吐",这是"饮家",治疗使用小半夏加茯苓汤。

【要点延伸】

1."先渴后呕"的启示:

"先渴"见于急性胃肠炎早期,此时胃内水液积聚,血容量不足,因此出现"口渴"。随着胃内液体聚集的增多,出现"呕吐",故见"先渴后呕"的临床特征。

2. 小半夏加茯苓汤是治疗急性胃肠炎的效方。之前的条文中,我们还讲到小半夏加茯苓汤能治疗胃肠神经功能紊乱。

第五节　支　饮　治　疗

一、支饮脉证

【原文】

支饮亦喘而不能卧,加短气,其脉平也。

【串讲】

支饮的表现包含有喘、不能够平卧,还有短气、呼吸急促。脉不快不慢、不弱不强,没有特异性,接近于正常。

【要点延伸】

既然"脉平",也就是脉象接近正常,那么,脉象不是判断"支饮"的主要依据。

二、膈间支饮证治

【原文】

膈间支饮,其人喘满,心下痞坚,面色黧黑,其脉沉紧,得之数十日,医吐

下之不愈,木防己汤主之。虚者即愈,实者三日复发。复与不愈者,宜木防己汤去石膏加茯苓芒硝汤主之。

木防己汤方

木防己(三两)　石膏(十二枚,如鸡子大)　桂枝(二两)　人参(四两)

上四味,以水六升,煮取二升,分温再服。

木防己去石膏加茯苓芒硝汤方

木防己　桂枝(各二两)　人参　茯苓(各四两)　芒硝(三合)

上五味,以水六升,煮取二升,去滓,内芒硝,再微煎。分温再服,微利则愈。

【串讲】

胸膈中有支饮,患者会出现喘息、气短,剑突部位满硬,面色黄黑,脉沉紧有力,病了十几天,医生使用催吐和泻下治疗,没有痊愈。这种情况应该使用木防己汤主治。

如果剑突下部位变软,那是即将痊愈的表现。如果剑突下部位满硬没有变化,几天内会再次发作。继续用木防己汤不缓解者,那就用木防己汤去石膏加茯苓芒硝汤主治。

木防己汤的组成有四味药,木防己三两,石膏鸡子大十二枚,一枚鸡蛋约 50~60g,十二枚即 600~700g,这是张仲景所有处方中石膏用量最大方剂。肉桂二两、人参四两。整体用药的量都是偏大的,说明木防己汤是治疗急危重症的。用 1 200ml 水将这四味药煮至剩余 400ml,一日服用两次,重剂缓投。

在木防己去石膏加茯苓芒硝汤中,防己的用量较前方减少,人参、肉桂量没变,芒硝三合是 60ml,量较多。还是用 1 200ml 的水将四味药煮取至剩余 400ml,去掉渣滓,再加入芒硝,微微一煮,一日服用两次,出现大便稍稀,病就要好了。

【要点延伸】

1. "膈间支饮,其人喘满,心下痞坚,面色黧黑,其脉沉紧,得之数十日,医吐下之不愈,木防己汤主之"的启示:

(1)"脉沉紧"提示心搏有力,血管的阻力较大,多见于慢性高血压。

(2)"面色黧黑"多见于长期慢性外周血管阻力增大、皮肤营养不良,在高血压合并糖尿病、各种原因(风湿性心脏病等)的主动脉瓣膜关闭不全时尤其多见。

(3)"喘满"而无痰,提示左心功能不全导致肺循环淤血。

(4)"心下痞坚"提示慢性右心功能不全引起淤血性肝硬化。

(5)综上可知,该条所描述的疾病为"慢性高血压全心功能不全性肝硬化"。

（6）木防己汤是治疗高血压全心功能不全的主方。现代药理研究也证明防己有很好的降压作用,可见张仲景的描述是符合临床实际的。

2."虚者即愈,实者三日复发"的启示:

用木防己汤后肝硬化缓解与否是判断疾病转归的重要指征。

3."石膏(十二枚,如鸡子大)"的启示:

（1）石膏600~700g,剂量巨大,可谓是治疗高血压全心功能不全的重要药物。

（2）张仲景经常用石膏治疗"渴、喘",说明石膏具有止渴、平喘的作用,止渴可以减少水的摄入以免增加血容量加重心功能不全,平喘可以减轻心功能不全的"喘满"症状,这或许是重用石膏的原因。

4."复与不愈者,宜木防己汤去石膏加茯苓芒硝汤主之"的启示:

（1）"去石膏"表明,足够大量石膏对高血压心功能不全无效,提示没有再用的必要。

（2）"加茯苓芒硝"提示,这两味药对高血压心功能不全有积极的辅助治疗作用,但不是治本之药。茯苓可以改善心脏供血,茯苓、芒硝利水可以减少血容量减轻心脏容量负荷,因此能够更有效地改善高血压心功能不全。

（3）木防己汤去石膏加茯苓芒硝汤对高血压心功能不全伴随主动脉瓣关闭不全时最为适合。主动脉关闭不全时,心脏负担更重,降低循环血容量可减轻心脏负荷。

5."分温再服,微利则愈"的启示:

保持胃肠道通畅是缓解心功能不全的高效措施。因此面对心功能不全患者,不但要关注尿量,也要关注胃肠道是否通畅。此方中芒硝就可保持胃肠道通畅。

三、支饮胸满

【原文】

支饮胸满者,厚朴大黄汤主之。

厚朴大黄汤方

厚朴（一尺）　大黄（六两）　枳实（四枚）

上三味,以水五升,煮取二升,分温再服。

【串讲】

支饮表现为胸闷时,用厚朴大黄汤主治。有人认为此处"胸满"传抄错误,应为腹满,因为我们都知道厚朴、大黄、枳实主要是用来"通腑"的。但其实此处应为胸满,因为支饮不会出现在腹部,支饮就在胸膈间。

厚朴大黄汤与小承气汤的组成是一样的,但剂量有变化。厚朴一尺,如果一尺是指长度,那要准确考证一尺厚朴的宽度存在困难;如果一尺是指宽度,我们又无法得知古人是从多粗的厚朴树上取下来的这一块树皮。但有人考证厚朴一尺大约为 20~30g 左右。大黄六两即 90g,枳实四枚约 60g。三味药,用五升水煮取至两升,分两次服用。说明病情严重,需大剂量服用。

【要点延伸】

"支饮胸满者,厚朴大黄汤主之"的启示:

(1)厚朴大黄汤与小承气汤的组成完全相同,只不过是该方的枳实和大黄剂量更大,通利肠胃的作用更大。

(2)通利肠胃是治疗支饮胸满的有效方法,这与木防己汤去石膏加茯苓芒硝汤可以互相佐证。

(3)厚朴平喘,对支饮胸满疗效肯定,张仲景治疗喘家用桂枝汤加厚朴杏仁可以佐证;枳实改善心肌缺血、治疗心衰疗效确切,枳实薤白桂枝汤、橘枳姜汤、枳术汤等可佐证;大黄祛除热邪内侵导致的血热、瘀血疗效肯定。无论从各药的直接作用,还是全方的综合作用看,该方对支饮合并热邪感染者肯定有效。

四、支饮胸痛(附方)

【原文】

夫有支饮家,咳烦,胸中痛者,不卒死,至一百日、一岁,宜十枣汤。

【串讲】

如果患者患支饮日久,出现剧烈咳嗽,持续性胸痛,而没有发生猝死,到一百天或一年时来看病,就可以用十枣汤治疗。

【要点延伸】

本条原文所述的是什么病?

各种原因的心包炎早期,或晚期可见胸痛。心包炎早期时,心包腔中液体较少,摩擦时会产生疼痛;心包炎晚期时,心包腔中的大量液体逐渐被吸收,心包摩擦也会产生疼痛。中期心包积液量多时,胸闷加重而胸痛减轻,常伴肺循环异常,可见咳嗽无痰。

五、心下支饮 1

【原文】

心下有支饮,其人苦冒眩,泽泻汤主之。

泽泻汤方

泽泻(五两)　白术(二两)

上二味,以水二升,煮取一升,分温再服。

【串讲】

"心下"指膈之上、心之下,即膈间,是在胸腔。患者膈间有支饮,严重头昏黑矇,泽泻汤主治。"冒"指就像戴着帽子一样,形容头脑不清利。"眩"指眼前发黑。因为有一类支饮患者脉压差特别大,还有一类就像心包积液患者一样脉压差很小,此外心功能不全的患者有时候脉压差也小,那么脉压差越小,活动的时候脑部供血就越容易不够,所以会出现眼前发黑。泽泻汤中,泽泻五两,大约 75g,白术二两,即 30g。用两升水将泽泻、白术煮取至一升,分两次服用。

【要点延伸】

1. 本条原文所述的是什么病?

心包积液。心包积液时脉压差减小,头部供血不足,可见严重头昏黑矇。

2. "心下有支饮,其人苦冒眩,泽泻汤主之"的启示:

无痛性心包积液,也就是液体量较多时,泽泻汤是主要处方。

3. "泽泻(五两)"的启示:

泽泻 75g,必须大剂量才会有效。泽泻不仅能够治疗心包积液,还可治疗脑积水、脑水肿眩晕,也就是各部位水肿有效。

六、心下支饮 2

【原文】

呕家本渴,渴者为欲解,今反不渴,心下有支饮故也,小半夏汤主之。

小半夏汤方

半夏(一升)　生姜(半斤)

上二味,以水七升,煮取一升半,分温再服。

【串讲】

经常呕吐的人容易伴随有口渴,口渴是疾病向愈的表现。如果呕吐而口不渴,这是因为心下有支饮所致,治疗使用小半夏汤。小半夏汤中有半夏一升、生姜半斤。1 400ml 的水煮至剩余 300ml,煎煮时间长,由于有生半夏,所以煎煮时间较长。煎煮出的药液分两次服用。

【要点延伸】

1. "呕家本渴,渴者为欲解,今反不渴,心下有支饮故也"的启发:

一般胃病呕吐多见口渴,若能饮水说明疾病缓解。而呕吐口不渴的原因可能是①低血压性呕吐:脉压差小、脑部供血不足,最常见恶心呕吐,还可以出现晕厥;②如果呕吐还不口渴,说明身体脱水不明显,之所以出现呕吐,极有可能是心包积液、脉压差减小所致。

2. 小半夏汤是不仅可以治疗胃炎呕吐,还可以治疗心包积液、脉压差减小的脑部缺血的恶心呕吐。提示小半夏汤可以去除心包积液,改善症状。也就是说,小半夏汤不仅能治疗胃中留饮,也是治疗心功能不全的常用方。

七、支饮不得息

【原文】

支饮不得息,葶苈大枣泻肺汤主之。

【串讲】

如果支饮表现为呼吸急促,就用葶苈大枣泻肺汤主治。"呼—停—吸"为一息,若缺乏呼吸之间的停顿,就会表现为呼吸急促。

【要点延伸】

各种心功能不全、心包积液时,肺部水肿换气障碍,即可出现呼吸急促,葶苈大枣泻肺汤是治疗的通用要方。我们的临床已经反复证明其有效性。

第六节　悬 饮 治 疗

一、悬饮脉证

【原文】

脉沉而弦者,悬饮内痛。

【串讲】

悬饮,胸内疼痛,脉沉弦而有力。

【要点延伸】

各种胸膜炎初期多见脉沉弦。悬饮就是胸腔积液,当表现为疼痛时,常是胸膜炎初期。悬饮对心脏的功能影响很小,因此脉可以是比较有力的,尤其是伴有疼痛时。

二、悬饮治疗

【原文】

病悬饮者,十枣汤主之。

十枣汤方

芫花(熬)　甘遂　大戟(各等分)

上三味,捣筛,以水一升五合,先煮肥大枣十枚,取八合,去滓,内药末。强人服一钱匕,羸人服半钱,平旦温服之;不下者,明日更加半钱。得快下

后,糜粥自养。

【串讲】

悬饮患者,治疗使用十枣汤。十枣汤内有三味药性峻烈的药物,学会正确的炮制及使用方法是极其重要的。焙黄的芫花和甘遂、大戟各等分,捣碎过筛,制成散剂。用 300ml 的水煮肥大枣十枚,煮取至 160ml,去滓,加入制好的散剂。强壮的人可服用 2g,体质瘦弱的人可服用 1g。服药时间也需要留意,要在日出时服药,"平旦"是寅时,即凌晨 3:00—5:00。如果服药后没有出现泻下,那第二天再服药,且要增加 1g 的散剂。峻下后,需用烂粥调养。

【要点延伸】

1. 胸腔积液用十枣汤治疗。临床验证,十枣汤对结核性、感染性、癌性胸腔积液均能较快起到治疗作用。如果是肺炎合并胸膜炎,有高热时,用此方后不仅可以减少胸腔积液,还能控制感染,使体温迅速下降,我曾在临床验证过。

2. "上三味,捣筛,以水一升五合,先煮肥大枣十枚,取八合,去滓,内药末"的启示:

芫花、甘遂、大戟粉末化使用,不入煎剂,直接倒入枣汤服用。经过煎煮则会失去泻下的作用,如甘遂半夏汤中甘遂是入煎剂的。

3. "强人服一钱匕,羸人服半钱,平旦温服之;不下者,明日更加半钱。得快下后,糜粥自养"的启示:

（1）药物剂量要根据患者身体强弱确定。

（2）从小剂量开始,重剂缓投。

（3）早晨空腹服用。

（4）出现泻下是停药的指征。

（5）泻下后只用煮烂的粥来调养。

第七节　溢　饮　治　疗

【原文】

病溢饮者,当发其汗,大青龙汤主之,小青龙汤亦主之。

大青龙汤方

麻黄（六两,去节）　桂枝（二两,去皮）　甘草（二两,炙）　杏仁（四十个,去皮尖）　生姜（三两）　大枣（十二枚）　石膏（如鸡子大,碎）

上七味,以水九升,先煮麻黄,减二升,去上沫,内诸药,煮取三升,去滓。温服一升,取微似汗。汗多者,温粉粉之。

小青龙汤方

　　麻黄(三两,去节)　芍药(三两)　五味子(半升)　干姜(三两)　甘草(三两,炙)　细辛(三两)　桂枝(三两,去皮)　半夏(半升,洗)

　　上八味,以水一斗,先煮麻黄,减二升,去上沫,内诸药,煮取三升,去滓,温服一升。

　　【串讲】

　　溢饮患者,应当使用汗法,这也从侧面说明溢饮有无汗的表现,治疗可用大青龙汤,也可用小青龙汤。

　　大青龙汤的药物组成:麻黄去节约90g,桂枝、甘草各30g,去皮尖杏仁约12g,生姜45g,大枣12枚,石膏如鸡子大约50~60g。麻黄先煮,将1 800ml水煎至1 400ml,去上沫,放入其余药物,煎煮至600ml,去药渣。温服200ml,微微汗出为度。如果出汗多用温粉擦一擦。《备急千金要方》提到温粉的做法:煅龙骨、煅牡蛎、生黄芪各三钱,粳米粉一两,共研细末,和匀,以稀疏绢包缓缓扑于肌肤,外用以止汗。

　　小青龙汤中,其中麻黄剂量较前方减半,约45g,其他药物不再赘述。每次温服200ml药液,每日服用三次,每次服用约15g麻黄的煎出液,量还是较大的,可能出现的不良反应就是心率加快。

　　【要点延伸】

　　1. 溢饮(无汗、身体疼痛沉重水肿)是什么病?

　　临床最多见于急性肾炎。其病因多为外邪侵袭所致,或呼吸道侵入,或从消化道侵入,或从皮肤侵入,损伤微循环,导致水液停聚在组织间隙。

　　2. 大、小青龙汤如何区别使用?

　　根据组成,外寒内热溢饮大青龙汤,如外在表现为风寒,不出汗,身上疼,水肿,同时还有内热,比如脉数、烦躁或口渴;风寒溢饮用小青龙汤。

第八节　咳嗽治疗

　　《金匮要略》中的《肺痿肺痈咳嗽上气病脉证治第七》和《痰饮咳嗽病脉证治第十二》中都涉及了咳嗽的治疗。咳嗽只是一个症状,这两篇中提到的其他很多病也是与咳嗽相关的。在肺痿肺痈咳嗽上气病篇中,我们主要讲了与肺癌相关的咳嗽。那本篇的咳嗽主要是与什么相关呢?

　　下面要讲的这部分内容比较特殊,原文在附方中,是连续的条文,像一个病案似的,记录了病情的变化,以及针对变化做出的药物加减。通读此段,有助于更好地理解要点延伸中的解释。

一、支饮咳逆不得息（附方）

【原文】

咳逆倚息不得卧，小青龙汤主之。

【串讲】

严重咳嗽，气逆，端坐呼吸，不能平卧，这种咳嗽要用小青龙汤来治疗。

【要点延伸】

1. 临床见于什么病？

慢性支气管炎所致肺心病，包括慢性支气管炎急性发作。心肺病变所致的咳嗽，因此我们将之归为支饮咳嗽。

2. 小青龙汤：可以用于慢性支气管炎所致肺心病。

二、咳嗽气逆（附方）

【原文】

青龙汤下已，多唾口燥，寸脉沉，尺脉微，手足厥逆，气从小腹上冲胸咽，手足痹，其面翕热如醉状，因复下流阴股，小便难，时复冒者，与茯苓桂枝五味子甘草汤，治其气冲。

桂苓五味甘草汤方

茯苓（四两）　桂枝（四两，去皮）　甘草（炙，三两）　五味子（半升）

上四味，以水八升，煮取三升，去滓，分温三服。

【串讲】

服小青龙汤后，患者出现唾液黏稠、量多，口干，寸脉比较沉，尺脉比较弱，四肢逆冷。有气从小腹往上顶到胸部、咽喉的感觉，手足气血不通、感觉迟钝。患者的面部是红热的，热气继而又下行至下焦，尿少，不时出现头昏。这时用茯苓桂枝五味子甘草汤来治疗，主要作用是止气冲，治的是"气从小腹上冲胸咽"。

茯苓桂枝五味甘草汤的组成，茯苓四两、肉桂四两、甘草三两、五味子半升，用1 600ml的水，煮取600ml，去掉药渣，分三次温服。

【要点延伸】

1. 本条文见于什么病？

此条继上条所述，仍是慢性支气管炎所致肺心病。

2. "多唾口燥"的启示：

交感神经兴奋占优势。

3. "寸脉沉，尺脉微，手足厥逆"的启示：

循环功能不全伴交感神经兴奋占优势。

4. "气从小腹上冲胸咽"的启示：

交感神经兴奋优势导致的阵发性心动过速。

5. "手足痹"的启示：

交感神经兴奋使手足外周血管收缩供血减少导致感觉迟钝。

6. "其面翕热如醉状,因复下流阴股,小便难"的启示：

交感神经兴奋则面红热,严重交感神经兴奋则面色可以变黄,肾小动脉收缩可导致尿少。此外,严重肺心病患者也常见面色紫红,尤其是在呼吸功能不全时,二氧化碳潴留导致血管扩张。

7. "时复冒"的启示：

时时出现头昏提示血压偏低、脑部供血不足。在肺心病缺氧时,二氧化碳潴留导致血管扩张,血压降低。

8. 为什么服用小青龙汤后会出现交感神经兴奋性增强加重的表现? 麻黄中的麻黄素具有拟交感活性。

9. "桂苓五味甘草汤"的启发?

（1）首先对"咳逆倚息不得卧"有治疗作用,可以治疗肺心病。

（2）可以纠正小青龙汤所致交感神经兴奋性增强引起的心律失常、尿少、手足麻木、面红、痰黏。

（3）对于血压降低具有纠正作用。对比苓桂术甘汤和桂苓五味甘草汤,两方药物组成的差异就是白术和五味子。苓桂术甘汤可以治疗心下逆满、起即头眩,这是由于胃肠道水液停留过多,而导致的低血压;桂苓五味甘草汤是治疗呼吸道疾病合并低血压状态。五味子被称为"嗽神",治疗咳嗽、呼吸系统疾病非常好。肉桂、茯苓、甘草是治疗心律失常、低血压的效药。

三、咳嗽胸满（附方）

【原文】

冲气即低,而反更咳,胸满者,用桂苓五味甘草汤去桂加干姜、细辛,以治其咳满。

苓甘五味姜辛汤方

茯苓（四两）　甘草　干姜　细辛（各三两）　五味子（半升）

上五味,以水八升,煮取三升,去滓。温服半升,日三服。

【串讲】

用完桂苓五味甘草汤之后,气上冲咽缓解,但咳嗽严重了,还伴随有胸闷的,要用桂苓五味甘草汤去掉肉桂,加上干姜、细辛,这样来治疗咳嗽和胸闷。

茯苓、甘草、五味子、细辛、干姜五味药物，用水 1 600ml，煮取 600ml，去掉药渣，每次温服 100ml，每日服用三次，每日一共服用 300ml，因此这煮取的 600ml 是两天的药量。张仲景方后注中的"日"有时是指一天，比如这一条。但有时"日"是指白天，比如有"日三夜一服"。

【要点延伸】

1."冲气即低，而反更咳，胸满"的启发：

（1）桂苓五味甘草汤对阵发性心律失常有肯定疗效。

（2）桂苓五味甘草汤可能对改变原发病（肺部感染感染）无效。

2."用桂苓五味甘草汤去桂加干姜、细辛，以治其咳满"的启示：

（1）咳嗽加重的原因可能是右心排血量增加后导致肺水肿加重，因此出现"更咳、胸满"。根据经验判断，其中既能改善心律失常又能增加右心排血量的关键药物可能是肉桂。因此要去"桂"。

（2）"干姜、细辛"是针对咳逆、胸满的，干姜、细辛是治疗肺部疾病的专药，可见于一些处方的加减法中。

四、咳嗽支饮（附方）

【原文】

咳满即止，而更复渴，冲气复发者，以细辛、干姜为热药也。服之当遂渴而渴反止者，为支饮也。支饮者，法当冒，冒者必呕，呕者复内半夏以去其水。

桂苓五味甘草去桂加干姜细辛半夏汤方

茯苓（四两）　甘草　细辛　干姜（各二两）　五味子　半夏（各半升）

上六味，以水八升，煮取三升，去滓。温服半升，日三服。

【串讲】

使用苓甘五味姜辛汤之后，咳嗽和胸闷消失，而又出现口渴，气上冲胸咽复发，这是由于细辛和干姜是热药，服用细辛、干姜应该口渴，如果服后口渴反而消失，则提示是支饮。支饮理应出现头昏头晕，头昏头晕必然伴随呕吐，呕吐者再加半夏。

加半夏后组成的方剂，我们常简称为苓甘五味姜辛夏汤。茯苓四两，甘草、细辛和干姜比苓甘五味姜辛汤的用量减少了，各二两，五味子、半夏各半升，即约25g 和约40g。这六味，用水 1 600ml，煮取600ml。有茯苓方剂通常都是需要久煎的，八升水煮到剩余三升。服用方法同前。

其中半夏40g 用量还是很大的。但在临床上治疗食管癌，出现完全的食管梗阻时，生半夏我用到过 90g，只要煎煮时间到位，还是很安全的，所以也不要太畏惧。自己在实践的时候，千万不要上来就给患者用那么大量，需要循序渐进,逐渐加量。我都是从 10g、30g、50g、60g、90g 这样逐步用上去的,知道是安全的,才会进一步加量。

【要点延伸】

1. "咳满即止,而更复渴,冲气复发者,以细辛、干姜为热药也"的启示:

(1)细辛、干姜是治疗咳嗽、胸闷的主要药物。

(2)细辛、干姜可以减少唾液分泌引起口渴。

(3)细辛、干姜可以导致交感神经兴奋性增强、提高心率、引起心动过速。在临床上治疗心动过缓,我们常用麻黄附子细辛汤的道理就在于此。

2. "服之当遂渴而渴反止者,为支饮也"的启发:

(1)因为咳嗽服用"细辛、干姜"后口渴是常见反应,如果口渴消失则提示咳嗽是由支饮所致。

(2)同时提示无论有无口渴,只要有咳嗽即可使用"细辛、干姜"。

3. "支饮者,法当冒,冒者必呕,呕者复内半夏以去其水"的启发:

(1)引起头晕头昏的支饮一定伴有脉压差减小,这类支饮常见于在心功能不全、心包积液。

(2)由于脉压差减小引起脑部供血不足、脑部水肿,进一步引起头晕头昏,可以使用半夏治疗脑水肿。

五、咳嗽支饮身肿(附方)

【原文】

水去呕止,其人形肿者,加杏仁主之。其证应内麻黄,以其人遂痹,故不内之;若逆而内之者,必厥。所以然者,以其人血虚,麻黄发其阳故也。

苓甘五味加姜辛半夏杏仁汤方

茯苓(四两) 甘草(三两) 五味子(半升) 干姜(三两) 细辛(三两) 半夏(半升) 杏仁(半升,去皮尖)

上七味,以水一斗,煮取三升,去滓。温服半升,日三服。

【串讲】

苓甘五味姜辛夏汤用完之后,支饮改善,呕吐停止。但是还有全身的水肿,这时候就用苓甘五味姜辛夏汤加杏仁。本来像这种情况,应该是加麻黄的,但由于患者血脉不通畅,所以不用麻黄。在这里,"遂"理解为血脉。若加用麻黄就会发生四肢逆冷。

苓甘五味加姜辛半夏杏仁汤,在之前方子的基础上又加了杏仁半升,去皮尖,约56g。用水 2 000ml,煮取 600ml,温服 100ml,日三服,这 600ml 还是两天的药量。将近 60g 的杏仁,量也够大的,相当于一天 30g 杏仁。

【要点延伸】

1. "其人形肿者,加杏仁主之"的启示:

杏仁是治疗肺心病水肿的有效药物。对于杏仁的认识,不要局限在治疗咳嗽。合并有肺部疾病的水肿,治疗中杏仁使用与否,效果是有差别的。

2. "其证应内麻黄,以其人遂痹,故不内之;若逆而内之者,必厥"的启示:

当交感神经兴奋占优势、外周血管收缩明显时,不宜使用麻黄。见到四肢逆冷,面色发黄,心率很快,这类情况就尽量不用麻黄了。如果使用上麻黄,血管收缩,四肢更凉,心律失常更容易出现。而且这个患者原本就有气从小腹上冲的情况。

六、咳嗽支饮面赤（附方）

【原文】

若面热如醉,此为胃热上冲,熏其面,加大黄以利之。

苓甘五味加姜辛半杏大黄汤方

茯苓（四两）　甘草（三两）　五味子（半升）　干姜（三两）　细辛（三两）　半夏（半升）　杏仁（半升）　大黄（三两）

上八味,以水一斗,煮取三升,去滓。温服半升,日三服。

【串讲】

使用完苓甘五味加姜辛半夏杏仁汤之后,患者出现面红目赤,这是胃部的热往上冲,这种情况要用大黄泻火。苓甘五味加姜辛半杏大黄汤方,就是在上一个方子的基础上,加大黄三两。以上几条的内容是连续的,通读后应该会对要点延伸中的内容有更深入的理解。

【要点延伸】

1. "若面热如醉,此为胃热上冲,熏其面,加大黄以利之"的启示:

大黄可治疗交感神经亢进所致的面红目赤。

2. 对比桂苓五味甘草汤可知,桂枝与大黄均可治疗交感神经亢进引起的面红目赤,但肉桂温补回阳、大黄泻火除热。实际上,在临床上肉桂与大黄合用,又是一个非常好的方子,比如可治疗消化道的出血,效佳。所以两者是可以配合起来使用的。

七、咳嗽痰水支饮（附方）

【原文】

《外台》茯苓饮　治心胸中有停痰宿水,自吐出水后,心胸间虚,气满不能食,消痰气令能食。

茯苓 人参 白术（各三两） 枳实（二两） 橘皮（二两半） 生姜（四两）

上六味，水六升，煮取一升八合。分温三服，如人行八九里进之。

【串讲】

此条是《外台秘要》中记载的茯苓饮，能够治疗"心胸中有停痰宿水"，具体可能表现为咳嗽、胸闷、呕吐。患者呕吐清水后胃中空虚，心胸胀满而不能饮食，"心胸间虚"指的就是胃内容物呕吐出来了。这个方子的作用就是"消痰气"，使患者恢复进食。

《外台》茯苓饮的组成：人参、白术、茯苓，这是四君子汤去甘草，再加上枳实、橘皮、生姜。一共六味药，用水1 200ml，煮取200ml，煎煮时间比较长，分三次温服，每次服药间隔就像人走了八九里路所用的时间，大约也就30~40分钟。

【要点延伸】

此条原文描述的是什么病？

肺心病右心功能不全。由于胃肠道淤血，而出现胃肠道症状，呕吐以后可以减轻。

八、咳嗽支饮（附方）

【原文】

咳家，其脉弦为有水，十枣汤主之。

【串讲】

久咳之人，如果脉是弦的，则是水饮内停的表现，使用十枣汤治疗。

【要点延伸】

此条原文描述的是什么病？

肺心病。在临床上我们经常会见到慢性咳喘的患者，逐渐发展至肺心病，出现呼吸功能不全时，脉可以是滑大的，甚至是弦滑有力的。

九、咳嗽预后（附方）

【原文】

久咳数岁，其脉弱者可治，实大数者死；其脉虚者必苦冒，其人本有支饮在胸中故也，治属饮家。

【串讲】

咳嗽时间长了，与上条的"咳家"类似，如果脉是比较弱，说明病较轻，还可以治疗；如果脉实、大、数，这时候就难治了；如果脉弱，患者会有严重头昏、头晕，这是由于患者原本就有膈间支饮，按饮家来治疗就可以了。

【要点延伸】

1. "久咳数岁,其脉弱者可治,实大数者死"的启示:

脉数大有力是肺功能严重损伤、血氧严重降低的反应。当组织缺氧,会反射性引起呼吸急促,而二氧化碳弥散障碍,会引起血管的扩张,而且此时患者的左心功能应该尚可,因此会表现出数大有力的脉象。

2. "其脉虚者必苦冒,其人本有支饮在胸中故也,治属饮家"的启示:

脉虚无力以及头昏提示已伴有左心功能不全,脑部缺血。

【小结】

此篇的内容,再结合《肺痿肺痈咳嗽上气病脉证治第七》,可以将心肺相关的咳嗽、上气、喘、水肿等临床表现系统地联系起来。因此要学好呼吸和循环系统相关的疾病的诊治,这两篇的内容都需要掌握。

第十三讲 | 消渴小便不利淋病脉证并治第十三

本篇包括"消渴""淋病"和"小便不利"三部分内容。

第一节 消　渴

"消"即体重下降,可能由于脱水,亦可能是因为消瘦;"渴"即饮水多。

一、厥阴消渴

【原文】

厥阴之为病,消渴,气上冲心,心中疼热,饥而不欲食,食即吐,下之不肯止。

【串讲】

厥阴病的特点有"消渴","消"是消瘦,"渴"是口干,自觉有气向上顶到心,结合此条原文描述的其他临床表现来看,这是食管反流的感觉,伴随有胸骨后灼热疼痛,胃中无食但不想吃饭,一进食则呕吐,用泻下药则容易出现泄泻不止。

【要点延伸】

1. 本条文见于什么病?

(1)"消渴"提示津血不足。

(2)"饥而不欲食,食即吐",摄入的食物不足,但由于食后不适而不能进食,进食后立即出现呕吐。这提示病变涉及胃,影响到食管。

(3)"气上冲心,心中疼热"高度提示胃食管反流导致的反流性食管炎。

(4)"下之不肯止",一则提示胃肠虚弱,二则提示病变部位偏上,泻下药的主要作用部位偏下,因此治疗效果不好。这种情况多见于急、慢性胰腺炎。

胰腺炎本身就可以引起腹泻,那么使用泻下的方法不能奏效,则提示是胰腺本身的问题。

(5)综合分析,厥阴消渴病应该是胰腺炎合并慢性胃炎、反流性食管炎导致的营养不良。

2. 如何治疗？临床实践证明乌梅丸是治疗胰腺疾病的效方,不仅能治疗急、慢性胰腺炎,还对胰腺癌具有治疗作用。

二、消渴脉象

【原文】

寸口脉浮而迟,浮即为虚,迟即为劳,虚则卫气不足,劳则荣气竭。趺阳脉浮而数,浮即为气,数即消谷而大坚,气盛则溲数,溲数即坚,坚数相搏,即为消渴。

【串讲】

桡动脉浮而迟,浮代表虚,由于消渴,消瘦故见脉浮;迟代表劳。虚指人体的卫气不足,劳指营气不足,"荣"即"营"。足背动脉浮而数,浮反映的是气,数提示多食易饥、大便干硬。如果气盛,小便次数就多,水液丢失增加,大便就容易干,大便干与小便数合在一起就是消渴。

"寸口脉浮而迟""趺阳脉浮而数"是两类情况,不可能同时出现在同一个人的身上。

【要点延伸】

两类消渴脉象:①寸口脉浮而迟(虚劳消渴脉);②趺阳脉浮而数(胃火消渴脉)。

实际上,消渴脉象可以有很多种,但是这里我们尊重原著,只讲文中提及的内容,不作补充。

三、尿多消渴

【原文】

男子消渴,小便反多,以饮一斗,小便一斗,肾气丸主之。

【串讲】

男性消瘦、口干,小便量多,饮多少水就排多少尿,用肾气丸主治。

【要点延伸】

1. 为什么强调"男子消渴"?

男子阳盛于阴,这里强调男子消瘦口干,实际是指阳虚为主的消渴,而不要仅仅理解为男性出现消渴时才能用肾气丸。结合上文,脉象当为寸口脉浮迟。

2. "小便反多,以饮一斗,小便一斗"的启示:

没有多食易饥,只有多饮多尿,临床可见于:①肾性糖尿病,肾脏重吸收能力差;②尿崩症,尤其是垂体性尿崩症;③干燥综合征。

四、尿少消渴

【原文】

脉浮，小便不利，微热，消渴者，宜利小便、发汗，五苓散主之。

【串讲】

患者如果表现为寸口脉浮，尿量减少，低热，消瘦，口干，此时应促进尿量增多、促进皮肤出汗，可用五苓散主治。

此处的"利小便"不同于西医利尿的意义。我在《中医体悟》中专门讲过，五苓散不是利尿药，反而具有保津液的作用。五苓散能使血容量充足，血容量充足可增加肾脏血流灌注，故可产生足够的尿液，因此见到小便通利。原文提到"利小便""发汗"是结果，说明患者处于尿少、无汗的血容量不足的情况。治疗本质上是要增加循环血容量。五苓散能起到"自身输液"的作用，可以促进肠道内液体的吸收，使其进入血液循环，也可使组织间隙的水进入到血液循环中，使得血容量得以扩充，血容量充足后，尿量与出汗就可恢复正常了。五苓散的方后注中，服完五苓散要"多饮暖水"的目的就是补液。

【要点延伸】

"小便不利，微热，消渴"的启示：

（1）"微热"提示可能存在轻微的感染。"微热"在张仲景书中多见于胃肠道感染。

（2）"小便量少＋口渴＋无汗"提示血容量不足。

（3）"无汗＋尿少"提示血容量不足，且体液并不是从皮肤和尿液丢失的。

（4）因此只有一种可能，是消化道慢性轻微感染导致胃肠功能低下所致。说明五苓散是治疗消化道病毒和细菌感染的有效方剂。

五、水逆消渴

【原文】

渴欲饮水，水入则吐者，名曰水逆，五苓散主之。

【串讲】

口干想喝水，但一喝水，就吐出来了，这是水逆病，用五苓散主治。

【要点延伸】

本条文见于什么病？

常见于胃炎、幽门梗阻。这里的幽门梗阻实际上也是胃炎所致的炎性水肿，幽门开放不全，因此水入则吐。

六、多饮消渴

【原文】

渴欲饮水不止者，文蛤散主之。

文蛤散方

文蛤（五两）

上一味，杵为散，以沸汤五合，和服方寸匕。

【串讲】

口干口渴欲饮水，持续不缓解时，可用文蛤散主治。

文蛤五两约 75g，捣成散剂，用 100ml 的煮开的水，每次冲服一方寸匕，约 3~5g。现代可以将其粉碎得更细，所以用量还可以再小一些。

【要点延伸】

1. "多饮消渴" 常见于：干燥综合征、慢性腮腺炎、糖尿病等。

2. 文蛤：是生津止渴的专药。一种观点认为是蛤蜊壳；另一种观点如《医宗金鉴》认为 "五倍子亦名文蛤"，而且说五倍子生津止渴屡试屡效。目前尚无定论。但是我们日后在临床上遇到口渴不止的患者，要能想到可以用五倍子。当糖尿病肾病出现蛋白尿，伴随有口渴时，就适合用五倍子。

第二节　淋　　病

一、淋病尿石

【原文】

淋之为病，小便如粟状，小腹弦急，痛引脐中。

【串讲】

淋病，会表现为尿中有砂石，脐下腹痛拒按。

【要点延伸】

淋病指泌尿系结石。

为什么 "痛引脐中"，肾内、输尿管结石的疼痛点往往在脐周或者两侧腹部，这描述了结石病的症状特征。

二、淋病尿频

【原文】

趺阳脉数，胃中有热，即消谷引食，大便必坚，小便即数。

【串讲】

足背动脉数,说明胃火旺,会出现多食易饥,大便干硬,尿频。

【要点延伸】

临床多见于糖尿病患者。糖尿病患者是比较容易出现泌尿系感染的。

三、淋病治禁

【原文】

淋家不可发汗,发汗则必便血。

【串讲】

淋病日久,不可用发汗方法治疗,如果发汗就会导致尿血。

【要点延伸】

1. 本条文见于什么病?

多见于泌尿系感染、泌尿系结石。

2. "淋家不可发汗,发汗则必便血"的启示:

无论泌尿系结石,还是泌尿系感染,都不可以使用减少血容量的治疗方法。血容量减少则尿量减少,尿中溶质及微生物浓度增加,病情加重,所以无论哪种淋病均需要以增加尿量为治疗基础。

第三节　小便不利

一、尿少

【原文】

小便不利,蒲灰散主之,滑石白鱼散、茯苓戎盐汤并主之。

蒲灰散方

蒲灰(七分)　滑石(三分)

上二味,杵为散,饮服方寸匕,日三服。

滑石白鱼散方

滑石(二分)　乱发(二分,烧)　白鱼(二分)

上三味,杵为散。饮服方寸匕,日三服。

茯苓戎盐汤方

茯苓(半斤)　白术(二两)　戎盐(弹丸大,一枚)

上三味,先将茯苓、白术煎成,入戎盐,再煎,分温三服。

【串讲】

如果尿量减少，治疗可以用蒲灰散，或滑石白鱼散，或茯苓戎盐汤。

蒲灰散方中的蒲灰即蒲黄。将蒲黄与滑石研成粉，冲服 3~5g，一天服三次。

滑石白鱼散方中的乱发即头发，烧后相当于是血余炭。白鱼是何物？历来分歧很大，尚无定论，我认为可能是书籍、衣物中的蠹虫或米虫、五谷虫。将滑石、血余炭和白鱼三味药研成粉，每次冲服 3~5g，一日三次。

茯苓戎盐汤中，戎盐指青盐。先煎煮茯苓、白术，接着加入盐后再煎，分三次服用。

【要点延伸】

1. 没有水肿、口干，单纯小便量少的常见机制：

（1）血容量不足。

（2）肾脏血液灌注减少。即使血容量充足，如果有肾动脉的痉挛或狭窄，导致肾脏灌注不足，也会出现尿少。

2. 蒲灰散、滑石白鱼散的可能机制：

改善肾脏微循环，增加血流灌注。两方均选用了滑石，提示滑石在改善肾脏血流灌注方面可能具有重要作用。我们都知道滑石具有利尿通淋、利湿的作用，作用机制除了其具有祛邪作用外，更重要的是可以改善肾脏血流，这是我的推论。

蒲黄、血余炭、白鱼三药也可能均有改善肾脏血流灌注的作用。蒲黄是改善微循环非常好的药，不但可以改善心脏的血液循环，改善脑部的血液循环，还可以改善肾脏的血液循环，改善妇科的血液循环，失笑散可佐证。

3. 茯苓戎盐汤的可能机制：

（1）白术、茯苓均可健脾，改善全身微循环。

（2）青盐可以直接提高血容量。

二、尿少口不干

【原文】

小便不利者，有水气，其人若渴，栝蒌瞿麦丸主之。

栝蒌瞿麦丸方

栝蒌根（二两）　茯苓　薯蓣（各三两）　附子（一枚，炮）　瞿麦（一两）

上五味，末之，炼蜜丸梧子大。饮服三丸，日三服，不知，增至七八丸，以小便利，腹中温为知。

【串讲】

如果出现尿量减少，有水肿征象，自觉口渴而口中并不干燥，用瓜蒌瞿麦丸主治。

瓜蒌瞿麦丸的组成,天花粉约 30g,茯苓、山药约 45g,炮附子一枚,瞿麦约 15g。将这五味药研成末,做成像梧桐子大小的蜜丸,梧桐子约为黄豆大小,一日服三次,每次三丸。如果小便量无增加、腹中不温暖,可每次增至七到八丸。如果出现小便量增加,腹中温暖,就可以不再增加药量了。

【要点延伸】

"小便不利者,有水气,其人若渴,栝蒌瞿麦丸主之"的启示:

(1)"若渴"是感觉和实际不一致,多见于脑部渴感中枢病变,这里可能主要是脑部微循环障碍所致。

(2)"有水气"是全身组织间水肿,多为全身组织微循环障碍所致。

(3)"小便不利"提示肾脏微循环灌注不足导致尿量减少。

(4)全身广泛微循环障碍多见于糖尿病。

(5)我们的临床经验验证:瓜蒌瞿麦丸是治疗糖尿病微循环障碍、糖尿病肾病的有效方剂,在降低糖尿病肾病蛋白尿方面有不错的效果。

三、尿少口干

【原文】

渴欲饮水,口干舌燥者,白虎加人参汤主之。

【串讲】

口渴想饮水,口干舌燥,用白虎加人参汤主治。患者应该还有小便不利的表现。

【要点延伸】

1. 本条文见于什么病?

干燥综合征、糖尿病、多汗症。

2. 白虎加人参汤是治疗各种原因口渴的主要方剂。

四、尿少口干发热

【原文】

脉浮,发热,渴欲饮水,小便不利者,猪苓汤主之。

猪苓汤方

猪苓(去皮)　茯苓　阿胶　滑石　泽泻(各一两)

上五味,以水四升,先煮四味,取二升,去滓,内胶烊消。温服七合,日三服。

【串讲】

见到脉浮、发热、口渴想饮水、尿少时,治疗使用猪苓汤。

　　猪苓汤即五苓散去白术、肉桂,加阿胶、滑石而成。用水 800ml 煮猪苓、茯苓、滑石、泽泻,煎至 400ml,去掉药渣,放入阿胶烊化,每次温服 140ml,一日三次。

【要点延伸】

　　"脉浮,发热,渴欲饮水,小便不利者,猪苓汤主之"的启示:

　　(1)"渴欲饮水,小便不利"提示津液丢失,血容量不足。

　　(2)"发热"提示可能感受外邪。

　　(3)结合《伤寒论》224 条"阳明病,汗出多而渴者,不可与猪苓汤",319 条"下利六七日,小便不利,咳而呕渴,心烦不得眠者,猪苓汤主之",提示津液丢失的原因不是出汗,而是胃肠道或呼吸道感染。有报道曾提到使用猪苓汤治疗久治不愈的咳嗽。猪苓汤中的阿胶治咳嗽效果不错,滑石也是治咳嗽的好药。我的临床经验证明杏仁、薄荷、滑石合用治疗顽固不愈的咳嗽效果很好。另外,猪苓汤可治疗心烦不得眠,尤其是对胃肠道感染导致"胃不和则卧不安"有效。

　　(4)该条没有提示感染部位,推测应该是呼吸道、消化道感染轻症,因此消化道、呼吸道症状不明显。

第十四讲 | 水气病脉证并治第十四

本篇的内容与痰饮病篇是相关联的,但水气病篇所涉及的主要是以水肿为表现的一类疾病,涉及范围非常广、内容多。直接读原文的话,大家通常会有找不到规律的感觉,因此我将其中内容进行了分类,学习起来会更有条理一些。本篇总共分为五节,第一节水气病概要、第二节脏腑水气病分类,前两节的内容通常都不是学习的重点,因为其中没有治疗方药,但其内容对于了解水气病全貌是必不可少的。第三节是风水、皮水、正水、石水、黄汗,第四节是气分与血分水气病,第五节是里水。

第一节　水气病概要

一、水气病先兆

水气病还是有其先兆的,不能等水肿彰显出来才判断这是水气病。张仲景在原文中实际上已经提及了水气病先兆,就是下面的几个条文。

(一)水气病先兆1

【原文】

跌阳脉当伏,今反紧,本自有寒,疝瘕,腹中痛,医反下之,下之即胸满短气。

【串讲】

跌阳脉是足背动脉,正常人的足背动脉,需要略微用力才能摸得比较清晰,而患者的跌阳脉是沉伏而紧的。这是患者体内原本就有寒。疝瘕,并伴随有腹中痛,"疝瘕"即为肠型,腹部可见隆起的包块,但过一会儿包块可以完全消失。医生反而用攻下的办法来治疗,使用下法之后,出现胸闷、气短。胸闷、气短常在心肺功能差的时候出现,心肺对于水液代谢具有至关重要的作用,所以当见到胸闷气短的时候,提示可能要出现水肿了,因此称之为水气病先兆。

其实这一句话的原文是很难理解的,因为想要真正和临床实际相联系

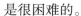

是很困难的。

【要点延伸】

1.水肿所作是由于内寒在先,而且多为腹中寒邪久聚所致。在临床上,常见到患者先有腹泻,消化道感染愈后紧接着又出现心衰。这就是先有腹部寒邪侵袭,进而损伤心肺功能,出现水肿。只不过有些医生没能将患者的病史前后关联分析。更为常见的是,上呼吸道感染之后又引起心肌炎,也会出现胸闷气短等表现。

2.“疝瘕,腹中痛”多为腹部肿瘤尤其是肠道肿瘤引起的不完全肠梗阻,使用泻下治疗更加损伤阳气,可能促进肿瘤转移至肺部,出现胸闷短气,形成肺心病,加上营养不良,极易形成水肿。心肺功能差,营养不良,或有并发感染,可能是这三重因素共同参与了水肿的发生。

（二）水气病先兆2

【原文】

跌阳脉当伏,今反数,本自有热,消谷,小便数,今反不利,此欲作水。

【串讲】

足背动脉沉伏而数,提示患者原本有内热,应该会见到消谷善饥、小便多。如果反而见到小便量少,这提示患者将要出现水肿,也是水气病的一个先兆。

【要点延伸】

1.“跌阳脉当伏,今反数,本自有热,消谷”的启示:

水肿所作是由于内热在先。

2.“小便数,今反不利,此欲作水”的启示:

尿量由多变少是水肿即将发生的先兆。在临床上,以上情况大多见于糖尿病后期的糖尿病肾病,糖尿病会有多饮、多食、多尿的表现,早期时候还可以见到尿多,进一步会见到尿少。

（三）水气病先兆3

【原文】

寸口脉浮而迟,浮脉则热,迟脉则潜,热潜相搏,名曰沉。跌阳脉浮而数,浮脉即热,数脉即止,热止相搏,名曰伏。沉伏相搏,名曰水。沉则脉络虚,伏则小便难,虚难相搏,水走皮肤,即为水矣。

【串讲】

桡动脉的搏动是浮、迟的。脉浮是热邪的表现,迟脉是阳气沉潜的表现,“热”和“潜”合在一起,也就是“浮”和“迟”合在一起,这就是“沉”,此处的“沉”是对病机的描述。

还有另外一种情况,足背动脉的搏动是浮、数的。脉浮是热邪的表现,脉数是热邪久稽的表现，"止"即停留之意。"热"和"止"合起来，也是"浮"和"数"合起来，这就称为"伏"。实际上，"伏"就是热伏，"沉"就是热沉，都是沉积、潜伏在里的意思。

"沉伏相搏"就是指阳气沉潜、热邪久稽，就会发生水肿病。水气病先兆的第一条是"本自有寒"而成水，后两条是有热而成水。阳气沉潜则脉络空虚，热邪久稽则小便量少。脉络空虚、尿量减少，水液不能排出则泛溢肌肤形成水肿。

【要点延伸】

"浮脉则热，迟脉则潜"与"浮脉即热，数脉即止"的启示：

（1）热邪是水肿的重要病因。在临床上常见的急性肾炎水肿，往往有呼吸道或皮肤等部位的感染史，热邪导致了包括肾脏在内的全身微循环障碍。肾脏微循环障碍，尿量减少；全身微循环障碍，组织水肿。

（2）阳气潜藏而不虚是水肿的重要机制。这里的阳气潜藏可以理解为阳气郁闭。

（3）"除热＋发散阳郁"是治疗水肿的指导原则，也就是清热＋发散，如使用连翘＋麻黄。

（4）迟脉和数脉不可能同时出现在寸口脉和足背动脉，应该是在病程中先后出现的，先有脉迟，后又脉数。或者脉迟和脉数为不同患者身上的表现。张仲景的书中常见在同一条文中描述了两种矛盾的表现，实际上就是两种情况，如胸痹篇讲到的"寸口脉沉而迟，关上小紧数"同一个人身上不会同时见到寸脉迟和关脉数，要么是不同时间段的表现，要么是不同人身上的表现。

二、水气病治疗原则

（一）发汗利小便

【原文】

师曰：诸有水者，腰以下肿，当利小便；腰以上肿，当发汗乃愈。

【串讲】

各种水气病，水肿以腰以下为主的，治疗应当保持小便通畅；水肿以腰以上为主的，此时应该使用发汗的办法治疗。

【要点延伸】

1. "腰以下肿，当利小便"的真实含义？

各种原因的水肿，在比较轻的时候，多会只表现为腰以下肿甚，通过增加尿量，即可使水肿消退。

2. "腰以上肿,当发汗乃愈"的真实含义?

(1)单纯"腰以上肿"在临床很少见。只有上腔静脉阻塞时可以见到胸部及头面部水肿,而这种水肿也不是发汗可以解决的。因此原文所讲的并不是这种情况。

(2)当水肿严重时,不但腰以下水肿明显,腰以上部位也出现水肿,这时就可以加用发汗的方法来治疗,促进水液从皮肤排泄。原文所讲的应该是这种情况。

(二)先治新病

导致水肿的原因很多,有的情况是旧病又加上新病,引起了水肿,此时应该先治新病,这是标本先后的问题,新病为标,急则治标。

【原文】

问曰:病者苦水,面目身体四肢皆肿,小便不利,脉之,不言水,反言胸中痛,气上冲咽,状如炙肉,当微咳喘,审如师言。其脉何类?

师曰:寸口脉沉而紧,沉为水,紧为寒,沉紧相搏,结在关元,始时当微,年盛不觉。阳衰之后,荣卫相干,阳损阴盛,结寒微动,肾气上冲,喉咽塞噎,胁下急痛。医以为留饮而大下之,气击不去,其病不除。后重吐之,胃家虚烦,咽燥欲饮水,小便不利,水谷不化,面目手足浮肿。又与葶苈丸下水,当时如小差,食饮过度,肿复如前,胸胁苦痛,象若奔豚,其水扬溢,则浮咳喘逆。当先攻击冲气,令止,乃治咳;咳止,其喘自差。先治新病,病当在后。

【串讲】

提问道,患者为水气病所苦,也就是水肿严重,头面、躯干、四肢都是肿的,小便量少。但是患者就诊诊脉时,不主诉水肿而是说胸中痛、气往上顶至咽喉部位、咽部堵塞感,老师讲患者应该还有轻微的咳嗽气喘,仔细询问,的确如此。那这样的患者,脉象应该是什么样的呢?

老师答道,寸口脉是沉、紧的。组织间水肿,因此脉是沉的。寒邪主收引,因此脉是紧的,脉沉和脉紧相合,提示寒水停留在下腹。疾病开始时症状轻微,随着年龄增加到壮年,自觉症状逐渐缓解。可见此病是慢性病,病根早就种下了,只是症状慢慢才出现而已。那么在阳气衰弱以后,因为阴阳不协调,出现营卫不调。阳气不足,阴寒偏盛,结在关元的寒气就逐渐显现出来了,具体表现为气从下腹上冲咽喉,咽喉堵塞、吞咽困难,这其实就是前面讲的奔豚病,而且还有"胁下急痛",也就是上侧腹拘急疼痛。

老师继续讲道,医生认为这是留饮在胸胁,就用了"大下"的办法治疗,用的应该就是前面讲过的十枣汤。大下之后,肠鸣活跃而腹痛,但病情不见缓解。医生又用吐法治疗,胃肠空虚不适,烦热内生,咽喉干燥想要喝水,进食的水谷不能被消化,出现头面四肢水肿。在这种情况下,医生又以葶苈丸下水,具体不知葶苈丸是何方,但葶苈子一定是主药。当时用完后,好像水肿略有缓解,饮食过量,水肿就又像以前一样了,胸胁疼痛、气逆阵作,水肿严重时则轻微咳嗽、呼吸喘促。应当首先用平冲降逆的方法来治疗,然后再治咳,咳嗽止住后,喘促就会缓解。先治疗后发生的新病,也就是先治咳喘,然后水肿就消了。

【要点延伸】

此段描述的是什么病呢?

慢性心功能不全。慢性病程,可能在患者很年轻时就种下病根,盛年体壮显现不出来,到年纪大了,如果又遇上呼吸道、消化道感染,就可使心功能不全迅速加重。因此,治疗必须先治疗新病,也就是感染,等感染缓解以后,心功能不全就可以得到改善。

实际上,临床中还是同时新病、久病兼顾治疗,但通过此段的学习,我们一定要知道对新病治疗的重要性。

(三)治分阴阳

【原文】

水之为病,其脉沉小,属少阴;浮者为风;无水,虚胀者,为气。水,发其汗即已。脉沉者,宜麻黄附子汤;浮者,宜杏子汤。

麻黄附子汤方

麻黄(三两)　甘草(二两)　附子(一枚,炮)

上三味,以水七升,先煮麻黄,去上沫,内诸药,煮取二升半。温服八分,日三服。

杏子汤方(方未见,恐是麻黄杏仁甘草石膏汤)

【串讲】

水气病,水肿、脉沉小是手少阴心经病变,心功能差时,脉容易是细弱的。水肿、脉浮是风邪所致,此处的"风"应该是代指所有外邪。没有水肿,皮肤肿胀松软是气病,实际上这是细胞内水肿或者水肿初期,治疗应以调气为主。水肿,发汗就能好。那么具体用什么药呢?脉沉者,可以用麻黄附子汤,这是阴证;脉浮者,可以用杏子汤,这是阳证。这就是治分阴阳。"宜"就不同于"主之","宜"是尚可使用的,但恐怕不是最佳方案。

麻黄附子汤,就三味药组成,麻黄三两、甘草二两、炮附子一枚,其中麻黄药先煎去上沫,最终煮取二升半,每次"温服八分",此处的"分"因当是"合"之误写,也就是每次服用约160ml,每日服药三次。

杏子汤,在原书中只留下了名字,而方药组成散佚了。有人说应该就是麻杏甘石汤,暂时无法考证是否属实。但是如果根据有热象而用麻杏甘石汤,从道理上来讲是可以的。

【要点延伸】

1."脉沉者,宜麻黄附子汤"的启示:

外受寒邪、阳气潜藏,故见脉沉,散寒温阳的麻黄附子汤是其代表方。

2."浮者,宜杏子汤"的启示:

脉浮多为感受热邪的脉象,可惜杏子汤方未见,后世医家推测是麻杏甘石汤,即可宣肃肺气发汗利尿,又能清热,可以参考使用。

3. 水肿不管脉象如何,麻黄甘草均为可用之药(具体参见里水的治疗)。这一点,大家可能既往没有认识,麻黄、甘草合用,不论寒证、热证均可使用。

三、水气病预后

(一)愈候

【原文】

问曰:病下利后,渴饮水,小便不利,腹满阴肿者,何也? 答曰:此法当病水,若小便自利及汗出者,自当愈。

【串讲】

问道,腹泻后出现口渴多饮,小便量少,腹胀继发水肿,这是为什么呢?

回答道,这种情况按照规律应当出现水肿,如果不用利尿药而小便量恢复正常,再加上有汗出了,这是水肿将要痊愈。

【要点延伸】

1."病下利后,渴饮水,小便不利,腹满阴肿者"的启示:

一般认为,腹泻会造成脱水,为何还未引起水肿呢? 其实,这就是胃肠道感染所致的水肿。在临床上常见到一些肾炎患者,在肾炎出现之前就曾有胃肠道感染的病史。这是胃肠道感染引起的微循环损害,那么肾脏微循环障碍就形成了水肿。

2."若小便自利及汗出者,自当愈"的启示:

不用利尿发汗药而小便正常、汗出通畅者,水肿自愈。恢复小便的正常、汗出的通畅,本来是水气病的治疗原则,若机体可以自我调整达到这个状态,就是水肿消退、将愈的征象,因此不需再用药了。

(二)死候

【原文】

少阴脉紧而沉,紧则为痛,沉则为水,小便即难。脉得诸沉,当责有水,身体肿重。水病脉出者死。

【串讲】

手少阴脉沉紧,紧脉则提示会见到身痛,沉脉则提示会见到水肿,接下来就会见到小便量少。见到沉脉,是水气病的缘故,临床表现是身体水肿、沉重。如果水肿患者,脉不沉而反脉大者,这是所谓的"死证",也就是病情危重的表现。

【要点延伸】

本条文见于什么病?

严重肾性高血压水肿所致左心功能不全。预后极差。

一般情况,少阴心脉本身就是相对偏弱的,如果此脉都见到沉紧之象,摸起来比较清晰有力了,结合本条原文所描述的其他表现,就提示患者的血压很高。肾小球疾病,继发血压升高,血压升高后,心脏负担逐渐加重,心肌代偿性肥厚、心脏代偿性扩大,因此见到心搏有力、血压很高。此时,虽然有严重的全身水肿,但是脉搏却清晰有力。

在讲解水气病的具体治疗之前,张仲景就已经将水气病的先兆、治疗原则、预后等各方面进行了概述。原书的条文排序中,比较难形成直观的认识,因此汇总整理于此,方便学习。

第二节 脏腑水气病分类

一、心水

【原文】

心水者,其身重而少气,不得卧,烦而躁,其人阴肿。

【串讲】

"心水",就是心脏病变引起的水肿,其特点是身体沉重、气短、不能平卧、烦躁不安,以及外阴水肿。其实,全身水肿严重的时候,就会出现外阴水肿。

【要点延伸】

1. 本条文见于什么病?

全心功能不全。

2. 与支饮的关系:属于支饮。

二、肝水

【原文】

肝水者,其腹大,不能自转侧,胁下腹痛,时时津液微生,小便续通。

【串讲】

肝水的临床表现有,腹部胀大,转身、侧身困难,右上腹疼痛,"时时津液微生"指口干,偶尔口中能有津液产生,"小便续通"是指小便是持续通畅的,但是小便量少,而并不是指尿多。

【要点延伸】

本条文见于什么病?

肝脏病变伴有腹痛、水肿,最常见于肝癌肝硬化腹水。

三、肺水

【原文】

肺水者,其身肿,小便难,时时鸭溏。

【串讲】

肺水,临床特征是全身水肿,小便量少,"小便难"仍然是小便量少的意思,还有"时时鸭溏"。禽类的粪便和尿液是混合在一起排出的,因此是稀便,"时时鸭溏"就是形容大便稀。

【要点延伸】

本条文见于什么病?

肺水,临床特点中没有咳、喘、气短等表现,所以不是现在所谓的肺脏病变。只有消化道疾病,才会常常腹泻;如果是其他部位的病变,腹泻后水肿应当是减轻的。因此此病可能是消化道疾病所致的营养不良性水肿。还有一种病是比较少见的,淀粉样变性,特别是存在消化道淀粉样变时,出现腹泻,导致营养不良性水肿。

四、脾水

【原文】

脾水者,其腹大,四肢苦重,津液不生,但苦少气,小便难。

【串讲】

脾水的临床表现有腹部胀大、四肢水肿沉重、口干、气短、小便量少。

【要点延伸】

本条文见于什么病?

根据原文对脾水临床表现的描述,可知一定与西医所说的脾无关,这些表现见于肝硬化失代偿期。

五、肾水

【原文】

肾水者,其腹大,脐肿,腰痛,不得溺,阴下湿如牛鼻上汗,其足逆冷,面反瘦。

【串讲】

此条原文描述了肾水的临床表现。由于腹部胀大而肚脐鼓了出来,这是腹水腹胀的表现,腰痛,排不出尿,这里就是无尿的意思。"阴下湿如牛鼻上汗"指的是阴囊水肿,阴囊表面像牛鼻子上出汗一样,也就是水肿严重到流水。非常严重的水肿患者,不仅阴囊流水,下肢也可见到肿胀流水。患者还有腿脚发凉,但面部不肿,或肿得不严重。

【要点延伸】

本条文见于什么病?

低蛋白血症、肾病综合征轻症。低蛋白血症所致的水肿是以身体下垂部位的水肿为主,因此下肢和外阴的水肿可以很严重。

六、肠间水气

以上是五脏水气病。还有两条原文,实际上涉及的是六腑水气病,但张仲景并未在原文中直接提出。首先是"肠间水气"。

【原文】

寸口脉弦而紧,弦则卫气不行,即恶寒,水不沾流,走于肠间。

【串讲】

寸口脉是弦紧的,脉弦提示卫气郁闭,在张仲景的著作中,脉弦紧,通常是气滞、气郁的表现。卫气郁闭表现出来的症状是怕冷。在方言里,"沾"就是表达"能""可以"的含义,"水不沾流"就是水液不能运行。这里的"沾"如何理解,如果按照《说文解字》就讲不明白了,实际上在中原区域的方言中,"不沾"就是不行的意思。水液不能正常运行,就停聚在肠腔。因此,我们称之为"肠间水气"。

【要点延伸】

1. 本条文见于什么病?

慢性小肠炎,常有肠鸣的临床表现。

2. 与痰饮什么关系? 属于痰饮病。"水走肠间,沥沥有声"就是指"肠间水气",治疗可以参考痰饮病篇的内容。

七、三焦水

【原文】

夫水病人,目下有卧蚕,面目鲜泽,脉伏,其人消渴,病水腹大,小便不利。其脉沉绝者,有水,可下之。

【串讲】

水肿患者,眼下有"卧蚕",这是指下眼睑水肿严重,"面目鲜泽"是指面部、眼睑水肿明亮。脉沉取才能摸到，患者还口渴得厉害，腹水腹胀，小便量少，脉沉微，这就是水气病，可以攻逐水饮。

"三焦水"是我根据其临床特点而进行命名的，原文中没有"三焦水"的提法。由于其全身各处水肿，比较弥漫，因此命名为"三焦水"。

【要点延伸】

1. 本条文见于什么病？

肾病综合征。

2. 与溢饮有何关系？属于溢饮，而溢饮还有身痛的表现，是急性肾炎。但治疗三焦水气病可以参考溢饮的有关内容。

第三节　风水、皮水、正水、石水、黄汗

此节是经典的五种水气病，是水气病篇的重点，但由于其中的有些内容理解难度大、不易与现代临床相联系，而在一般的教材中被省略掉了，下面我们就将对全文进行讲解。

一、水气病分类

【原文】

师曰：病有风水，有皮水，有正水，有石水，有黄汗。风水，其脉自浮，外证骨节疼痛，恶风；皮水，其脉亦浮，外证胕肿，按之没指，不恶风，其腹如鼓，不渴，当发其汗；正水，其脉沉迟，外证自喘；石水，其脉自沉，外证腹满不喘；黄汗，其脉沉迟，身发热，胸满，四肢头面肿，久不愈，必致痈脓。

【串讲】

老师道，水气病有风水、皮水、正水、石水、黄汗几类。

风水的特点是，在没有治疗干预的情况下，脉浮，外在表现有骨节疼痛，恶风。其中没有描述水肿，但既然是属于水气病，就一定是有水肿的。

皮水的脉象也是浮脉，外在表现是"胕肿"，就是腿肿，而且是可凹性水肿，风水有恶风，而皮水不恶风，腹胀大，实际上就是有腹水，不口渴，治疗应当发汗。

正水的脉象是沉迟的，外在表现是在没有外在干扰时见到喘息。

石水，脉象在没有外在干扰的情况下是沉的。其外在表现有腹满，但是石水没有喘。喘与不喘，就将正水和石水区分开来了。

黄汗，脉象是沉迟脉，有发热，胸部满闷，四肢和头面水肿，一直没有痊愈，时间久还可出现疮痛，也就是化脓性病变。

【要点延伸】

1. 水气病的共同表现：水肿。

2. "风水，其脉自浮，外证骨节疼痛，恶风"的启示：

除水肿以外，"风水"的其他临床表现特点有：①脉浮；②骨节疼痛；③恶风。

"风水"见于西医学的什么病？感染相关性右心功能不全、急性肾炎。

3. "皮水，其脉亦浮，外证胕肿，按之没指，不恶风，其腹如鼓，不渴，当发其汗"的启示：

除水肿以外，"皮水"的其他临床特点有：①脉浮；②可凹性水肿；③腹水；④不恶风；⑤口不渴。

"皮水"见于西医学的什么病？肾病综合征、低蛋白血症。

4. "正水，其脉沉迟，外证自喘"的启示：

除水肿以外，"正水"的其他临床特点有：①脉沉迟；②喘息。

"正水"见于西医学的什么病？窦性心动过缓合并心功能不全。水气病通篇没有讲"正水"该用何法何方治疗。按照我们的临床经验来讲，窦性心动过缓合并心功能不全出现水肿时，小青龙汤是很好的选择，真武汤也可以使用。

5. "石水，其脉自沉，外证腹满不喘"的启示：

除水肿以外，"石水"的其他临床特点有：①脉沉；②腹满不喘。喘与不喘，就是心肺功能状况的鉴别，不喘，提示石水与心肺关系不大，其心肺功能尚可。

"石水"见于西医学的什么病？慢性肾炎或肝硬化腹水合并低蛋白血症。可见，从现代的疾病分类而言，"石水"与"皮水"有一定的交叉，但两者在临床表现特点上还是有区别的。

6. "黄汗，其脉沉迟，身发热，胸满，四肢头面肿，久不愈，必致痈脓"的启示：

（1）"黄汗"：根据其水肿、发热、胸闷、痈脓等伴发症状，可以排除临床报道中常见的单纯"色汗症"，因此考虑汗液色黄应为血中胆红素升高所致，血中胆红素升高可以是红细胞破坏过多、肝脏功能受损所致。

（2）"脉沉迟"提示心脏窦房结受损，或迷走神经兴奋性增强。

（3）"身发热"提示体温升高，可以是感染，或结缔组织病，或癌症等。

（4）"胸满"而无咳喘，结合脉沉迟，胸闷应为心脏问题所致。临床常见心动过缓的患者夜间憋醒，而不伴有胸痛。

（5）"四肢头面肿"提示全身静脉系统回流障碍。

（6）"久不愈，必致痈脓"提示机体抵抗力下降，病情迁延不愈，有潜在的部位不确定性化脓感染。

综合以上分析,黄汗病最有可能是感染性心内膜炎合并心源性肝损伤所致。感染性心内膜炎,可以对心肌的传导系统造成损害而出现心动过缓。另外,如果感染的菌栓脱落后,可经血液循环至全身其他部位而形成化脓性病灶。感染性心内膜炎严重者,可出现心衰,尤其是右心衰竭时,会致肝淤血,进而造成肝脏的损伤,此时胆红素可升高,严重者可见黄疸,汗液也可以变黄。

感染性心内膜炎,在临床上相对比较容易被忽视。特别是老年人拔牙后,出现相对较长时间的发热不退,一定要引起警惕。当然,多数的感染性心内膜炎,特别是没有引起肝损伤者并不以黄汗的为突出表现,而且在临床上,西医通常也不会采集汗液颜色的信息。

二、风水与黄汗的区别

【原文】

脉浮而洪,浮则为风,洪则为气,风气相搏。风强则为隐疹,身体为痒,痒为泄风,久为痂癞。气强则为水,难以俯仰。风气相击,身体洪肿,汗出乃愈。恶风则虚,此为风水。不恶风者,小便通利。上焦有寒,其口多涎,此为黄汗。

【串讲】

脉浮、洪大,脉浮提示风气较重,脉洪大提示正气强,虽然受了外邪,但是患者正气尚足,因此表现出实脉。正气和风邪斗争,风气盛则导致风团,产生身痒,痒是风气外泄的表现。其实"痒为泄风"对我们有启发,既然痒是风邪能够外泄的表现,那治疗时如果使得痒到极点,是不是就意味着风邪彻底外泄了呢?临床上,当患者皮肤瘙痒严重时,如果用热风吹,就会痒得更厉害,但很快痒感就能达到极点,然后不痒了。如果痒的时间太久,经过反复搔抓,皮肤抓痕增厚,就成为痂癞。

正气强则发生水肿,水肿时难以俯仰,提示有腹水。这是风邪和正气相争,身体出现高度水肿,使用发汗的方法治疗,水肿就能减轻。为什么正气强,反而能成水肿病呢?这实际就是现代所说的剧烈的过敏反应、免疫亢进的状态,正气虽然强,但是正气不协调,因此会生病。而如果正气强而协调,就不会生病。

为什么瘾疹、洪肿,张仲景要放在一起讲呢?荨麻疹,实际上就是一个局部的组织水肿,而全身广泛的就是水肿了。风团水肿和整体水肿,只是程度不同而已,张仲景能发现这之间的联系是很不简单的。在临床上,有的水肿患者,如果留意追溯其病史的话,就可能发现其存在荨麻疹病史。

如果感觉怕风，就提示正气已虚，这就是风水，恶风是风水的特点之一。如果患者不怕风、尿量正常，是上焦有寒邪或上焦阳气不足，会见到口水多的表现，这就是黄汗病，由此可见黄汗是虚寒证。此外，黄汗是"小便通利"的，言外之意则是，恶风者，以及之前的"身体洪肿"者，应该有小便不利的表现，即尿量少。

【要点延伸】

"恶风则虚，此为风水。不恶风者，小便通利。上焦有寒，其口多涎，此为黄汗"的启示：

（1）根据本篇其他条文，"口多涎"和"小便通利"不是黄汗的必见表现。但却是对黄汗临床表现的补充。结合口多涎与脉迟，可知黄汗病是以迷走神经兴奋为主的状态，因此表现为虚寒之象。

（2）"恶风"有无是区别风水和黄汗的主要指征。风水恶风，黄汗无恶风。

三、风水、皮水、黄汗、脾胀的区别

【原文】

太阳病，脉浮而紧，法当骨节疼痛，反不疼，身体反重而酸，其人不渴，汗出即愈，此为风水。恶寒者，此为极虚，发汗得之。渴而不恶寒者，此为皮水。身肿而冷，状如周痹，胸中窒，不能食，反聚痛，暮躁不得眠，此为黄汗。痛在骨节，咳而喘，不渴者，此为脾胀，其状如肿，发汗即愈。然诸病此者，渴而下利，小便数者，皆不可发汗。

【串讲】

1. "太阳病，脉浮而紧，法当骨节疼痛，反不疼，身体反重而酸，其人不渴，汗出即愈，此为风水"的启示：

"身体酸重"是与"骨节疼痛"意义等同的风水特征。患者没有口渴，用发汗的方法能治好，这就是风水病。如果出现怕冷，说明是严重虚弱，这是发汗过度所致，汗多伤阳，治疗过度。

2. "渴而不恶寒者，此为皮水的启示：

对比前文"不渴"可知"渴"不是皮水的特征，但"不恶寒"与前文的"不恶风"是皮水同一性质的特征。

3. "身肿而冷，状如周痹，胸中窒，不能食，反聚痛，暮躁不得眠，此为黄汗"的启示：

（1）"身肿而冷"提示全身动脉系统供血不充分。实际上，这就是低血压、全身组织灌注不足的状态。

（2）"胸中窒"是"胸满"的进一步加重。

（3）"不能食,反聚痛"可以是胃肠道缺血的表现,提示胃肠道可能存在动脉供血不足。

（4）"暮躁不得眠",实际是脑缺血缺氧的表现,也提示黄汗病在夜间加重。

（5）黄汗作为动脉系统感染性疾病,症状可以非常广泛。

4."痛在骨节,咳而喘,不渴者,此为脾胀,其状如肿,发汗即愈"的启示:

脾胀的特征:

（1）骨节疼痛(类似风水)。

（2）"咳而喘"(提示与心肺有关)。

（3）"不渴"(提示没有体液丢失)。

（4）"其状如肿"(提示细胞内水肿)。

（5）多见于甲状腺功能减退合并心功能不全。治疗可考虑五脏风寒积聚病篇的肾着汤。

5."渴而下利,小便数者,皆不可发汗"的启示:

当各种水肿伴随口干腹泻和 / 或伴随尿频时,全都不可以使用发汗的办法治疗。

四、风水证治

（一）风水的临床表现

【原文】

寸口脉沉滑者,中有水气,面目肿大,有热,名曰风水。视人之目窠上微拥,如蚕新卧起状,其颈脉动,时时咳,按其手足上,陷而不起者,风水。

【串讲】

寸口脉,也就是桡动脉在手腕部的搏动处,是沉滑的,水肿的脉象多数是偏沉的,这是体内有水液停留,颜面水肿,发热,可见眼睑肿胀,像蚕刚刚拱起身体的样子,"拥"即"臃"。患者的颈部静脉血管跳动,不断地咳嗽,手足均有可凹性水肿,这就是风水。

【要点延伸】

1."其颈脉动,时时咳,按其手足上,陷而不起"的启示:

肺部感染合并右心功能不全、静脉回流障碍的表现。"时时咳"提示肺部疾病或左心功能不全,但根据"颈脉动"及"面目肿大""按其手足上,陷而不起",则判断应该为肺部疾患所致的咳嗽以及右心功能不全。

2."风水"到底是什么病?

结合之前风水的有关条文,可以明确风水的必要特征有:①恶风;②全身水肿。

风水的表现常见于：①肺部感染性右心功能不全（有关内容与治疗可以参照支饮）；②急性肾炎（呼吸道感染后发生的急性肾炎，但此时一般不会见到"颈脉动"的表现）。

（二）风水治疗三方

1. 发热水肿风水（越婢汤证）

【原文】

风水恶风，一身悉肿，脉浮，不渴，续自汗出，无大热，越婢汤主之。

越婢汤方

麻黄（六两）　石膏（半斤）　生姜（三两）　大枣（十五枚）　甘草（二两）

上五味，以水六升，先煮麻黄，去上沫，内诸药，煮取三升，分温三服。恶风者，加附子一枚，炮；风水加术四两。

【串讲】

风水病，恶风，全身水肿，脉浮，没有口渴，自汗不止，发热不甚。一般而言，有汗出，水肿应该消退，但是患者仍有水肿。另外，也正是由于持续汗出，所以患者虽然有发热，但是热度不高。那就是说，伴随汗出的发热性水肿疾病，使用越婢汤治疗。

越婢汤的组成，其中有麻黄六两，大约 90g，如此大量使用，风险很高，我在临床上从来没有用到过这个量。但也许遇到原文中所描述的患者，使用起来就没有风险了，其中关键也在配伍。越婢汤中还有石膏半斤，相当于 125g 左右，量也是较大的。石膏与麻黄配伍，就能够减少或减轻麻黄升高血压、增快心率等不良反应。还有生姜三两，大枣十五枚，按一枚大枣 10g 计算，就是 150g，按一枚大枣 5g 计算，也有将近 80g，一般我们的用量都不足。甘草二两，现代临床甘草用到 30g 的情况也比较少。在张仲景书中治疗水气病，麻黄、甘草是非常重要的药对。

先煮麻黄，去上沫的目的是减少麻黄不良反应，以前已经讲过，大部分生物碱都在上沫中不溶于水，去掉上沫可以减少烦躁等副作用的发生。如果要大量使用麻黄，首先就要遵循煎药方法。另外，最终药物是要"分温三服"，大量的药物并非一次喝进去，而是分三次喝，即便如此，每剂的麻黄量也不小，相当于 30g 左右。

如果怕风严重，就再加炮附子一枚。"风水加术四两"，可以理解为如果水肿厉害，就可以再加四两白术。也就是说，越婢汤、越婢加术汤都可以作为治疗风水的选择。

【要点延伸】

（1）"续自汗出"与大量"麻黄"：按照我们在《中药学》中所学的知识，

有汗是不用麻黄的,但此处有持续汗出,处方中却用大量的麻黄。这提示我们,不要因为汗出就惧用麻黄,其中配伍是关键,如麻黄 + 石膏相配伍。在临床上,治疗喘息,如哮喘、慢性支气管炎的严重喘息等,可以见到患者汗多的情况,此时还非用麻黄不可。用上麻黄就不喘了,汗自然也就收了,关键要掌握好适应证和药物配伍。

(2)"续自汗出,无大热"的启示:

①因有汗故见低热;②如无汗可见高热;③风水与感染风热外邪相关。

(3)发热风水的治疗主方是越婢汤加味。也就是感染性疾病所致的水肿,有发热的,可考虑使用越婢汤。

2. 无热身重风水 1(防己黄芪汤证)

【原文】

风水,脉浮,身重,汗出,恶风者,防己黄芪汤主之。腹痛加芍药。

防己黄芪汤方

防己(一两) 黄芪(一两一分) 白术(三分) 甘草(半两,炙)

上锉,每服五钱匕,生姜四片,枣一枚,水盏半,煎取八分,去滓。温服,良久再服。

【串讲】

浮脉,身体沉重,有汗出,恶风,见到这种没有热的风水,就应该选用防己黄芪汤治疗。

防己黄芪汤中的药物剂量很小,从使用方法上看,用量就更小了。药物粉碎后,"每服五钱匕",如果按照五钱匕等于五铢来计算,也就是 $3.25g \times 5 = 16.25g$,再加生姜四片,大枣一枚,一盏半的水,煎取八分,去掉渣滓,温服,一次将 15g 左右的药粉喝了进去。"良久再服","良久"具体所指的时长很难考证,可以肯定不是几天,而是有一定的时间间隔,理解成一会儿、一个时辰也好,两个时辰也好,总而言之,不是间隔太长的时间。

3. 无热身重风水 2(附方:防己黄芪汤)

【原文】

《外台》防己黄芪汤 治风水,脉浮为在表,其人或头汗出,表无他病,病者但下重,从腰以上为和,腰以下当肿及阴,难以屈伸。

【串讲】

这一条还是有关防己黄芪汤的,在原文中是在附方中。

《外台秘要》记载防己黄芪汤治疗风水病,脉浮提示病在表,患者有的会见到头部出汗的情况,除此之外没有表病的表现。患者只有下半身沉重,腰以上没有不适,腰以下包括外阴部位有水肿,由于水肿严重,会出现小腿屈伸困难。

本方与《金匮要略》所记防己黄芪汤的描述不一样,但是其药物组成与病理机制是一样的。

【要点延伸】

本条文见于什么病?

慢性肾炎低蛋白血症、右心功能不全。现代临床使用防己黄芪汤治疗慢性肾炎水肿的案例很多,使用较为广泛。

五、黄汗证治

(一)无痛黄汗(芪芍桂酒汤)

【原文】

问曰:黄汗之为病,身体肿,发热,汗出而渴,状如风水,汗沾衣,色正黄如柏汁,脉自沉,何从得之? 师曰:以汗出入水中浴,水从汗孔入得之,宜芪芍桂酒汤主之。

黄芪芍药桂枝苦酒汤方

黄芪(五两) 芍药(三两) 桂枝(三两)

上三味,以苦酒一升,水七升,相和,煮取三升。温服一升,当心烦,服至六七日乃解。若心烦不止者,以苦酒阻故也。

【串讲】

提问道,黄汗病的临床表现有全身水肿、发热、汗出,伴有口渴。由于水肿、发热、汗出,因此在临床表现上有与风水相似之处。汗液使衣物黄染,如黄柏汁浸染过的正黄色。张仲景书中的"自"就是表达没有经过药物干预的意思,自然状态下脉象是沉的。那这个病是怎么得的呢?

老师回答道,是出汗之后进入水中洗澡,水从毛孔进入身体所致,治疗可以使用芪芍桂酒汤。古代没有自来水淋浴的条件,"入水中浴"很有可能就是跳进池塘、河流、湖泊中去洗澡。这其中就有丰富的可能致病的病原微生物,因此对于"水从汗孔入"的更合理的理解是,病原微生物进入人体内致病,而并非水进入体内致病。

芪芍桂酒汤的组成是黄芪五两,大约在75~80g了,芍药和肉桂均为三两,45~50g的用量。这三味药,用一升苦酒和七升水煎煮,一共是1 600ml的液体,煎到剩余600ml,每次服用200ml,喝完1/3的药以后就会出现"心烦",服药至六七天左右,"心烦"就缓解了。如果"心烦"持续不停止,这是什么原因呢? 这是"苦酒阻"的缘故。这里的"心烦"并非单纯烦躁,而是描述胃中懊恼不适的感觉。苦酒,目前一般认为就是醋。张仲景说,出现胃中懊恼不适的感觉,是因为醋的原因,这是符合实际情况的。

【要点延伸】

1.“以汗出入水中浴,水从汗孔入得之”的思考:

(1)皮肤常常是病邪侵入人体的途径之一。如果大家有在农村生活的经历,夏天干完农活出汗之后,到池塘洗澡或用井水冲洗,经常紧接着就出痱子了,这就是引起了皮肤汗腺的感染。

(2)感染性心内膜炎多由细菌、真菌和其他微生物(如病毒、立克次体、衣原体、螺旋体等)感染侵入血液导致,病原菌通常是高毒力细菌(其中大多为金黄色葡萄球菌、化脓链球菌或真菌等),其侵入途径多是皮肤或上呼吸道。实际上,还有病原体侵入的重要途径,就是口腔。不少感染性心内膜炎患者,在发病前1周左右有拔牙史。

2. 黄汗的可能机制:机体在免疫力低下时,病原微生物进入血液,引起红细胞破坏过多、肝功能损害严重,导致血中胆红素增高,通过广泛损伤的微循环时,一方面渗透到汗腺引起黄汗,另一方面渗透到水肿的组织内引起黄染水肿。

3.“若心烦不止者,以苦酒阻故也”的思考:

(1)苦酒(醋)具有促进胆汁排泄的作用,对退黄具有帮助。在消化道内,胃液是酸性的,胃液分泌之后进入十二指肠,也就是酸性的液体排下去,就会引起胆汁的排泄。

(2)饮醋过多可加重胃中不适感,生活经验和临床经验可以印证。

4. 黄芪芍药桂枝苦酒汤:

(1)补气调和营卫,提高机体免疫能力,是治疗疾病的根本。

(2)利胆退黄,减轻胆红素在体内蓄积所继发伤害。

(二)身痛黄汗(桂枝加黄芪汤)

【原文】

黄汗之病,两胫自冷。假令发热,此属历节。食已汗出,又身常暮盗汗出者,此劳气也。若汗出已,反发热者,久久其身必甲错;发热不止者,必生恶疮;若身重汗出已辄轻者,久久必身眴,眴即胸中痛;又从腰以上必汗出,下无汗,腰髋弛痛,如有物在皮中状;剧者不能食,身疼重,烦躁,小便不利,此为黄汗。桂枝加黄芪汤主之。

桂枝加黄芪汤方

桂枝　芍药(各三两)　甘草(二两)　生姜(三两)　大枣(十二枚)　黄芪(二两)

上六味,以水八升,煮取三升。温服一升,须臾饮热稀粥一升余,以助药力,温服取微汗;若不汗,更服。

【串讲】

黄汗病,小腿皮温降低,非其他因素干扰所致。如果是小腿发热,这是历节病。吃完饭之后出汗,而且经常晚上睡觉时出汗,这是已经伤了人体的正气了,正气不足,这是虚劳。一般情况下是汗出热退,但如果出汗之后反而有发热的患者,病程日久时,皮肤会出现鱼鳞样改变,这是皮肤的营养不良。如果发热不止,还会见到皮肤疮疡日久不愈。如果汗出后身体沉重缓解,时间久了会出现身体肌肉跳动,而且身体肌肉跳动与胸痛多伴随发生。还有一种情况是,腰以上出汗,腰以下不出汗,腰髋胀痛,就像皮中有东西一样,实际上就是描述肿胀的感觉。严重者,饮食减少,全身疼痛沉重,烦躁,小便量少,这就是黄汗。治疗使用桂枝加黄芪汤。也就是桂枝汤再加上黄芪二两。

【要点延伸】

1. "黄汗之病,两胫自冷。假令发热,此属历节"的启示:

黄汗病可见小腿皮温降低,如果小腿皮温升高,就是历节病。

2. "食已汗出,又身常暮盗汗出者,此劳气也"的启示:

黄汗病出现进食后多汗、睡眠盗汗,提示机体严重虚弱。

3. "若汗出已,反发热者,久久其身必甲错"的启示:

(1)大多数情况下,出汗后升高的体温会暂时降低,如果体温不降,反而升高,说明自身温度调节能力下降。多是中枢神经系统体温调节功能下降。

(2)"身必甲错"是久病皮肤营养代谢异常、身体虚弱的表现。临床上可见于慢性消耗性疾病患者,如肿瘤、淋巴瘤等。

4. "发热不止者,必生恶疮"的启示:

(1)病邪久伏不去。

(2)病邪为化脓性病邪。

(3)机体正气不足。

5. "若身重汗出已辄轻者,久久必身𥄎,𥄎即胸中痛"的启示:

(1)"身重汗出已辄轻"说明有害代谢产物经过发汗可以暂时减少,另外汗出也可以使水肿暂时有所减轻。

(2)"久久身必𥄎"说明支配骨骼肌的神经系统协调性受到损害,其机制可能是中枢神经受到损害。

(3)"𥄎即胸中痛"提示胸部感觉神经也同时受到损害。

(4)黄汗临床表现的机制可能涉及:卫气耗伤、热邪久稽。

6. "又从腰以上必汗出,下无汗,腰髋弛痛,如有物在皮中状"的启示:

(1)腰段脊髓可能有病变,如局灶性脊髓炎、局灶性脊髓缺血。供应局部的血管如果被菌栓堵塞,局部有细菌繁殖形成一个局灶性脊髓炎,局部缺血就形成局灶性脊髓缺血。这种情况不仅可以出现在脊髓,也可以出现在大脑,造成脑梗死,只不过堵塞血管的是菌栓。

（2）腰以上脊髓功能正常,可以出汗;腰以下脊髓功能异常,可腰胯胀痛、皮内异物感、无汗。

7."剧者不能食,身疼重,烦躁,小便不利"的启示:

（1）"剧者不能食,身疼重"提示肝脏损伤严重,有害代谢产物不能及时代谢。

（2）"烦躁"提示脑部功能损害。

（3）"小便不利"提示血容量不足。

8."桂枝加黄芪汤主之"的启发:

（1）桂枝汤是治疗风邪为病、营卫不和的主方。

（2）黄芪是补卫气的主药。

（3）全方具有很好的护养脾胃的功能。

（4）全方是治疗各种脾胃虚弱病变的有效方剂。

（5）"桂枝加黄芪汤"集扶正祛邪于一方,符合黄汗的病因病机特征。

9."温服一升,须臾饮热稀粥一升余,以助药力,温服取微汗;若不汗,更服"的启示:

脾胃虚弱、津液不足是黄汗的病机特征。

（三）黄汗小结

1. 必见证:黄汗、全身水肿、脉沉。

2. 常见证:①发热,恶疮痈脓,汗出口渴,身重,身疼;②胸痛,胸闷;③涎多、身冷、胫冷;④不能饮食,上腹疼痛,小便不利;⑤烦躁,夜间失眠;⑥身䐜,腰以上汗出腰下无汗,腰髋胀痛,皮中异物感,自汗,盗汗;⑦皮肤鱼鳞样改变。

3. 基本病机:营卫气虚、热邪久稽。

4. 治疗用药:①必用:生黄芪、芍药、桂枝;②加减:邪盛胃未伤加用苦酒;胃伤虚甚加用生姜、大枣、生甘草。

5. 什么疾病? 感染性心内膜炎合并溶血或肝损伤的可能性最大。

六、皮水证治

（一）防己茯苓汤

【原文】

皮水为病,四肢肿,水气在皮肤中,四肢聂聂动者,防己茯苓汤主之。

防己茯苓汤方

防己（三两）　黄芪（三两）　桂枝（三两）　茯苓（六两）　甘草（二两）

上五味，以水六升，煮取二升，分温三服。

【串讲】

皮水病的基本特点还是水肿，四肢水肿，四肢轻微抽动、抖动，治疗使用防己茯苓汤。

防己茯苓汤总共由五味药组成，防己三两、黄芪三两、桂枝三两、茯苓六两、甘草二两，用水 1 200ml 煎取 400ml，分为三次温服。

【要点延伸】

1. "四肢聂聂动"的启示：

从中医分析为虚风内动，结合西医知识分析，应为低钙时神经肌肉兴奋性增高的状态。

2. 防己茯苓汤：防己、甘草能清热、利湿消肿；黄芪能补气利水；桂枝、茯苓能化气行水；防己＋黄芪＋茯苓能除肌肉震颤。

3. 本条文见于什么病？

肾病综合征合并肾功能不全低钙血症。以前在学校学习《金匮要略》的时候并不知道"四肢聂聂动"是什么病，后来在临床上管理患者时，才发现肾功能不全的患者，有低钙高磷状态时，可能会出现这种不自主的、轻微的抖动。但如果仅仅是肾功能不全低钙血症，不一定会有水肿；而单纯的肾病综合征也不一定会出现"四肢聂聂动"。因此，皮水的防己茯苓汤证，最有可能见于肾病综合征合并肾功能不全低钙血症的情况。

（二）蒲灰散

【原文】

厥而皮水者，蒲灰散主之（方见消渴中）。

【串讲】

肢冷水肿，治疗使用蒲灰散。蒲灰就是蒲黄。

【要点延伸】

1. "厥而皮水"的启示：

皮肤温度低提示血液灌注不足，水肿均提示血液回流不佳，这提示存在微循环全环节的障碍。

2. 蒲灰散（蒲黄、滑石）：蒲灰散一方没有引起大家足够的重视，其实此方甚妙，能够通血脉、除湿热。滑石除全身三焦湿热的效果很好，是针对病因起作用。蒲黄具有化瘀的作用，失笑散中就有蒲黄，尤其是改善微循环效佳，因此在治疗肾小球病变时，由于其特殊的微循环结构，蒲黄就有很好的作用，对于肾脏功能的改善、水肿消退均有作用。另外，蒲黄化瘀作用是很

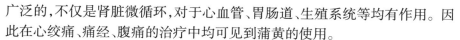

广泛的,不仅是肾脏微循环,对于心血管、胃肠道、生殖系统等均有作用。因此在心绞痛、痛经、腹痛的治疗中均可见到蒲黄的使用。

(三)皮水小结

1. 必见证:水肿(下肢可凹性水肿,四肢水肿,腹水)、不怕冷(不恶寒,不恶风)、脉浮。其中,水肿而脉不沉,反见脉浮,提示感受外邪;其次,没有恶寒恶风的表现又提示感染的病邪不同寻常。

2. 可见证:口不渴或口渴,四肢抽动,肌束震颤,四肢逆冷。

3. 基本病机:湿热内蕴。

4. 用药:单纯肢冷水肿没有肌肉震颤时用蒲灰散,合并肌束震颤时用防己茯苓汤。

5. 什么疾病? 肾病综合征合并肾功能不全,或合并低钙血症。

第四节　气分与血分水气病

气分水气病和血分水气病,是《金匮要略》中对水气病从另一个角度进行的分类,这是更为笼统的一种分类方式。

一、气分水气病

【原文】

师曰:寸口脉迟而涩,迟则为寒,涩为血不足。趺阳脉微而迟,微则为气,迟则为寒。寒气不足,则手足逆冷;手足逆冷,则营卫不利;营卫不利,则腹满,肠鸣相逐,气转膀胱,荣卫俱劳。阳气不通即身冷,阴气不通即骨疼;阳前通,则恶寒,阴前通,则痹不仁;阴阳相得,其气乃行,大气一转,其气乃散;实则失气,虚则遗尿,名曰气分。

【串讲】

气分水气病是什么表现? 老师讲道,寸口脉,也就是桡动脉搏动是迟、涩的,迟表示寒,涩表示血不足。趺阳脉,也就是足背动脉的搏动微、迟的。"微则为气",对于"气"的解释各不相同,有认为是正气虚的,有认为是邪气微的,我们将之理解为正气虚。迟还是表示寒。"寒气不足"是指寒邪加阳气不足,可以出现手足逆冷。手足都是凉的,这表示营卫都是不通畅的,也就是神经调节功能差,血液循环也不好,这就是"营卫不利"。如果营卫不利,可出现腹部胀满、肠鸣亢进。"气转膀胱"结合前文的"腹满,肠鸣相逐"来看,是下腹肠鸣的意思,而并不是膀胱里有气。这是营卫两虚,营卫俱不足。阳虚而郁闭不通则身冷,阴气不通则骨痛,这就是讲冷和疼的原因。

"阳前通,则恶寒,阴前通,则痹不仁",其中"前"是"先"的意思。如果阳气先恢复通畅则感觉恶寒。实际上,"阳"指的就是卫气,卫气一通就能感觉到冷了。如果阴血先恢复通畅则感觉麻木疼痛。阴血就是指血脉,血脉一通就感觉到麻木不仁,就是感觉迟钝。这部分内容,结合生活经历更易理解,如果神经功能灵敏,我们对环境温度的变化就感觉敏感,温度略微降低,就能感觉到冷。再者,比如手臂局部的血管、神经暂时被阻断,当突然恢复畅通时,先是血管通畅,我们能感觉到的手变热,然后紧接着就感觉到手胀、麻、感觉迟钝,这就是"阴前通",血脉先通了,接下来就是感觉迟钝。

"阴阳相得"就是阴阳协调,就是如果营卫协调,气机就能顺畅,脏腑组织的功能就正常了。"大气一转,其气乃散",历代解释分歧较大,有人认为"大气"是邪气,而根据《黄帝内经》,"大气"就是与空气相关的,只要空气能够进到人体内、布散开并发挥作用,其他各脏腑的功能也就表现出来了,人就健康了。"大气"就是胸中宗气,即心肺之气,宗气运行,心肺功能改善,气滞就会消失。因此在治疗气滞、气郁时,要从心肺调理。"实则失气,虚则遗尿,名曰气分",如果是实证,也就是气滞,则见矢气多,若是气虚则见小便失禁,这就是气分病。

【要点延伸】

1. "寸口脉迟而涩,迟则为寒,涩为血不足。趺阳脉微而迟,微则为气,迟则为寒。寒气不足,则手足逆冷"的启示:
心阳不足、心动过缓、循环灌注不足。

2. "营卫不利,则腹满,肠鸣相逐,气转膀胱,荣卫俱劳"的启示:
胃肠循环灌注不足,消化吸收障碍。

3. "阳气不通即身冷,阴气不通即骨疼"的启示:
躯体循环灌注不足。

4. "阳前通,则恶寒,阴前通,则痹不仁"的启示:
循环灌注不足、神经营养不足导致感觉异常。神经功能恢复先于血液循环恢复则感觉怕冷;循环首先恢复则局部温度恢复,但感觉恢复迟缓,而见感觉异常。

5. "阴阳相得,其气乃行,大气一转,其气乃散"的启示:
阴阳协调,气机通畅,心功能恢复正常,循环恢复正常,则气滞不畅自然恢复。

6. "实则失气,虚则遗尿"的启示:
矢气多为胃肠病变所致,小便失禁多为神经功能减退。

7. 气分病是什么病?
心功能不全。

二、气分水气病治疗两方

（一）桂枝去芍药加麻辛附子汤

【原文】

气分,心下坚大如盘,边如旋杯,水饮所作,桂枝去芍药加麻辛附子汤主之。

桂枝去芍药加麻黄细辛附子汤方

桂枝(三两)　生姜(三两)　甘草(二两)　大枣(十二枚)　麻黄　细辛(各二两)　附子(一枚,炮)

上七味,以水七升,煮麻黄,去上沫,内诸药,煮取二升。分温三服。当汗出,如虫行皮中,即愈。

【串讲】

剑突下硬,大小如盘一般,是弥漫性的,边缘摸上去如杯子的边缘一样比较圆,不是那么锐利的。从人体解剖上来讲,就是肋下可触及肝脏,肝脏肿大边缘光滑。张仲景说这是"水饮所作",也就是水气停留所导致的,治疗使用桂枝去芍药加麻辛附子汤。

如方名所示,此方组成为桂枝汤去掉芍药,再加麻黄、细辛、附子。其中不用芍药,大家就需要思考,为何不用芍药?这种认识是否符合实际?以上七味药,用1 400ml的水,还是先煮麻黄去上沫,最终煮取400ml,分三次温服。水气病的大多数服药方法都是如此,每次不到150ml,类似于现在治疗水肿时要限制入量。服药以后,如果出汗了,而且感到皮肤中像有虫子爬行一样,这就是即将痊愈。在水肿快速消退的时候就可能见到这种表现。

【要点延伸】

1."气分,心下坚大如盘,边如旋杯,水饮所作,桂枝去芍药加麻辛附子汤主之"的启示:

（1）右心功能不全。

（2）芍药可能对右心功能不全不宜,有待进一步研究。

（3）麻黄细辛附子是治疗右心功能不全的要药。

（4）桂枝、生姜、生甘草、大枣是治疗心功能不全的基本用药。

2."当汗出,如虫行皮中,即愈"的启示:

发汗是治疗右心功能不全的有效治法。"如虫行皮中"提示水肿消退的速度太快。

（二）枳术汤

【原文】

心下坚大如盘,边如旋盘,水饮所作,枳术汤主之。

枳术汤方

枳实（七枚）　白术（二两）

上二味，以水五升，煮取三升。分温三服，腹中耎，即当散也。

【串讲】

这一条原文对于病证的描述与上一条很相似，实际也是形容了肋下可触及肝脏，肝脏肿大边缘光滑，是水饮导致的，治疗使用枳术汤。

枳实七枚、白术二两。其中的枳实，有人考证张仲景所说的枳实就是现在使用的枳壳。一枚枳壳大约为14.4g，七枚大概就是100g。而目前我们使用的枳实一枚的重量大约就在1.5~3g。根据我的临床经验，使用枳实也是可以的，但不需要像用枳壳那么大的量，用到30g左右还是可以的。

服完枳术汤后，如果腹中心下大如盘的位置变软了，那就提示此病减轻了。也就是说，肿大的肝脏变软就是逐渐减轻的表现。如果服完后心下仍然硬，那就是木防己汤中所讲的内容了。

【要点延伸】

1. "心下坚大如盘，边如旋盘，水饮所作，枳术汤主之"的启示：

枳术汤是治疗右心功能不全的有效方剂，值得高度重视。

2. 枳术汤也是治疗胃肠气滞的重要方剂，《脾胃论》中就讲过。

推论：枳术汤是胃肠病源性心功能不全的确效方剂。对于肺心病心衰，常选用葶苈大枣泻肺汤，而与胃肠道感染相关的右心衰竭，则可放心使用枳术汤，且需要足量使用。

3. 枳术汤对肺气郁滞、痰多也有佳效。

推论：枳术汤对于呼吸道、消化道疾病导致的心功能不全均有良效，值得高度重视。

三、血分水气病

【原文】

师曰：寸口脉沉而迟，沉则为水，迟则为寒，寒水相搏。趺阳脉伏，水谷不化，脾气衰则鹜溏，胃气衰则身肿。少阳脉卑，少阴脉细，男子则小便不利，妇人则经水不通。经为血，血不利则为水，名曰血分。

【串讲】

老师道，寸口脉沉、迟，沉脉提示有水肿，迟脉提示阳气不足，两者相合。有人推测"寒水相搏"之后可能有脱简，因为这句话不符合张仲景的一贯表达方式，不完整。

足背的动脉很沉，完谷不化，脾气衰则见大便鸭溏，大便稀烂，胃气衰则见水肿。实际上就是脾胃虚衰，可见腹泻、水肿。

少阳脉指耳前动脉,"卑"也是沉的意思。"少阴脉细",根据后文症状中涉及小便和月经,推测"少阴"应该是足少阴,那"少阴脉"就是解剖上的胫后动脉,传统所说的太溪脉。此脉细,在男子则见小便量少,在女子则见月经停止。月经是血,血脉不通利(瘀血)则津聚水停,这是瘀血性水肿,这种水肿就叫血分病。

【要点延伸】

1. "寸口脉沉而迟,沉则为水,迟则为寒,寒水相搏。趺阳脉伏,水谷不化,脾气衰则鹜溏,胃气衰则身肿。少阳脉卑,少阴脉细"的启示:

(1)低代谢疾病,表现为脉迟、细。

(2)胃肠功能衰退、营养不良,表现为腹泻、水肿、小便量少、闭经。

2. 什么疾病? 原发性或继发性肾上腺皮质功能减退。

3. 如何治疗? 八味地黄丸 + 理中汤以温补脾肾。

第五节　里　　水

里水,是内伤病所致的水肿,并非外感直接所致。

里水证治

(一)越婢加术汤

【原文】

里水者,一身面目黄肿,其脉沉,小便不利,故令病水。假如小便自利,此亡津液,故令渴也,越婢加术汤主之。

【串讲】

里水,全身水肿,皮肤色黄,脉沉,尿量减少,因此出现了水肿。如果未经干预而尿量正常,这是津液丢失的表现,所以会见到口渴。治疗使用越婢加术汤,就是越婢汤加上白术。

在此条中,越婢加术汤所主治的是前半条所描述的情况,还是后半部分所描述的情况呢? 我们会在"要点延伸"中进行分析。

【要点延伸】

1. 无津伤里水三联征"全身水肿 + 尿量减少 + 脉沉"的启示:

(1)组织间水肿,故脉沉。

(2)全身水肿表明水液出路不畅(尿量减少 + 无汗 + 无腹泻)。

(3)什么病? 甲状腺功能减退、心功能不全、肾病综合征、特发性水肿。均非由外感直接引起,是内伤病。

2. 津伤里水四联征"全身水肿＋脉沉＋小便自利＋口渴"："假如小便自利，此亡津液，故令渴也"启示，假如"全身水肿＋脉沉＋小便自利"，那么一定伴有津伤"口渴"，这种"全身水肿＋脉沉＋小便自利＋口渴"见于什么病呢？最多见于"伴有肾小管功能损伤"的各种水肿性疾病，肾小管损伤，则肾脏不能正常发挥浓缩尿液的功能，故见尿量多且有水肿。

3. "越婢加术汤"到底是"主"哪种水肿？

参考《中风历节病脉证并治第五》附方《千金方》越婢加术汤"治肉极热，则身体津脱，腠理开，汗大泄，厉风气，下焦脚弱"，可知越婢加术汤是为"津液丢失"而设，因此推论"越婢加术汤"的适应证是"全身水肿＋脉沉＋小便自利＋口渴"。

在湿病篇中曾提到"若大便坚，小便自利者，去桂加白术汤主之"，白术不仅能止泻，其通便作用也很好，小便利而大便不通，是要用白术的。此条文仍然是小便自利，使用白术。

（二）越婢加术汤、甘草麻黄汤

【原文】

里水，越婢加术汤主之，甘草麻黄汤亦主之。

越婢加术汤方（方见上，于内加白术四两，又见脚气中）

甘草麻黄汤方

甘草（二两） 麻黄（四两）

上二味，以水五升，先煮麻黄，去上沫，内甘草，煮取三升。温服一升，重覆汗出，不汗，再服，慎风寒。

【串讲】

此条文的内容很简略。里水，使用越婢加术汤治疗，也可以用甘草麻黄汤。

甘草麻黄汤的组成很简单，麻黄四两、甘草二两。以上两味用 1 000ml 的水，先煮麻黄去上沫，再加入甘草，煮取 600ml，温服 200ml。服药后要盖厚被，令汗出，如果没有汗出，就再服剩下的 200ml。出汗后注意保暖，不要着凉。

【要点延伸】

1. "甘草麻黄汤"是越婢加术汤的主要成分，因此，"甘草＋麻黄"是治疗津伤里水和无津伤里水（甲状腺功能减退、心功能不全、肾病综合征、特发性水肿）的基本药组。现代药理研究显示甘草有水钠潴留的作用，因此大家在临床上治疗水肿时会有以避免使用甘草。但中药的使用不能完全按照药理研究。我曾专门研究过张仲景对于药物的使用，在水肿的治疗中，甘草是经常会用到。

2. 越婢加术汤 =【麻黄 + 甘草】+【石膏 + 生姜 + 大枣 + 白术】= 通利三焦水道 + 补益血中津液。水肿的时候，就必然有血中津液血的不足，所以使用生姜、大枣、白术健脾胃、生津液，再加石膏生津止渴，故能补足血中津。

我曾经在病房收治一个小伙子，就是水肿，为了让年轻大夫增加自信，我就让年轻大夫先拟方，我来把关。当时这位年轻大夫的处方就是越婢汤，我看到后觉得行。患者用上越婢汤之后，水肿就很快就消退了。方子虽然很简单，但效果很好。这么一来，年轻大夫也就坚定了对中医中药疗效的信心。没有实际用过、见到疗效，就难以生起信心；而一旦用过，见到疗效，这种信心是谁也打击不下的。

【本篇小结】

水气病篇的内容非常多，其中涉及多种水肿，既包括外感病邪所致的水肿，也包括内伤病水肿。其中内容与痰饮病篇的支饮也存在交集。临床治疗心功能不全所致的水肿时，需要同时参看水气病篇和痰饮病篇的内容。

第十五讲 黄疸病脉证并治第十五

本篇内容多而重要,在临床上非常实用。本章内容的顺序也是按照现代思维习惯进行了编排,以便理解与记忆。

第一节 黄疸临床表现

黄疸常见临床表现有:

一身尽黄,皮肤黑黄,目青面黑,舌痿黄,腹满,少腹满,谷气不消,胃中苦浊,浊气下流,不能饮食,进食加重,呕,欲呕,欲吐,腹痛,腹胀如水状,心中痛,心中懊恼,心中如噉蒜齑状,心中热,心烦,胸满,喘促,头眩,言语平静,鼻燥,口燥,渴欲饮水,大便时溏,大便黑,膀胱急,小便自利,小便不利,小便色不变,小便赤,肚热,发热,全身发热,日晡发热,手心热,足下热,或无热,恶寒,微汗出,自汗出,皮肤不仁,失眠,四肢苦烦,寸口脉浮缓,趺阳脉紧数,脉浮弱,脉沉,脉沉弦,脉浮,脉迟。

以上总结的是本篇中提到的黄疸的临床表现。下面对其中一些临床表现进行简要的解释,具体内容会在相关条文中讲解。

"一身尽黄",指全身发黄。"皮肤黑黄",皮肤黄而发黑。"舌痿黄",舌头痿软,色黄。"目青面黑",眼睛及面部色黑。由黄到黑黄再到黑,这也是黄疸的演变过程。

"腹满"指全腹满。"少腹满",多数应在左侧。"谷气不消"即完谷不化。"胃中苦浊"指的是厌油腻。"浊"与"清"是相对的,"浊"并非脏东西,而是指油脂类的食物,即食物中的浊气,而非油脂类的食物则是清气。经常在古书中见到的"浊气下流",常被误解为脏东西,其实是指肠道不吸收油脂类食物而将其排出,因此大便是稀的。"浊"在《黄帝内经》和张仲景的书中均为此含义。

黄疸的临床表现还涉及患者不能饮食,以及有些症状会在进食后加重。"呕"和"欲呕"即为呕吐和干呕,一般是伴随有声音的。"欲吐"是恶心想吐,"吐"一般是不伴随声音,胃内容物直接从胃里反出来。"腹胀如水状"

实际上就是腹水。"心中痛"一般是指我们现在描述的剑突下疼痛。"心中懊恼"在《伤寒论》讲栀子豉汤时就提到过，即烧心，这种感觉得具体描述就是"心中如啖蒜齑状"，也就是进食生蒜末后刺激食管的感觉。"心中热"与烧心类似。"心烦"是烦躁。"胸满"是胸闷憋气。"喘促"即呼吸频率增快。

　　"头眩"即眼前发黑。黄疸的临床表现还涉及患者言语平静，即患者说话比较慢，不急躁，还有"鼻燥""口燥""渴欲饮水""大便黑"等。"大便时溏"就是大便时稀。"膀胱急"就是尿意频频、尿急。"小便自利"是指在不用利尿药的情况下，小便都很通畅。"小便不利"就是尿量少，与"小便自利"相反。有些黄疸患者的小便的颜色是不变的，而有些患者有"小便赤"，即小便色发黄、发红。"肚热"即腹中热。"发热""全身发热"即体温升高。"日晡发热"即下午、傍晚发热。"手心热""足下热"就是手心、脚心热。"或无热"，也有患者不发热的情况存在。"恶寒"就是怕冷。"微汗出"是少量出汗。"自汗出"是清醒状态下出汗。

　　"皮肤不仁"就是皮肤感觉异常，包括敏感和迟钝。"仁"就是中正，引申为正常的意思，不偏不倚就是"仁"。而偏离中间的，不论亢奋，还是低下，都属于"不仁"，就是不正常了。"失眠"是指睡眠时间的减少。"四肢苦烦"即四肢严重不适感，觉得无处安放。"寸口脉浮缓"，就是桡动脉浮缓，"趺阳脉紧数"，即足背动脉紧数，黄疸还有如"脉浮弱""脉沉""脉沉弦""脉浮""脉迟"等众多脉象表现。

第二节　黄疸的鉴别

一、谷疸、女劳疸、酒疸的区别

【原文】

　　趺阳脉紧而数，数则为热，热则消谷，紧则为寒，食即为满。尺脉浮为伤肾，趺阳脉紧为伤脾。风寒相搏，食谷即眩，谷气不消，胃中苦浊，浊气下流，小便不通。阴被其寒，热流膀胱，身体尽黄，名曰谷疸。

　　额上黑，微汗出，手足中热薄暮即发，膀胱急，小便自利，名曰女劳疸，腹如水状，不治。

　　心中懊恼而热，不能食，时欲吐，名曰酒疸。

【串讲】

　　足背动脉是紧、数的。脉数提示有热，表现为易饥。脉紧代表寒邪侵袭,会出现腹胀满,且食后加重。消化系统有病变,造成营养吸收障碍,就会出现易饥饿,同时消化能力又弱,因此稍进食就觉得饱胀。尺脉浮为风邪伤肾,趺阳脉紧为寒邪伤脾。风寒合邪伤及脾肾,会出现进食即头晕眼黑、完谷不化、厌食油腻、油脂消化吸收障碍、小便量少的表现。如果寒邪直中脾胃,蕴热流注膀胱,就会出现全身黄染,这种情况称为谷疸。

额头皮肤色黑,微微有汗出,入夜手足心热,尿急,但小便量正常,这种情况称为女劳疸,如果出现腹胀满,则难治。

如果胃脘部灼热不适,如进食生蒜一般,不能进食,时时恶心,这种情况称为酒疸。

【要点延伸】

1. "趺阳脉紧而数,数则为热,热则消谷,紧则为寒,食即为满。尺脉浮为伤肾,趺阳脉紧为伤脾。风寒相搏,食谷即眩,谷气不消,胃中苦浊,浊气下流,小便不通。阴被其寒,热流膀胱,身体尽黄,名曰谷疸"的启示:

（1）病机为风寒伤及脾肾、热邪蕴积血脉。

（2）浊,非污浊,乃为油脂类营养物质。

（3）谷疸是寒闭热瘀的各种急性黄疸型肝炎。

2. "额上黑,微汗出,手足中热薄暮即发,膀胱急,小便自利,名曰女劳疸,腹如水状,不治"的启示:

（1）血脉瘀热是女劳疸的基本病机。

（2）"额上黑、手足中热薄暮即发"提示肝病日久、肝损害严重,胆红素代谢和神经系统功能损伤较重,多见于各种慢性肝病,尤其多见于各种原因的胆汁淤积性肝炎。

3. "心中懊憹而热,不能食,时欲吐,名曰酒疸"的启示:

酒疸指的是酒精性肝损伤。

二、谷疸表现

【原文】

阳明病,脉迟者,食难,用饱,饱则发烦头眩,小便必难,此欲作谷疸。虽下之,腹满如故,所以然者,脉迟故也。

【串讲】

阳明病指胃与大肠疾病,脉迟者,会出现"食难,用饱",即饮食减少,且食后腹胀。如果进食多,有饱腹感,就会出现烦满、头晕眼黑,也会有小便量少,这要出现"谷疸"了。虽然用了下法,仍觉腹中胀满,之所以这样,是脉迟的缘故。从解剖学的角度而言,"谷疸"的病变部位在肝脏,与单纯肠道病变所致的腹满不同,故通便后腹满依旧存在。

【要点延伸】

"阳明病,脉迟者"的启示:

(1)黄疸病与胃肠关系密切。

(2)谷疸不仅里有瘀热,也兼胃肠寒邪郁闭,故见脉迟。

(3)结合上条内容可知,谷疸涉及的脏腑有脾、肾、肠胃。值得注意的是,张仲景及古人所讲的黄疸病是脾胃病,病机是"瘀热在里"。而现代常讲黄疸的病机是肝胆湿热,这是结合了西医病理知识后的认识,与传统的认识不同。实际上,从中医的角度而言,并不需要用肝脏来解释病机,肝脏是消化系统中最大的腺体,而消化系统的功能就是中医所讲的脾胃的功能。

三、酒疸表现

(一)酒疸表现1

【原文】

酒黄疸者,或无热,靖言了了,腹满欲吐,鼻燥。其脉浮者,先吐之;沉弦者,先下之。

【串讲】

有些酒疸患者,没有发热,言语平静,腹满想吐,鼻干。如果脉浮,可以先用吐法治疗,即"其在上者,因而越之",顺势治疗。如果脉沉弦有力,就先用泻下通腑的办法治疗。

【要点延伸】

1. "酒黄疸者,或无热"的启示:

酒黄疸多有发热表现,少数无发热。

2. "其脉浮者,先吐之;沉弦者,先下之"的启示:

(1)酒黄疸脉浮者先用吐法治疗,可用瓜蒂散。

(2)酒黄疸脉沉弦先用泻下药治疗,比如茵陈蒿汤、栀子大黄汤、大黄硝石汤等。

(二)酒疸表现2

【原文】

夫病酒黄疸,必小便不利,其候心中热,足下热,是其证也。

【串讲】

酒疸患者,有小便量少,烧心,脚心热,这均属于其临床特征。

【要点延伸】

1. 酒黄疸一定有小便不利。

2. 心中热(烧心)、脚心热是酒黄疸的常见表现。

（三）酒疸表现 3

【原文】

酒疸,心中热,欲呕者,吐之愈。

【串讲】

酒疸患者,会出现烧心,如果干呕,使用吐法之后,干呕即可消失。

【要点延伸】

1. 吐法是治疗酒黄疸早期干呕的治法之一。日常生活中,如果喝酒过多,若想让酒精对身体造成的伤害最小,最快的方式就是吐法。

2. 吐之愈"是指干呕消失,绝对不是黄疸病痊愈。

四、黑疸表现

【原文】

酒疸下之,久久为黑疸,目青面黑,心中如噉蒜齑状,大便正黑,皮肤爪之不仁,其脉浮弱。虽黑微黄,故知之。

【串讲】

酒疸用泻下治疗,日久会成为黑疸,出现眼睑发青、面色暗黑、烧心、大便色黑、皮肤感觉迟钝、脉浮弱的表现。皮肤黑里透黄,因此诊为黑疸,如果不是黑里透黄,则不能诊为黄疸之一的黑疸。

【要点延伸】

1. 黑疸是什么病?

黑疸是由其他黄疸转变来的,见于肝硬化晚期,胆红素代谢障碍。此外,各种慢性阻塞性黄疸也可见到黑疸。所以,黑疸只是疾病的一个阶段,而不是一个病。

2. "酒疸下之,久久为黑疸"的启发:

酒疸可以变成黑疸,酒精性肝损害可以导致肝硬化。

3. 女劳疸实际也属于黑疸。在本书中,女劳疸与黑疸存在交叉性的表述。至于为何命名为女劳疸,篇中并没有更多的资料阐释,或许是强调这一类患者同时还存在房事过度,因此在此类患者的治疗中应考虑重用熟地黄。

五、黄家

【原文】

腹满,舌痿黄,躁不得睡,属黄家。

【串讲】

腹胀满,舌瘦色黄,烦躁失眠,这是黄疸日久的患者。"黄家"指黄疸日久的患者。

【要点延伸】

本条原文所描述的是什么病？

慢性迁延性肝炎。

六、小结

以上就是黄疸病篇讲到的五个黄疸病,下面为五类黄疸病的临床表现的总结。一身尽黄和腹满是共同的临床表现。

1. 谷疸临床表现有：

一身尽黄,腹满,不能饮食,进食加重,消化不良,胃中苦浊,浊气下流,小便不利,恶寒,发热,心烦,头眩,脉迟,趺阳脉紧数。

2. 酒疸临床表现有：

一身尽黄,腹满,不能饮食,欲吐,欲呕,心中热,心中懊恼,心中痛,足下热,或无热,鼻燥,小便不利,言语平静,脉浮,脉沉弦。

3. 女劳疸临床表现有：

腹满,心中热,一身尽黄,足下热,微汗出,夜间发生,膀胱急,小便自利,目青面黑,发热,恶寒,自汗出,日晡发热,少腹满,腹胀如水状,大便黑,大便时溏。

4. 黑疸临床表现有：

一身尽黄,脉浮,目青面黑,大便黑,心中如啖蒜齑状,皮肤不仁,脉浮弱,皮肤黑黄,腹满。

5. 黄家临床表现有：

腹满,一身尽黄,小便自利,脉浮,舌痿黄,失眠,心烦。

第三节　黄疸病因病机

一、病因

【原文】

师曰：病黄疸,发热,烦喘,胸满,口燥者,以病发时,火劫其汗,两热所得。然黄家所得,从湿得之。一身尽发热而黄,肚热,热在里,当下之。

【串讲】

老师讲道,黄疸病的表现有发热、心烦喘促、胸满、口燥,之所以出现这些表现,是因为发病时使用了火法治疗,热邪加火热之法,两热相加致病。日久不愈的黄疸病,是感受湿邪所致。如果表现为全身发黄,腹中热,此为热在里,当用下法。

湿热相合导致的黄疸可见于急性肝炎,或胆道梗阻合并感染等情况。后世医家把黄疸当成湿热病,实际上就是来源于这里。

【要点延伸】

1. "一身尽发热而黄,肚热,热在里,当下之"的启示:

黄疸病因之一是热邪,可由生物性热邪(如病毒等),以及化学性热邪(如酒精等)所致。

2. "病黄疸,发热,烦喘,胸满,口燥者,以病发时,火劫其汗,两热所得"的启示:

黄疸病因之二是热邪热治。临床中,除肝脏本身病变可出现黄疸外,还有其他部位病变影响至肝脏,从而出现黄疸。原文"发热,烦喘,胸满",考虑存在心肺问题,综合来看,此段描述的是肺部感染后,使用"火劫其汗",导致肺病进一步加重,出现肺心病、急性右心衰竭,引起肝淤血,从而导致黄疸的形成。

3. "然黄家所得,从湿得之"的启示:

黄疸病因之三是湿邪。可由生物性湿邪感染导致。

二、病机

黄疸的病机包括两方面,一是脉内有瘀热,二是脉外有湿滞,两者共同促成黄疸的发生。

(一) 瘀热脉内

【原文】

寸口脉浮而缓,浮则为风,缓则为痹。痹非中风,四肢苦烦。脾色必黄,瘀热以行。

【串讲】

桡动脉是浮、缓的,浮是风邪外袭的表现,缓是血行迟滞的表现。患者有严重的四肢感觉不适,但这不是风伤卫气所致的"痹"。脾属土色黄,色黄明显,这是瘀热所致。

【要点延伸】

1. "寸口脉浮而缓,浮则为风,缓则为痹"的启示:

(1) 黄疸可由风邪导致。

(2) 风邪可导致脉缓。风为百病之长,可以与各种邪气杂合致病。

2. "痹非中风,四肢苦烦"的启示:

"四肢苦烦"是四肢营养障碍加代谢产物积聚导致。血脉瘀滞,营养无法送达组织局部,代谢产物无法运走,所以会出现全身不舒服,虽然此处只提到四肢苦烦,实则指全身。

3."脾色必黄,瘀热以行"的启示:

黄色加重的机制是"瘀热"。热邪损伤肝脏,导致血脉营养障碍、代谢废物堆积损伤血脉、抗凝因子生成减少,致使血脉瘀滞。

(二)湿滞脉外

【原文】

脉沉,渴欲饮水,小便不利者,皆发黄。

【串讲】

脉沉,口渴欲饮,尿量减少,都会导致发黄。

【要点延伸】

1. 脉沉的启示:

脉外湿邪留滞故脉沉。脉沉合并尿少,高度提示体内有湿邪的聚集。

2. 渴欲饮水的启示:

瘀热津泄故口渴。瘀热蕴结血脉致脉管不畅,导致内容物外溢,就像河流不通畅,水会溢出一样。外溢后导致脉内津液丢失,就会出现口渴。

3. 小便不利的启示:

瘀热津泄血少,故肾脏灌注减少而见尿量减少。

第四节 黄 疸 预 后

一、病程与预后

【原文】

黄疸之病,当以十八日为期,治之十日以上瘥,反剧为难治。

【串讲】

黄疸病一般十八日左右可自愈,也就是说"十八日"是判断黄疸治疗难易的分水岭。如果开始治疗,十日以上即可治愈。若经过治疗反而加重,说明难治。

【要点延伸】

1. 此处黄疸是急性黄疸型肝炎。

2. 多数急性黄疸的自然病程为 18 天左右(2~3 周),这是临床经验总结。

3. 如果治疗不见好转反而加剧,多属难治性黄疸,或因病因病机比较复杂,或因治疗措施错误。

二、口渴与预后

【原文】

疸而渴者,其疸难治;疸而不渴者,其疸可治。发于阴部,其人必呕;阳部,其人振寒而发热也。

【串讲】

如果黄疸病伴随口渴,说明瘀热较重,为难治;如果黄疸不伴随口渴,说明瘀热较轻,较易治。如果病邪侵入较深,就容易出现恶心、呕吐;如果病邪侵入较浅,就容易出现恶寒发热。

【要点延伸】

1. "疸而渴者,其疸难治;疸而不渴者,其疸可治"的启示:

(1)脉内瘀热、脉外湿滞较重则口渴,病情较重,所以难治。

(2)脉内瘀热、脉外湿滞不重则口不渴,病情较轻,所以易治。

2. "发于阴部,其人必呕;阳部,其人振寒而发热也"的启示:

(1)正气虚弱(免疫力弱)则病邪致病严重,呕吐表现突出,多见于肝细胞病毒性感染。

(2)正气较强(免疫力较强)则邪正斗争剧烈,可见恶寒发热,多见于胆系细菌性感染。比如胆囊炎、胆结石、胆道梗阻等导致的黄疸。

第五节 黄疸治疗

一、黄疸统治方

(一)黄疸统治1

【原文】

黄疸病,茵陈五苓散主之。

茵陈五苓散方

茵陈蒿末(十分) 五苓散(五分)

上二物和,先食饮方寸匕,日三服。

【串讲】

黄疸病,用茵陈五苓散主治。

茵陈五苓散的药物组成,茵陈蒿末约40g,五苓散约20g。将茵陈末与五苓散混匀,饭前服3~5g,每日三次。

【要点延伸】

茵陈五苓散：是治疗湿滞瘀热黄疸的通用方之一。现代药理研究证明，茵陈五苓散具有保护肝细胞、利胆退黄的功能。通常西药的保肝药使用后转氨酶可迅速下降，但停药后又会反弹。与西药不同，茵陈五苓散不仅有保护肝脏的作用，还有祛邪的作用。

（二）黄疸统治2

【原文】

诸黄，腹痛而呕者，宜柴胡汤。

【串讲】

各种黄疸（谷疸、酒疸、女劳疸、黑疸、黄家），如果腹痛与呕吐并见，可以用柴胡汤类方。因患者的个体差异较大，可根据情况选用不同的方子，如小柴胡汤、大柴胡汤、柴胡桂枝干姜汤等。

【要点延伸】

1. 有一部分黄疸患者伴有腹痛呕吐，这类患者多见于胆系结石、胆系感染患者。结石可以继发感染，因此两者常合并出现。

2. 根据临床表现差异，可以选用小柴胡汤、大柴胡汤、柴胡桂枝干姜汤等不同方剂。

3. 根据黄疸湿滞瘀热的基本病机，可知柴胡汤类方均有除湿滞瘀热的作用。

4. 柴胡汤可能具有保护肝细胞、利胆退黄的功能。现代研究证明柴胡具有保肝、利胆、退黄的作用。有文献记载，在日本常用小柴胡汤治疗肝炎。

（三）黄疸统治3

【原文】

附方

瓜蒂汤　治诸黄。

【串讲】

瓜蒂汤可治疗各种黄疸。瓜蒂汤，应当为一物瓜蒂汤，瓜蒂二十个，水煎顿服。

【要点延伸】

单用瓜蒂即可治疗各种黄疸，提示瓜蒂可能具有如下作用：①除湿滞瘀热；②保护肝细胞；③利胆退黄。

我小时候就听闻当地有民间方，将瓜蒂焙黄研成面吹鼻可以导黄，患者使用后流黄涕，黄疸便随之退了。后来知道在古籍中也有相关记载。张仲景书中的瓜蒂，是口服来治疗各种黄疸。瓜蒂应该是一味值得开发的好药，但现在一般药店都没有。

在《痉湿暍病脉证治第二》篇中,中暍的治疗也使用到了瓜蒂汤,说明瓜蒂对于湿热导致的各种疾病都是有效的。《腹满寒疝宿食病脉证治第十》篇中,宿食病的治疗使用瓜蒂散。食积而吐,嗳气酸腐,也属湿热,使用瓜蒂,一方面是因其苦味刺激呕吐,更重要的是瓜蒂本身就具有祛湿热病邪的作用。瓜蒂,不仅可煎汤服用,也可将其研粉装胶囊服用。

（四）黄疸统治 4

【原文】

《千金》麻黄醇酒汤　治黄疸。

麻黄（三两）

上一味,以美清酒五升,煮取二升半,顿服尽。冬月用酒,春月用水煮之。

【串讲】

《千金方》中记载的麻黄醇酒汤可治黄疸,用 1 000ml 上好的清酒将45g 麻黄煎至 500ml,一次服完。冬季用酒煎煮,春季可用水煎煮。

【要点延伸】

1. 清酒是以大米与天然矿泉水为原料,经过制曲、制酒母、酿造等工序,通过并行复合发酵,酿造出酒精度达 18% 左右的酒醪。之后加入石灰使其沉淀,经过压榨制得清酒的原酒。

2. "冬月用酒,春月用水煮之"的启示:

（1）麻黄治疗黄疸的有效成分一定是水溶性的。清酒中有水,但是水中无酒,故可知之。

（2）清酒可以帮助人体驱散寒气。

（3）一味麻黄即可治疗黄疸,证明麻黄也能治疗湿滞瘀热,只是机制可能与其他方药有异,确切机制有待研究。我在临床中,遇到湿热较重的湿疹,也会使用麻黄,效果较好。

（4）麻黄可能对寒闭瘀热的黄疸（谷疸）可能更加适合,而并非对所有的黄疸都适合。消化系统的血液通过门脉系统入肝,既然麻黄能治疗肝病,就应当有助于消化系统疾病的治疗,能够防治消化道静脉系统的淤血。胃肠道静脉淤血,就可能造成痔疮的产生。所以遇到,也可以使用麻黄。我在临床上对肝病患者会酌情使用麻黄,对肝病引起的胃肠道淤血导致的腹泻亦可选用麻黄,对痔疮也会用到麻黄。综合来看,麻黄上可治肺,中可治肝,下可治直肠,对整个内胚层器官都是有作用的,可辨证选用。总之,麻黄属中药中的一味圣药,一个将军级别的药。学中医,必须得会用如麻黄、大黄、人参、石膏、熟地黄之类的药物。

（五）黄疸统治 5

【原文】

诸黄，猪膏发煎主之。

猪膏发煎方

猪膏（半斤）　乱发（如鸡子大三枚）

上二味，和膏中煎之，发消药成。分再服，病从小便出。

【串讲】

各种黄疸，可用猪膏发煎主治。猪膏即猪油，当为猪板油。乱发指头发。用鸡蛋大小的三团头发放入 125g 猪板油中融化即成，头发会在高温的油中焦化。分两次服用。如果尿黄、小便通利，则黄疸就要消退了。

【要点延伸】

1. "猪膏发煎" 治疗黄疸的可能机制：

油脂促发胆汁排泄、缓解胆管阻塞、保持胆管通畅。无论何种原因的黄疸，保持胆管和胆道畅通都是必要的。可见利胆也是除湿滞瘀热的有效方法。在临床中，我们在治疗胆结石时，会嘱患者在服用汤药的同时，每餐食用少量鸡蛋或红烧肉以促进胆汁分泌，保持胆道通畅，上游就不容易淤积、堵塞，胆汁也就不会返回到血液中去。那是否一定要用头发呢？目前尚无更深入的研究，暂不清楚。

2. "病从小便出" 的启示：

瘀热已经改善，血脉已经通畅，肾脏血流灌注已经恢复，因此小便恢复通畅。不要将因果颠倒，不能理解为利尿可以退黄。

二、谷疸湿热

【原文】

谷疸之为病，寒热不食，食即头眩，心胸不安，久久发黄，为谷疸，茵陈蒿汤主之。

茵陈蒿汤方

茵陈蒿（六两）　栀子（十四枚）　大黄（二两）

上三味，以水一斗，先煮茵陈，减六升，内二味，煮取三升，去滓。分温三服，小便当利，尿如皂角汁状，色正赤，一宿腹减，黄从小便去也。

【串讲】

谷疸病，表现为恶寒、发热、不能饮食，进食则黑矇，心中懊恼，日久发黄，这就是谷疸，用茵陈蒿汤主治。

茵陈蒿六两约 90g，栀子十四枚约 15g，大黄二两约 30g。如果是急性黄疸型肝炎，使用大黄时，需要足量。用 2 000ml 的水先煮茵陈，煎至 800ml，再放入栀子、大黄,煎至 600ml,去药渣。分三次温服,服后若小便通畅,尿中泡沫量多,尿色红,一夜之间腹胀满缓解,黄疸也会随着小便通利而缓解。

【要点延伸】

1. "谷疸之为病,寒热不食,食即头眩,心胸不安,久久发黄,为谷疸,茵陈蒿汤主之"的启示:

(1)"寒热不食"提示谷疸是感染性肝胆疾病(胆系感染、病毒性肝炎)。

(2)茵陈蒿汤是治疗感染性黄疸的主方。

2. "茵陈蒿(六两)"的启示:

茵陈蒿是治疗黄疸的主药。如果临床上使用茵陈蒿汤而疗效不好时,要考虑是否存在药物用量不足。

3. "以水一斗,先煮茵陈,减六升,内二味,煮取三升"的启示:

(1)茵陈本身吸水量大。

(2)茵陈需要煎煮时间长。

(3)栀子、大黄的煎煮时间不宜太长。

4. "分温三服,小便当利,尿如皂角汁状,色正赤,一宿腹减,黄从小便去也"的启示:

(1)"小便当利"提示茵陈蒿汤除湿滞瘀热的主方,瘀热解除,肾脏血流改善,小便自然通利。"黄从小便去"是表象,不能理解为利尿可以退黄。

(2)"尿如皂角汁状"提示尿液大分子物质浓度(如尿胆原、胆红素等)大。尿中沫较多,不一定都有问题,有时这反映的是肾脏浓缩功能较好,或肾脏能正常排出有害物质。反之,如果尿液清亮,也不一定是没有问题,当肾衰竭、肾小管功能损伤严重,代谢废物无法排出时,可能见到尿液很清。以前在基层判断药物的真假,有这样的经验,晃动药液,如果有气泡缓慢上移,说明液体中有效成分足够,如果晃动后气泡迅速消失,很可能就是蒸馏水,或药物的有效成分含量较少。

(3)"色正赤"提示尿胆红素浓度高,栀子和大黄的红色色素成分含量高。

(4)"一宿腹减"提示肝脏功能改善、胃肠功能恢复。

三、酒疸湿热

【原文】

酒黄疸,心中懊侬或热痛,栀子大黄汤主之。

栀子大黄汤方

栀子(十四枚) 大黄(一两) 枳实(五枚) 豉(一升)

上四味,以水六升,煮取二升,分温三服。

【串讲】

饮酒过度导致的黄疸,表现为心胸热痛或烧心烦乱,用栀子大黄汤主治。栀子约 15g,大黄约 15g,枳壳 75g,淡豆豉一升约 120g。煎煮方法及服法较简单,此处不再赘述。

【要点延伸】

"酒黄疸,心中懊㐉或热痛,栀子大黄汤主之"的启示:

(1)酒黄疸多为酒精性肝损伤。

(2)栀子大黄汤是治疗酒精性肝损伤的主要方剂。

(3)栀子大黄汤(栀子、大黄、枳实、豆豉)既然能够治疗酒精性肝损伤,或许也能治疗酒精性脑损伤、心肌损伤,此部分还有待验证。但明确的是,大黄与栀子合用可清血中瘀热,可改善脑部、心肌供血。

四、黄疸湿热

【原文】

黄疸,腹满,小便不利而赤,自汗出,此为表和里实,当下之,宜大黄硝石汤。

大黄硝石汤方

大黄 黄柏 硝石(各四两) 栀子(十五枚)

上四味,以水六升,煮取二升,去滓,内硝,更煮取一升,顿服。

【串讲】

黄疸,表现为腹胀满,尿少而色黄赤,经常出汗,这是体表功能正常、胃肠邪实的表现,当用下法,可用大黄硝石汤。大黄硝石汤的药物组成,大黄、黄柏、硝石各 60g,硝石即硝酸钾,栀子约 15g。用 1 200ml 水将三味药煎至 400ml,去药渣,放入硝石,煎至 200ml,一次服完。

【要点延伸】

1."硝石(各四两)"的启示:

(1)硝酸钾是硝石的主要成分,湿热黄疸时,机体需要硝酸根还是钾离子?极有可能是钾离子。黄疸时腹满食少可以导致钾离子摄入不足。

(2)如果是钾离子不足,不一定用硝酸钾,可以氯化钾代替。

(3)血钾降低时可以加重腹满、可以产生热象(舌红、脉数、腹胀、大便不通)。急性低血钾时,舌不一定红;慢性低血钾时,尤其像醛固酮增多症的患者,常为舌红少苔,此时养阴药治疗效果差,补钾可改善。

(4)与治疗少腹满黑疸的硝石矾石散参比,提示腹满即是肝损伤的表现,又可能是低血钾的重要信号。因此"腹满"是使用硝石(硝酸钾)的重要指征。

（5）有资料表明富钾水果（香蕉和橘子）对肝损伤患者有益。

2."栀子＋大黄"的启示：

参比茵陈蒿汤、栀子大黄汤，可知栀子、大黄对各种瘀热性肝损伤都有效，是治疗瘀热所致黄疸的重要药对。

五、女劳疸（黑疸）

【原文】

黄家，日晡所发热，而反恶寒，此为女劳得之。膀胱急，少腹满，身尽黄，额上黑，足下热，因作黑疸。其腹胀如水状，大便必黑，时溏，此女劳之病，非水也。腹满者难治，硝石矾石散主之。

硝石矾石散方

硝石　矾石（烧，等分）

上二味，为散。以大麦粥汁和服方寸匕，日三服，病随大小便去，小便正黄，大便正黑，是候也。

【串讲】

黄疸日久的患者，下午三点至五点发热，如果此时没有发热而是恶寒，说明不是感染性疾病，而是房劳所致。常表现为尿急迫感，少腹胀满，全身黄染，额头色黑，脚心热，可形成黑疸。黑疸可由黄疸房劳所致。如果出现腹部胀满好像有水，大便色黑、时稀，这是房劳导致的黄疸病，而不是腹水。如果出现腹满，则难治，可用硝石矾石散主治。

硝石即火硝（焰硝、钾硝石），主要成分为硝酸钾。矾石指明矾、白矾，主要成分硫酸铝钾。硝石与矾石等量，将矾石煅烧，两味药研成粉，用大麦粥送服3~5g，日三次。胃肠道功能恢复正常，消化吸收功能改善，大小便通利，小便色黄、大便色黑，黄即可退去。

【要点延伸】

1."黄家，日晡所发热，而反恶寒，此为女劳得之"的启示：

（1）黄疸在 15~17 点出现发热是常见现象，出现恶寒是反常现象，说明阳气已经出现不足。

（2）房劳可以使黄疸患者阳气耗伤。

2. 房劳可以使阳气耗伤，黑疸由黄疸日久房劳所致，但现代临床很难找到它们之间的关系。古人想到与房劳有关，可能是为了表达与肾相关，也就是与遗传有关，在临床上多见于胆汁淤积性肝炎，是一种自身免疫性疾病。

3."其腹胀如水状，大便必黑，时溏，此女劳之病，非水也"的启示：

（1）腹胀是肠道胀满所致，不是腹水所致。胆汁的产生、分泌、储存与排泄出现问题时，消化吸收功能往往不好，比如胆囊切除的患者，大便常偏稀。这一类患者到晚期出现肝硬化,也可能有腹水。

（2）"大便必黑,时溏"提示消化道出血。所谓女劳病应该是肝硬化合并消化道出血。

4. 肝硬化与低血钾:进食减少导致低血钾。

六、黄疸寒湿

【原文】

黄疸病,小便色不变,欲自利,腹满而喘,不可除热,热除必哕。哕者,小半夏汤主之。

【串讲】

黄疸病,如果表现为尿不黄,小便接近正常,腹胀满,呼吸急促时,不可以用寒凉药,否则会导致呕吐。如果出现恶心呕吐则用小半夏汤主治。

【要点延伸】

1. 黄疸不仅可由湿热导致,也可由寒湿所致。

2. 寒湿黄疸微循环损害较轻,肾脏血液灌注减少不明显,所以小便没有问题。

3. 寒湿黄疸呕吐时,主方选用小半夏汤。

4. 半夏、生姜具有很好的保肝作用。

七、黄家体虚

（一）黄家治疗1

【原文】

男子黄,小便自利,当与虚劳小建中汤。

【串讲】

男子发黄日久,尿量正常,可以用虚劳病篇中的小建中汤治疗。

【要点延伸】

1. 微循环障碍较轻,所以小便正常。

2. 当为各种原因的虚寒湿滞导致的黄疸。

3. 小建中汤具有很好的保肝作用。

（二）黄家治疗2

【原文】

诸病黄家,但利其小便。假令脉浮,当以汗解之,宜桂枝加黄芪汤主之。

【串讲】

各种慢性的黄疸患者,强调要保持小便通畅。如果脉浮,就应该用发汗的方法,可以用桂枝加黄芪汤治疗。其实用之前讲到的麻黄醇酒汤也可以。

一般来讲,脉浮是表证的表现,可能存在外邪的感染。久病的患者体质比较弱,常见脉弱,若此时脉浮,提示可能感受外邪,因此用桂枝加黄芪汤治疗。

【要点延伸】

1. 保持小便通畅是治疗各种黄疸的基本法则,而不是用利尿来治疗黄疸。如果小便通畅,说明全身微循环较好。

2. 黄疸脉浮可以使用"汗法"治疗,选用桂枝汤加黄芪。黄芪不仅可健脾补肺、益气固表,还可祛邪。

第十六讲 | 惊悸吐衄下血胸满瘀血病脉证治第十六

本篇包括惊悸、吐衄、下血、胸满、瘀血病证,包括的疾病数目多,但每部分的内容不多,因此不再重新分章节,就按照原文的顺序进行讲解。

第一节 惊悸、吐衄、下血、胸满、瘀血的概念

【原文】

寸口脉动而弱,动即为惊,弱则为悸。

【串讲】

桡动脉是短数无力的,脉短数是受惊的反应,脉弱则提示容易发生心悸,也就是说脉弱是心脏的功能弱的一种表现。

【要点延伸】

"寸口脉动而弱"的启示:

脉短数无力,反映心之气血俱不足。

【原文】

师曰:尺脉浮,目睛晕黄,衄未止;晕黄去,目睛慧了,知衄今止。

【串讲】

尺脉浮,一般而言,寸、关、尺三部脉中,寸脉是比尺脉浮的,而见到尺脉浮,应该是指尺脉浮于寸脉。老师讲道,尺脉浮于寸脉,同时见到眼睛球结膜色黄,这时会有鼻出血,而且鼻出血还不会停止。"目睛",尤其是"睛"一般是指黑眼球,而白眼球会称为"白睛"。"晕"指的就是黑眼球的周围,即白眼球,那"目睛晕黄"指的就是白眼球的球结膜颜色发黄,不同于黄疸的目黄。"衄"本意是鼻出血,也泛指人体各部位的出血。

如果球结膜黄褪去,看上去白净透亮,可知鼻出血痊愈了。这是张仲景给后世留下的宝贵的观察记录,一般我们都没有学习过这样的方法来判断鼻出血停止与否。

【要点延伸】

1. "目睛晕黄,衄未止;晕黄去,目睛慧了,知衄今止"的启示:

白睛清澈与浑浊是判断鼻衄痊愈和未愈的可靠方法。其原理可能是鼻衄患者鼻黏膜存在炎性病变,球结膜与鼻黏膜通过泪道紧密关联,所以鼻黏膜炎症变化可以通过球结膜的浑浊程度来间接判断。临床常见感冒、过敏性鼻炎发作时,球结膜同时存在充血、瘙痒,伴随多泪。

2."尺脉浮,目睛晕黄,衄未止"的启示:

目睛晕黄由球结膜微循环炎性渗出所致,对于慢性的结膜炎症长期反复发作,除了球结膜色黄,球结膜还会有增厚,从而呈现出黄浊的状态。任何部位的炎性渗出都有可能导致微量出血,引起衄血,因此观察目睛晕黄的变化对判断整体微循环状态可能是一个不错的方法。

微循环炎性损伤如果同时发生在心肌,可能导致心肌收缩力下降。在心动周期早期(收缩早期)由于前负荷较重,心肌收缩速度减慢,早期射血不足,故寸脉沉;心肌收缩晚期,收缩负荷减轻,心肌收缩速度较快,射血量充足,故见尺脉浮。

如果在临床上留心,会发现这种情况是很常见的,尤其是在心肌缺血、心功能不全的患者身上。

【原文】

又曰:从春至夏,衄者太阳;从秋至冬,衄者阳明。

【串讲】

又讲道,春夏季节发生的衄血,多由手足太阳经病变所致,即手太阳小肠经和足太阳膀胱经阳热过盛所致。秋冬发生的衄血,多由手足阳明经病变所致,即手阳明大肠经和足阳明胃经阳热过盛所致。

太阳和阳明都是指人体的部位,太阳是表,阳明是里。春夏季节,随着环境温度升高,表浅部位有热,因此见到出血;而秋冬季节,外界温度降低,还有出血,提示人体内部热太盛。

【要点延伸】

"从春至夏,衄者太阳;从秋至冬,衄者阳明"的启示:

(1)衄血与人体太阳、阳明经密切相关。

(2)衄血一年四季均可发病。

(3)发病季节可以作为辨证的依据之一。

一般在进行辨证时,可能会忽略季节辨证,季节辨证适用于发病季节特点明显的疾病。比如在秋天犯病,就要注重调肺,有些病证,除季节特点明显外,没有其他明显的特点,那就要根据季节来辨证。

【原文】

衄家不可汗,汗出必额上陷脉紧急,直视不能眴,不得眠。

【串讲】

此条原文的断句是存在争议的。有认为应是"汗出必额上陷,脉紧急,直视不能眴,不得眠"。而我认同的断句是"汗出必额上陷脉紧急,直视不能眴,不得眠"。

经常衄血的患者,不可用发汗的办法治疗,如果汗出则会导致额部静脉变细紧,眼睛呆滞、不合眼、失眠。

"陷脉"是指静脉,在小儿额头上,我们可以很清晰地看到静脉血管,静脉本来是相对松弛塌陷的。而当静脉都产生收缩的时候,摸上去就比原来更有力,即"陷脉紧急"。一个经常出血的患者,用汗法后易出现这些问题。

【要点延伸】

"衄家不可汗"的启示:

(1)经常衄血不止者,不宜用发汗方法治疗。

(2)发汗多选用麻黄,麻黄有收缩动静脉的作用。

(3)衄家由于广泛微循环水平炎性渗出,血容量相对不足,若使用麻黄,静脉血管收缩,可以见到额面部静脉收缩变细。

(4)由于麻黄具有中枢兴奋作用,可以导致兴奋失眠(直视不能眴,不得眠)。正因如此,张仲景使用麻黄时一直强调要先煎麻黄、去上沫。

(5)现代临床使用麻黄素点鼻,收缩鼻黏膜血管,止鼻出血。这是局部用药,不同于整体用药。比如在一个装满水的橡胶管道体系内有一处破口,破口处会漏水,捏住局部破口可以解决漏水,这属于局部思维。而整体思维方式是,若整体收缩管道,管道内压力增大,水就会从破口处更快地漏出;反之,降低管道内整体的压力,漏水也会减慢。我刚到临床时,遇到出血患者,我会用"山莨菪碱-2"来止血,道理就在于,整体的血管微微扩张、压力降低,出血点的压力也随之减小,就不容易出血了。

【原文】

病人面无色,无寒热。脉沉弦者,衄;浮弱手按之绝者,下血;烦咳者,必吐血。

【串讲】

患者面无血色,没有恶寒发热的表现。如果脉是沉弦有力的,这是有出血的表现;如果脉是浮弱无根的,提示患者可能有便血;如果患者有严重的咳嗽,这提示有咳血。总而言之是失血,失血的患者如果见到脉浮弱,说明患者失血多,血容易止,如果脉是弦紧滑数就比较难治疗。

【要点延伸】

1."病人面无色,无寒热"的启示:

内伤性出血的面色。

2. "脉沉弦者,衄"的启示:

（1）脉沉,说明脉周组织渗出或肿胀。水肿患者的脉,一般沉取才能摸到,即脉周围水分多或者渗出较多。胖人脂肪多,脉也需沉取才能摸到。

（2）脉弦,说明微动脉收缩增强。临床摸脉的桡动脉属于中动脉,只有后面更细小的动脉收缩时,桡动脉才会强劲有力。

（3）由于微血管损坏是衄血的基础,也是组织渗出增多的基础,所以"面色苍白 + 无寒热 + 脉沉弦"与"衄血"密切相关。

3. "浮弱手按之绝者,下血"的启示:

"脉弱无根"提示血容量不足、血压下降;"出血量多"时往往导致血容量减少;人体内,消化道出血往往量多;若"面色苍白 + 脉弱无根"极有可能是"消化道出血"所致。

4. "烦咳者,必吐血"的启示:

若"面无血色 + 咳嗽剧烈"多由严重"咳血"失血量过多所致。

【原文】

夫吐血,咳逆上气,其脉数而有热,不得卧者,死。

【串讲】

吐血,伴随有咳嗽气逆,提示这里的"吐血"实际上可能是"咳血"。患者脉数,且有发热。如果患者咳嗽严重以至于不能平卧,就提示病情危重。

【要点延伸】

该条所述是现代临床的什么病?

是指各种呼吸系统感染导致的严重咳血,如:急性支气管炎、支气管扩张、肺结核等。有一次我在医院病房值班时,曾遇到一位咳血的支气管扩张患者,在家属探望时,不知什么原因导致患者激动而出现严重咳血,当我跑过去看的时候,患者已经窒息死亡了,就是因为短时间内咳血量太大所致。

【原文】

夫酒客咳者,必致吐血,此因极饮过度所致也。

【串讲】

嗜酒成性的人咳嗽,会导致吐血,根据患者有咳嗽,这里的"吐血"当指"咳血",这是过度饮酒导致的。当然,也存在是消化道出血造成吐血的可能,如果是酒精性肝硬化患者,咳嗽时腹内压增大,有可能导致食管胃底静脉曲张破裂出血。

【要点延伸】

为什么"嗜酒"可致咳血加重?

酒助湿热,容易导致体内湿热蕴积,各种证属热盛所致的咳嗽,如气管炎、支气管扩张、肺结核等,饮酒后可以导致肺热加重,血管扩张破损,呈现热盛动血。对于有热证的患者,临床中我们也会反复向患者强调戒酒的必要性。

【原文】

寸口脉弦而大,弦则为减,大则为芤,减则为寒,芤则为虚,寒虚相击,此名曰革,妇人则半产漏下,男子则亡血。

【串讲】

寸口脉弦而大,"弦则为减"指脉长而迟,"大则为芤"指脉大中空。减为脉迟,寒盛;芤为中空,血虚。寒虚相合,称之为革脉。女子见到革脉,提示可能有流产或崩漏。而在男子则可能是见于失血,主要指咳血或吐血。

【要点延伸】

"寸口脉弦而大,弦则为减,大则为芤,减则为寒,芤则为虚"的原理:

脉弦长最多见于脉率缓慢时,心率缓慢者心室充盈时间延长而收缩前血量增多,故射血时间长,表现为弦脉。脉芤提示血液细胞成分减少、血液韧性降低。血细胞减少主要是红细胞减少,所以芤脉多见于失血时。出血患者的脉象,很多都是滑数脉,按之却如葱管。脉体并不细,这提示血容量不少,只是血液的细胞成分减少,韧性降低,因此摸起来有中空感。液体中的有形成分越多,其韧性越强;而有形成分越少,其韧性越差。所以芤脉反映的是失血造成的血液成分减少,以红细胞减少为主。

【原文】

亡血不可发其表,汗出即寒栗而振。

【串讲】

失血,不可以发汗治疗,如果汗出多会出现寒战。

【要点延伸】

1. 亡血者血容量减少,发汗可以进一步减少体液,导致血容量进一步减少。这里的"发其表"不仅包括用药发汗,还包括火熏、火针等疗法。

2. 发汗则热量丢失而产生怕冷的感觉。水的比热容较大,汗出可带走大量的热量,带走的热量越多,机体越怕冷。

3. 发汗药麻黄可以加快心率、提高机体的敏感性,故使怕冷加重出现寒战。

【原文】

病人胸满,唇痿舌青,口燥但欲嗽水不欲咽、无寒热,脉微大来迟,腹不满其人言我满,为有瘀血。

【串讲】

患者有胸闷感,口唇萎缩,舌青紫,口干不欲饮水,没有恶寒发热,脉迟偏大,腹无胀大,但自觉腹部满闷。这种情况都是瘀血导致的。

【要点延伸】

形神矛盾表现是瘀血的辨证依据。

比如,患者自觉满,但看不到胀;患者自觉疼痛,外在却没有什么异常表现;患者自觉热,但脉又不数;患者自觉热,但又不敢减衣。关于瘀血辨证及治疗,学习王清任的《医林改错》就可以了。

【原文】

病者如热状,烦满,口干燥而渴,其脉反无热,此为阴伏,是瘀血也,当下之。

【串讲】

患者自觉发热、怕热,满胀感严重。张仲景书中的"烦",有时不是指心烦,而是表达程度重的意思,比如"烦渴",就是渴得厉害。也可以理解为,某些症状的程度比较严重,以至于出现了情绪不宁。口干、口渴,但是脉无热象,这是外寒里热,也就是王清任描述的"灯笼热"。这是瘀血所致,应当用大黄治疗。

【要点延伸】

1. 矛盾表现是诊断瘀血的依据之一。

2. 代表性泻下药大黄具有化瘀血的作用。比如茵陈蒿汤、桃核承气汤、抵当汤里都离不开大黄,大黄是治疗瘀热的首选药。

第二节　桂枝救逆汤方

【原文】

火邪者,桂枝去芍药加蜀漆牡蛎龙骨救逆汤主之。

桂枝救逆汤方

桂枝(三两,去皮)　甘草(二两,炙)　生姜(三两)　牡蛎(五两,熬)龙骨(四两)　大枣(十二枚)　蜀漆(三两,洗去腥)

上为末,以水一斗二升,先煮蜀漆,减二升,内诸药,煮取三升,去滓,温服一升。

【串讲】

火疗(烧针、艾灸、火熏)导致惊悸,使用桂枝去芍药加蜀漆牡蛎龙骨救逆汤治疗。《奔豚气病脉证治第八》篇中讲:"病奔豚,有吐脓,有惊怖,有火邪,此四部病,皆从惊发得之。"其含义,我再强调一遍,是奔豚、吐脓、惊怖和火邪这四种病都伴随惊悸出现。"从"是伴随的意思。因此,我们说"火邪"是指可以导致惊悸的火疗。

药物组成及煎煮法：桂枝三两,炙甘草二两,生姜三两,煅牡蛎五两,龙骨四两,大枣十二枚。蜀漆三两洗去腥,说明蜀漆有腥味。用水 2 400ml,先煮蜀漆,剩余 2 000ml 药汁时再加入其他药物,最后煎煮到剩余 600ml,去掉药渣,温服 200ml。

【要点延伸】

1."桂枝去芍药加蜀漆牡蛎龙骨救逆汤"的启示：

该方是治疗惊恐的方剂。

2. 蜀漆（常山）:味苦辛,性温,祛痰截疟,可能有治疗惊恐的特殊功效。有待临床验证。

第三节　半夏麻黄汤方

【原文】

心下悸者,半夏麻黄丸主之。

半夏麻黄丸方

半夏　麻黄（等分）

上二味,末之,炼蜜和丸小豆大,饮服三丸,日三服。

【串讲】

剑突下跳动,治疗用半夏麻黄丸。一般来讲,心下悸是很少会用到麻黄,但是这里就用到了。

药物组成及煎煮法:麻黄和半夏等分,制成药末,再用蜜制成体积等同于赤小豆大的小蜜丸,每丸约 0.1g,每次三丸,也就是 0.3g,每日服用三次。每日摄入的半夏和麻黄量都是很小的,相当于各 0.5g。

【要点延伸】

1. 单纯"心下悸"可见于哪些疾病?

（1）自主神经功能紊乱。这也是本条原文描述最有可能的疾病。

（2）腹主动脉瘤。

（3）右心室扩大。

2. 半夏麻黄丸可能具有调节自主神经功能紊乱的作用。半夏安神、麻黄醒神,相反相成,可以从最高级中枢平衡调节自主神经功能。可以根据交感、副交感神经亢进的差异调节两者的剂量,交感神经亢进重用半夏,副交感神经亢进重用麻黄。

第四节　柏　叶　汤　方

【原文】

吐血不止者,柏叶汤主之。

柏叶汤方

柏叶　干姜(各三两)　艾(三把)

上三味,以水五升,取马通汁一升,合煮,取一升,分温再服。

【串讲】

吐血不止,这里吐的血应该是从消化道而来,使用柏叶汤治疗。组成是侧柏叶、干姜、艾叶和马尿。用 1 000ml 的水和马尿 200ml,合起来煎煮,煮取 200ml,分两次温服。

该方中的每一味药物都有止血的作用。其中,干姜的止血作用也是很好的,如甘草干姜汤治疗消化道出血的疗效很好,治疗咯血、妇科出血都有效,一般我们多选用炮姜。

【要点延伸】

1. 该病当是上消化道出血。导致上消化道出血的原因有很多,比如严重的糜烂性胃炎、胃溃疡、胃癌,以及肝硬化食管胃底静脉曲张破裂的出血等。

2. 马通汁可用童便替代。童便泻火凉血止血,止血不留瘀。首先,童便具有滋阴降火的作用,其机理值得深入思考。尿液是人体代谢的终产物之一,当其进入人体后,便可产生减缓代谢速度的作用。道理在于,化学反应中,生成物的增多是可以减慢化学反应速度的。所谓的"火旺"反映的就是代谢旺盛的状态,而尿液进入人体后会抑制机体的代谢,便产生了"滋阴降火"的作用。此外,溶栓的药物尿激酶就是从尿液中提取出来的。最后,我们需要认识到,尿液虽然是人体的代谢产物,但健康人尿液的产生、储存过程是无菌的。

3. 该方也可用于咳血、鼻衄等。

第五节　黄　土　汤　方

【原文】

下血,先便后血,此远血也,黄土汤主之。

黄土汤方

甘草　干地黄　白术　附子(炮)　阿胶　黄芩(各三两)　灶中黄土(半斤)

上七味,以水八升,煮取三升,分温二服。

【串讲】

便血,如果是先排便,后出血,这是"远血",用黄土汤主治。出血部位离肛门远者为远血,离肛门近者为近血。黄土汤治疗消化道出血的疗效是肯定的,历代医家都在使用。其中,灶中黄土即灶心土,现在用的灶中黄土都是人造的,并不是真正的灶心土。

【要点延伸】

远血见于胃、小肠、结肠出血。胃出血多见黑便,但是胃出血如果量大的话,则会出现先正常便后血便。结肠出血一般多见于结肠炎症或结肠息肉。此处,需注意的是,遇到大便颜色偏红时,要先排除食物对大便颜色的影响,比如进食西瓜多也会出现大便颜色偏红。

【原文】

下血,先血后便,此近血也,赤小豆当归散主之。

【串讲】

便血时,如果是先排出血,后排出大便,这是"近血",用赤小豆当归散主治。此方在狐惑病中,我们已经详细讲解过了。

【要点延伸】

近血见于痔疮、肛裂、痔疮、直肠息肉、结肠息肉、直肠癌等。

第六节　泻心汤方

【原文】

心气不足,吐血,衄血,泻心汤主之。

泻心汤方

大黄(二两)　黄连　黄芩(各一两)

上三味,以水三升,煮取一升,顿服之。

【串讲】

"心气不足"有人认为"心气不定",我认为此处应该为"心气不足"。心气不足,不一定代表是虚证,壮火食气也可导致不足之象。热盛导致微循环障碍,影响到心脏,就可出现心悸、气短等症。

如果出现心气虚弱、呕血、鼻衄、皮肤紫斑、牙龈出血、结膜下出血等,用泻心汤主治。

用 600ml 水煎煮大黄、黄芩、黄连，煎至 200ml，一次性服完。

【要点延伸】

1. 泻心汤可以治疗热盛动血的上消化道出血、各部位出血等。

2. 该方对下消化道出血、妇科出血属于热证者，均有极好的效果。我经常将其用于功能失调性子宫出血，效果佳。总之，症见出血，辨证属热证，泻心汤是广谱止血药。

第十七讲｜呕吐哕下利病脉证治第十七

本篇的讲解不按照原文的顺序，而根据目前的临床思维习惯进行讲解，但涵盖了所有的条文。

第一节　胸　中　不　适

【原文】

病人胸中似喘不喘，似呕不呕，似哕不哕，彻心中愦愦然无奈者，生姜半夏汤主之。

生姜半夏汤方

半夏（半斤）　生姜汁（一升）

上二味，以水三升，煮半夏，取二升，内生姜汁，煮取一升半，小冷，分四服。日三、夜一服，止，停后服。

【串讲】

患者自觉胸部气息不畅，气上逆感，患者还有恶心、胸中不适感，难以名状，此种情况用生姜半夏汤主治。"呕"为恶心吐物伴有声音；"哕"为恶心吐物不伴有声音。

生姜半夏汤中，半夏半斤合 125g，即使是鲜半夏，也比现代的用量大很多，生姜汁一升为 200ml，约需要 600g 生姜榨汁。用水 600ml，先煮半夏煎至 400ml，再加入姜汁，合为 600ml，再煎煮至 300ml，待药液变凉一些，分四次服用，白天三次、夜间一次，每次约服 70ml。药汤越热，味道越浓，放凉一些，可减少药味刺激诱发恶心的可能。如果喝完以后，症状消失了，那之后就不用喝了。

【要点延伸】

1. 本条原文所述是什么病？

"似喘不喘"说明不是肺的问题，"似呕不呕"说明不是胃的问题，那肯定是肺与胃之间的问题，即食管，因此本病也就是轻度的食管炎。严重时可以出现"心中如噉蒜薤状"的烧心感，甚至出现"吞咽困难、吞咽疼痛"等。

我大学毕业后在邯郸工作,那个地区食管癌的患病率比较高,遇到食管癌出现吞咽困难、吞咽疼痛时,半夏的效果很好。此外,半夏用于肺部疾病的效果很好,小青龙汤可佐证。

2. "以水三升,煮半夏,取二升,内生姜汁,煮取一升半,小冷,分四服"的启示:

(1)治疗食管炎时,半夏不必煎煮太久。平常在煎煮半夏时要求久煎,是由于半夏煎煮时间太短,服用时会有扎舌头、咽喉不适的感觉,而久煎后的汤药不会产生这种感觉。

(2)生姜汁只宜轻煮。

(3)服用频次要多,以这种方式服药,可增加药物与食管局部接触的时间。再加之药物吸收后经血液循环至病变部位的作用,局部作用与整体作用相结合,效果是最好的。此处不一定非要服四次,频服即可。另外,分次频服还有一个好处,方中半夏用量很大,重剂缓投可以减少药物不良反应,保障用药安全。

(4)不强调饭前服用。饭前服药,可减少进食时的恶心;饭后服药,可相对增加药物在局部停留的时间。因此饭前饭后服药都好,故不做强调。

第二节　呕(有声之吐)

有物无声谓之"吐",有物有声谓之"呕",有吐还伴随恶心谓之"哕"。

一、不可止之呕

【原文】

夫呕家有痈脓,不可治呕,脓尽自愈。

【串讲】

呕吐日久,吐脓,不可用止吐法,只要把脓治好,呕自然就好了。

【要点延伸】

1. 胃脓疡(化脓性胃炎)不可以用止呕的办法治疗。

2. 呕吐是胃脓疡的症状之一,治病求本,胃脓疡治愈则呕吐自愈,可用大量清热解毒药,比如蒲公英、连翘、贝母、黄连、黄芩等。

二、渴呕先后的诊断意义

【原文】

先呕却渴者,此为欲解;先渴却呕者,为水停心下,此属饮家。

【串讲】

先有呕吐,后见口渴,是疾病要好的表现。先有口渴,后有呕吐,是胃中水液停聚,这是胃炎,胃内水液停留的表现。

【要点延伸】

1. "先呕却渴者,此为欲解"的启示:

先呕吐津伤,继发口渴,是正常的生理病理反应,提示机体反应正常。多见于急性胃炎呕吐。

2. "先渴却呕者,为水停心下,此属饮家"的启示:

先渴说明正常津液不足,继而出现呕吐说明胃内痰饮停留是渴的原因,故为"水停心下"。饮家就是慢性胃炎,胃内水液停留。

三、呕渴有无的诊断意义

【原文】

呕家本渴,今反不渴者,以心下有支饮故也,此属支饮。

【要点延伸】

本条原文所述是什么病?

右心功能不全、胃肠淤血,可引起呕吐,体内水液停留过多所以不渴。上条的"饮家"和本条的"支饮"有什么不同呢?"心下有支饮"是因为心功能不全影响到心下(胃)。"饮家"是慢性胃炎,胃内水液停留。

四、呕而胸满的治疗

【原文】

呕而胸满者,吴茱萸汤主之。

吴茱萸汤方

吴茱萸(一升)　人参(三两)　生姜(六两)　大枣(十二枚)

上四味,以水五升,煮取三升。温服七合,日三服。

【串讲】

呕吐伴有胸闷,用吴茱萸汤主治。

吴茱萸汤的组成,吴茱萸一升约70g,现代临床很少有医生会用这么大量,人参三两约45g,生姜六两将近100g,大枣十二枚约合60~100g。用1 000ml的水将以上四味药煎至剩余600ml,每次服140ml,一日三次,一日服完还有药液剩余。

【要点延伸】

1. 吴茱萸汤所治疾病的病位在哪里?

参照《伤寒论》243条"食谷欲呕,属阳明也,吴茱萸汤主之。得汤反剧者,属上焦也"可知,吴茱萸汤证的病变部位不在上焦,而是在胃肠。

2. 为何出现"胸满"?

中医认为中焦气机不畅,可导致上焦心肺气机不畅。现代临床常见于胃炎、胆系感染或胆石症时迷走神经兴奋性增强,导致心肌供血不足(例如胃心综合征、胆心综合征、心动过缓等),故见"呕而胸满"。另外,迷走神经兴奋性增高时,心率减慢,心动过缓的患者最突出的特征就是胸闷、憋气。所以,呕吐与胸满并见的原因在于胃肠道疾病反射性引起心肌缺血、心动过缓。

3. "呕而胸满者,吴茱萸汤主之"启示:

吴茱萸汤是治疗胃肠源性心肌缺血和心律失常的主要方药。吴茱萸汤虽然没在胸痹篇出现,但其治疗胸痹的效果很好。"理乱复原汤"是我的自拟方,组成为吴茱萸、知母、石菖蒲、枳实、白术,方简量小,治疗动脉硬化的效果较好。

五、呕而肠鸣的治疗

【原文】

呕而肠鸣,心下痞者,半夏泻心汤主之。

半夏泻心汤方

半夏(半升,洗)　黄芩　干姜　人参(各三两)　黄连(一两)　大枣(十二枚)　甘草(三两,炙)

上七味,以水一斗,煮取六升,去滓,再煮,取三升。温服一升,日三服。

【串讲】

如果表现为呕吐、肠鸣、剑突下堵塞感,使用半夏泻心汤主治。

半夏泻心汤的组成,半夏半升,用量很大,黄芩、干姜、人参各三两,黄连一两,炙甘草三两,大枣十二枚。三两甘草约合45g,用量很大,张仲景使用甘草的量都偏大。通过长期临床经验的积累,我们发现甘草在有些情况下的用量必须要足,不然效果不好。比如心律失常、虚弱性的抑郁症或感染性疾病等,这需要引起注意。

【要点延伸】

"呕而肠鸣,心下痞者,半夏泻心汤主之"的启示:

(1) 常见于急性胃肠炎早期。

(2) 半夏泻心汤是治疗急性胃肠炎的主方。

六、呕而发热的治疗

【原文】

呕而发热者,小柴胡汤主之。

小柴胡汤方

柴胡（半斤）　黄芩（三两）　人参（三两）　甘草（三两）　半夏（半斤）　生姜（三两）　大枣（十二枚）

上七味，以水一斗二升，煮取六升，去滓，再煎取三升。温服一升，日三服。

【串讲】

呕吐又伴有发热，用小柴胡汤主治。

小柴胡汤方中柴胡半斤合 125g，现代临床中很少用到这么大量，但在治疗感染性疾病时，用量宜大，才能效如桴鼓。黄芩、人参、甘草、生姜各 45g，半夏半斤合 125g，大枣 12 枚。

用 2 400ml 水将药物煎煮至 1 200ml，去药渣再煎至 600ml，须浓煎、久煎，一日服三次，每次 200ml。

现代处方时一定要向患者交代清楚药物的具体煎煮和服用方法。如果每剂剂量偏小，可交代患者半天内分次服完并观察患者反应，没有问题，可继续服用第二剂，这样既能符合法定剂量范围，又可达到治疗效果。而如果每剂药物用量大，就要分次服用，重剂缓投，而且不必一日全部服完，根据患者反应灵活处理。

【要点延伸】

1.“上七味，以水一斗二升，煮取六升，去滓，再煎取三升。温服一升，日三服”的启示：

应久煎、浓煎、重剂缓投以保证用药足量、安全。

2.“呕而发热者”是什么病？

（1）发热性上消化道感染（比如急性胃炎、胆系感染）。

（2）发热性自身免疫病影响胃肠功能。

3. 小柴胡汤（柴胡、生姜、甘草、黄芩、人参、半夏、大枣）与半夏泻心汤（黄连、干姜、炙甘草、黄芩、人参、半夏、大枣）对比的启示：

柴胡长于治疗各种发热；黄连长于祛湿热。

七、呕而尿多的治疗

一般而言，由于呕吐导致津液丢失，此时尿量应该减少，“呕而尿多”在临床上是怎么回事儿？张仲景是怎么认识与治疗的呢？我们接着讲。

【原文】

呕而脉弱，小便复利，身有微热，见厥者难治，四逆汤主之。

四逆汤方

附子（一枚，生用）　干姜（一两半）　甘草（二两，炙）

上三味，以水三升，煮取一升二合，去滓，分温再服。强人可大附子一枚,干姜三两。

【串讲】

患者呕吐、脉弱,尿量反而增多,还伴随有低热,如又见到四肢逆冷,这是难治的表现,四逆汤为治疗的主方。

四逆汤的组成,生附子一枚,干姜 25g 左右,炙甘草 30g。使用 600ml 水将三味药煎煮至 240ml,去药渣,分两次温服。身体强壮的人,附子、干姜的用量还可以加大。

【要点延伸】

1. "呕而脉弱,小便复利"的启示:

(1)"呕而脉弱"提示津液不足、血容量减少。

(2)"小便复利"提示肾脏尿液浓缩功能减退,肾脏微循环不畅。肾脏微循环异常有两种情况,一种可引起尿少,一种可引起尿多。如果肾小球滤过功能差,但肾小管周围的毛细血管没问题,肾小管重吸收功能正常,会表现为尿少;如果肾小管周围的毛细血管有损害,这时尿量是增多的。

2. "身有微热"的启示:

存在外邪感染。

3. "见厥者难治"的启示:

这是休克早期微循环灌注不足合并微循环障碍的表现。

4. "四逆汤主之"启示:

四逆汤可以改善消化道感染性呕吐所致循环血量减少的休克早期的微循环障碍,可能对改善感染性微静脉循环障碍有独特作用。四逆汤不仅可以回阳救逆,还可治疗寒湿毒邪导致的胃肠道感染。

第三节　吐(无声之吐)

一、胃寒热侵之吐

"胃寒"指本身胃寒,"热侵"指又受热邪感染。

【原文】

问曰:病人脉数,数为热,当消谷引食,而反吐者,何也? 师曰:以发其汗,令阳微,膈气虚,脉乃数。数为客热,不能消谷,胃中虚冷故也。

【串讲】

提问道,患者脉数,本是热证的表现,应当多食易饥,反而出现吐,不能进食,这是为什么呢?

老师答道,由于发汗导致阳气衰微,宗气不足,就出现数脉,这是外来之热,并不能消化、腐熟水谷,胃中阳气是不足的。

【要点延伸】

"以发其汗,令阳微,膈气虚,脉乃数。数为客热,不能消谷,胃中虚冷故也"的启示:

（1）发汗伤心之阳气。

（2）发汗代表药为麻黄,确实可以导致心率增快。

（3）外来之热不能消谷、反可致吐,只有胃中阳气才能消谷。治疗可使用半夏泻心汤,或简化为温胃的干姜和清热的黄连。

二、胃虚寒之吐

【原文】

脉弦者,虚也。胃气无余,朝食暮吐,变为胃反。寒在于上,医反下之,令脉反弦,故名曰虚。

【串讲】

脉弦,是虚证的表现。此处可参考《脾胃论》中黄芪建中汤所治的脉弦。"胃气无余"是指胃气衰败,表现为进食半天后呕吐,称为"胃反"。胃火衰败,而医生错用泻下治疗,使脉反成弦象,因此说脉弦是虚证的表现。

【要点延伸】

1. 什么情况下"呕吐脉弦为虚"?

广泛动脉硬化包括胃动脉硬化时,就可表现为弦脉。

2. "胃反"包括哪些疾病?

胃缺血、胃瘫痪、各种原因的幽门梗阻。胃肠道的缺血性疾病常易被忽视,如果肠系膜上动脉供血不足,胃肠道便无法正常进行消化、吸收,从而出现"胃反"。

【原文】

寸口脉微而数,微则无气,无气则荣虚,荣虚则血不足,血不足则胸中冷。

【串讲】

桡动脉是数而无力的,脉微是胃气衰弱的表现,胃气衰弱则营气不足,营气不足则血虚,血虚则胸中发冷。

【要点延伸】

本条所述是现代临床的什么病?

低血压,或严重的胃功能衰弱。低血压患者,其他辅助检查无明显异常,但觉胸中冷感,还有心慌、头晕、手足胀等表现,年轻女性相对多见,尤其是紧张或遇热时加重,这是微循环神经功能紊乱、微循环处于功能低下的表现。

三、脾虚之吐

【原文】

跌阳脉浮而涩,浮则为虚,涩则伤脾,脾伤则不磨,朝食暮吐,暮食朝吐,宿谷不化,名曰胃反。脉紧而涩,其病难治。

【串讲】

跌阳脉浮涩,跌阳脉是足阳明胃经所过之处,跌阳脉浮提示胃虚,脉涩提示由胃虚进一步导致了脾虚。"脾伤则不磨"是古人对脾功能的形象比喻,是指脾胃虚弱,腐熟、消化水谷的功能减退,便出现"朝食暮吐、暮食朝吐",吐出隔夜食物且完谷不化,这就是"胃反"。如果跌阳脉紧涩,则提示此病难治。

【要点延伸】

1."跌阳脉浮而涩"启示:

(1)提示患者可能是体瘦,瘦人皮下脂肪含量少,脉位较浅,易触摸,故脉浮。

(2)提示患者可能存在下肢动脉硬化,涩脉的脉象是往来不流利的,多见于动脉硬化患者。

(3)进一步推测,该患者也有可能存在胃的动脉硬化,此时胃的通降功能下降,便会出现"朝食暮吐,暮食朝吐"。

2."脉紧而涩,其病难治"的启示:

(1)微小血管硬化导致血管阻力增大,此类患者的脉象是在涩脉的基础上,又有弦紧有力的感觉。

(2)当微小血管硬化时,就会出现较为严重的组织器官缺血。举个例子,黄斑所在的位置,是在眼底血管分布的末端,而并不是在血管最粗的地方。也就是说,视力功能的实现是建立在良好的微循环水平上的,只有微循环通畅,才能保持黄斑区域细胞的活跃状态,才能实现视觉的功能。面对黄斑病变、视力减退,要想办法改善微循环才能解决问题。就好比一片庄稼地,都是长在通过江河湖海分出的小渠周围,要靠小沟渠来灌溉营养,所以说微循环水平才是最重要的。微循环虽小,但却包含着大学问,越是血管细的地方,越是实现功能的地方。

四、吐之治禁

【原文】

病人欲吐者,不可下之。

【串讲】

如果患者恶心想吐，不能用下法治疗。

【要点延伸】

病变部位在上，应以催吐或消导治疗为主。

五、食已即吐的治疗

【原文】

食已即吐者，大黄甘草汤主之。

大黄甘草汤方

大黄（四两）　甘草（一两）

上二味，以水三升，煮取一升，分温再服。

【串讲】

进食后迅速呕吐者，可用大黄甘草汤治疗。

用 600ml 的水煎煮大黄 60g 和甘草 15g，煎至剩余 200ml，分两次服用。此处大黄不属于后下，久煎的大黄没有泻下作用，但其清热解毒功效不会降低。

【要点延伸】

1. "食已即吐"可见于：

（1）食管梗阻（贲门失弛缓、食管癌等）。食管梗阻初起的表现是"食已即吐"，而病久之后，食管也会扩张，就会出现进食后隔一段时间才吐。我曾经治疗过一位贲门失弛缓的青年女性，患者之前在贲门失弛缓的部位置入了支架，但病情未能缓解，最后竟将支架吐了出来。后来患者开始服用中药治疗，经过艰难的为期两年的治疗，基本痊愈。

（2）急、慢性胃炎。

2. "以水三升，煮取一升"的启示：

①大黄、甘草均是久煎；②大黄甘草汤不是泻下剂。

3. "食已即吐者，大黄甘草汤主之"的启示：

（1）大黄甘草汤是治疗食管、胃部病变的主要方药。

（2）大黄甘草汤对食管胃神经功能紊乱有良好效果。与甘草干姜汤对比，对热证食管胃功能紊乱更加对证。如果是寒热错杂的，三药合用也是可以的。

六、胃反吐渴的治疗

【原文】

胃反，吐而渴欲饮水者，茯苓泽泻汤主之。

茯苓泽泻汤方

茯苓（半斤） 泽泻（四两） 甘草（二两） 桂枝（二两） 白术（三两） 生姜（四两）

上六味，以水一斗，煮取三升，内泽泻，再煮取二升半。温服八合，日三服。

【串讲】

胃反病，呕吐伴口渴思饮，用茯苓泽泻汤主治。

茯苓泽泻汤的药物组成，茯苓半斤即 125g，泽泻、生姜各 60g，甘草、肉桂各 30g，白术 45g。用 2 000ml 的水煎煮泽泻以外的药物，煎至 600ml，放入泽泻，煮至 500ml。一日服三次，每次服用 160ml。

将一斗水煮到三升，属于久煎，因为茯苓不容易煎煮透。此外，泽泻量大，且后下。

【要点延伸】

1. "胃反，吐而渴欲饮水者，茯苓泽泻汤主之"的启发：

茯苓泽泻汤不仅可以治疗胃反呕吐，还可以治疗胃反所致的津伤口渴。此外，茯苓泽泻汤可以治疗胃反呕吐的病因，同时解决朝食暮吐和津液损伤，可促进胃里痰饮转化为血中津液从而治疗口渴，是治本之方。所以，绝对不可以把茯苓泽泻汤当成利尿剂看待。

2. "茯苓（半斤） 泽泻（四两）"的启示：

治疗胃反呕吐，茯苓、泽泻剂量必须足够大。

3. "甘草（二两） 桂枝（二两） 白术（三两） 生姜（四两）"的启示：

温补脾胃是治疗胃反的基础。

4. "上六味，以水一斗，煮取三升，内泽泻，再煮取二升半。温服八合，日三服"的启示：

（1）茯苓、桂枝、生甘草、白术、生姜需要久煎。

（2）泽泻后下不宜久煎。古人没有解释其中机理，不妨先按此记下，在实践中去尝试，是否后下时的疗效更好，再做研究。

（3）虽然药物剂量大，但属重剂缓投。

七、吐后大渴的治疗

【原文】

吐后渴欲得水而贪饮者，文蛤汤主之，兼主微风，脉紧头痛。

文蛤汤方

文蛤（五两） 麻黄 甘草 生姜（各三两） 石膏（五两） 杏仁（五十枚） 大枣（十二枚）

上七味,以水六升,煮取二升。温服一升,汗出即愈。

【串讲】

吐后极度口渴思饮、饮水量多时,用文蛤汤主治,也可治疗轻度风邪所致的脉紧、头痛。

文蛤汤的药物组成,文蛤 75g,麻黄、甘草、生姜各 45g,石膏 75g,杏仁 15g,大枣十二枚。也就是麻杏甘石汤加姜、枣与文蛤。此方治疗外感风寒没问题,对脉紧的头痛发热也应当是有疗效的。但文蛤汤治疗"吐后渴欲得水而贪饮者"的道理是什么呢?

方后注中说,服药后,有汗出,病就好了。原本就有口渴,"汗出"又是丢失津液,那为何"汗出即愈"呢?

【要点延伸】

1. "吐后渴欲得水而贪饮"的启示:

(1)呕吐后贪饮,说明邪已去,津可补。虽津可补,但胃已伤,需要促进胃功能的恢复,三元饮(生姜、生甘草、大枣)可为。

(2)水饮吸收输布,津液乃得补充,麻黄、杏仁有其功,可宣肺,能够把津液输布到全身,通调水道。

(3)呕吐津大伤、贪饮更伤胃,除其渴则贪饮减,中枢止渴药文蛤、石膏可用。文蛤和石膏都是作用在中枢水平,而不在胃本身。

2. "上七味,以水六升,煮取二升。温服一升,汗出即愈"的启示:

①久煎;②口渴是血容量不足,而"汗出"是津液补足的标志,是欲愈的标志。

第四节　哕(恶心伴有吐)

"哕",就是恶心伴有吐。如果是恶心欲吐,但吐不出来,便称为"干哕"。

一、单纯哕逆的治疗

【原文】

哕逆者,橘皮竹茹汤主之。

橘皮竹茹汤方

橘皮(二升)　竹茹(二升)　大枣(三十个)　生姜(半斤)　甘草(五两)　人参(一两)

上六味,以水一斗,煮取三升。温服一升,日三服。

【串讲】

严重的恶心、吐，治疗使用橘皮竹茹汤。

橘皮竹茹汤中的橘皮和竹茹都是止吐的效药，是治疗胃炎呕吐的好药，而且对于成人、儿童，药味都易于接受。

煎服法中，用水 2 000ml 煮至 600ml，属浓煎。虽然橘皮、竹茹都是很大的量，但都是极其安全的，没有任何毒性。

【要点延伸】

1. "哕逆者，橘皮竹茹汤主之"的启示：

（1）橘皮竹茹汤具有很好的和胃止吐作用，橘皮、竹茹是主药，作用卓越。

（2）没有发热恶寒，多为慢性胃炎。

2. "大枣（150~300g）、甘草（75g）"的启示：

俗言甘味药物容易导致中满，值得怀疑。甘草、远志、桔梗等含有皂苷类物质，可使消化道、呼吸道分泌增加，不辨证使用的情况下，也存在出现腹胀的可能。但中医治病还需辨证施治，该用的时候使用，不会导致中满，要看具体情况，不能一概而论。凡是胃虚气逆，大枣、甘草、人参可以补胃、和胃降逆，是治本；配合橘皮、竹茹、生姜，和胃降逆作用更好。

二、哕而腹满的治疗

【原文】

哕而腹满，视其前后，知何部不利，利之即愈。

【串讲】

如果恶心吐物，伴随腹胀满，需观察大小便，明确大小便不顺畅的具体情况，解决了大小便不顺畅，"哕而腹满"就可解决了。

比如，肾功能不全的患者，尿少、恶心、腹胀，只要能让小便通畅了，"哕而腹满"就解决了；慢性习惯性便秘的患者，也会觉得腹胀，严重的时候不想吃饭，甚至还会引起吐，此类患者则需通大便，这是原则。

【要点延伸】

1. "哕而腹满"见于哪些疾病？

①尿少而恶心、呕吐、腹胀满，多见于急、慢性肾炎肾功能不全，或急、慢性胃肠炎。②大便不通而恶心、呕吐、腹满，多见于各种原因的肠梗阻。

2. "视其前后，知何部不利，利之即愈"的启示：

保持大小便通畅是治疗"恶心＋呕吐＋腹胀"的法宝。中医问诊，一定要注重"出入"的情况，即饮食、大小便、汗出情况。正常人体的饮食入口就一个，代谢废物的出口主要有二便和汗。出入通畅、平衡，是机体内部运行正常的重要保证。

三、哕而便闭谵语的治疗

附方

【原文】

《千金翼》小承气汤　治大便不通,哕,数谵语。

【串讲】

《千金翼方》用小承气汤治疗大便不通,恶心吐,以及伴随反复出现的神昏、言语错乱。

【要点延伸】

1. 小承气汤是治疗"呕吐＋大便不通＋谵语"的方剂。其实这种情况,使用大承气汤也是可以的。

2. 此条原文描述的什么病?

胃肠外感染所致的感染性脑病。这里要强调的是,感染的部位不在胃肠内。具体内容可以参看我在《〈伤寒论〉临证解读》中有关阳明病以及胃家实的讲解。

第五节　下利(肠道病变)

一、脏腑气绝表现

【原文】

夫六腑气绝于外者,手足寒,上气,脚缩;五脏气绝于内者,利不禁,下甚者,手足不仁。

【串讲】

如果六腑中直接与外界接触的胃、胆、小肠、大肠、膀胱与外界不能交换,"绝"是隔绝、不能沟通之意,六腑之气不能布达于外,会出现四肢冷、气逆(嗳气)、四肢蜷缩的表现。古人讲的"脚"是指小腿,而现代语言中的脚,古人称之为"足"。其中的"脚缩",有人理解为小腿抽筋,但小腿抽筋在张仲景的表述中为"脚挛急"。结合前文讲患者有四肢冷的表现,此处的"脚缩"为小腿蜷缩更合理,并可推测患者应该有四肢因冷而蜷缩的表现。

如果五脏(心、肺、肝、脾、肾)与六腑不能互通,会出现腹泻不禁(脾气绝于内),若下利严重,就会出现手足感觉异常。"不仁"就是感觉异常,大多数情况下是感觉减退,严重时还会出现四肢痉挛。

【要点延伸】

"脏腑气绝"的启示：

分析疾病一定要注意分析脏腑关系是否正常。对下利腹泻的分析也是如此。这就是强调要在遣方用药的过程中注重分析脏腑的关系。

二、下利转归

（一）下利轻重脉证

【原文】

下利，脉沉弦者，下重；脉大者，为未止；脉微弱数者，为欲自止，虽发热不死。

【串讲】

腹泻，如果见到脉沉弦，则提示下利比较重；如果见到脉大，那么泄泻短期内还不会停止，说明病邪比较重；若见到脉微、弱、数的，那么下利就快要好了，即使出现发热，也不会危及生命，反而会渐愈。

【要点延伸】

1. "脉沉弦者，下重；脉大者，为未止；脉微弱数者，为欲自止，虽发热不死"的启示：

脉象可以判断邪气强弱、病情预后。我曾经会诊一位病情危重的患者，按照其疾病的病程来看，患者当时的状态应很可能是回光返照，但其脉象是柔和的，因此我觉得或为向愈之兆。几天后患者家属反馈患者的病情确实是逐渐好转起来了。

2. 本条原文所描述的是什么病？

急性肠炎、痢疾初期。

（二）下利顺逆脉证

【原文】

下利，手足厥冷，无脉者，灸之不温。若脉不还，反微喘者，死。少阴负趺阳者，为顺也。

【串讲】

下利，四肢从末端开始逐渐发凉，摸不到脉，即使用了艾灸的办法，四肢也没有转温。如果持续摸不到脉，又出现呼吸急促，这是休克的早期表现，提示病情危急。"少阴"即足少阴脉，也就是太溪脉，弱于足背动脉，这说明病情较缓，有好转的趋势。

【要点延伸】

1. 本条原文所描述的是什么病？

胃肠感染性休克。

2."少阴负趺阳者,为顺也"的启示:

休克不严重。实际上,单纯通过桡动脉的搏动情况也可以做出休克是否严重的判断。原文强调少阴脉和趺阳脉的对比,是因为下利是下焦的病变,而足部的脉更能反映下焦的情况。

（三）下利自愈脉证1

【原文】

下利,有微热而渴,脉弱者,今自愈。

【串讲】

如果出现下利,伴随低热、口渴,脉不大,这种情况可能就要自愈了。脉弱说明邪气不重,口渴说明机体尚能感受到津伤,微热说明机体还能够抗邪。

【要点延伸】

"下利,有微热而渴,脉弱"的启示:

邪气轻,机体的抵抗力相对比较好。

（四）下利自愈脉证2

【原文】

下利,脉数,有微热汗出,今自愈;设脉紧,为未解。

【串讲】

如果泄泻患者脉数、低热、有汗,这提示病就要好了。如果患者脉紧有力,说明邪气还很重,短时间内还不会好转。

【要点延伸】

1."下利,脉数,有微热汗出,今自愈"的启示:

邪轻、津足。

2."设脉紧,为未解"的启示:

邪盛。

（五）下利自愈脉证3

【原文】

下利,脉反弦,发热身汗者,自愈。

【串讲】

如果下利患者出现了脉弦、发热、自汗。腹泻患者在疾病过程中一般是怕冷、无汗、面黄的,伴随有严重腹痛的可能有冷汗。当患者出现脉弦并伴随着发热汗出的,说明机体抵抗力强、津液充足,预示疾病将要痊愈。

【要点延伸】

"下利,脉反弦,发热身汗"的启示:

邪盛、气津未伤。可见预后的判断,并非单凭脉象,还是需要四诊合参、综合判断。

（六）便脓血脉证1

【原文】

下利，脉数而渴者，今自愈。设不差，必清脓血，以有热故也。

【串讲】

如果下利患者出现脉数、口渴，预示着疾病就要好了。如果没有痊愈，就会出现大便脓血，这是热邪导致的。

【要点延伸】

"下利，脉数而渴"的两种转归：①邪盛津伤气足，自愈；②邪盛热伤气津，痢疾。

（七）便脓血脉证2

【原文】下利，寸脉反浮数，尺中自涩者，必清脓血。

【串讲】

如果下利患者出现寸脉浮数、尺脉涩，也会出现大便脓血。

【要点延伸】

下利邪盛津伤较重的一种脉象。

（八）下利戴阳脉证

【原文】

下利，脉沉而迟，其人面少赤，身有微热，下利清谷者，必郁冒，汗出而解，病人必微热。所以然者，其面戴阳，下虚故也。

【串讲】

如果下利患者的脉是沉、迟的，面色微红，体温略高，腹泻完谷不化，患者还会出现神疲头昏，有汗出后，头昏会减轻，患者有低热。之所以出现这些症状，是阳气浮越在面，下利阳虚所致。

【要点延伸】

1. "下利，脉沉而迟，其人面少赤，身有微热，下利清谷者，必郁冒"的启示：

外来寒湿病邪（如大肠埃希菌等）所致的肠道感染。大肠埃希菌侵入肠道后主要在十二指肠、空肠和回肠上段大量繁殖，导致饮食物消化不良，故见"下利清谷"。食物消化的完成是在小肠，如果食物在小肠没有被完全消化，那就会出现完谷不化。

严重腹泻导致脱水和营养吸收障碍，因此血容量减少、血压降低，导致精神萎靡、头昏头晕。此外，感染性发热，加之存在血容量不足性的循环障碍，此时的交感神经处于兴奋的状态，以维持血压，故见面红微热。这提示机体尚处于休克早期，机体还有一定的代偿功能，交感神经功能尚未衰竭。

2. "汗出而解,病人必微热。所以然者,其面戴阳,下虚故也"的启示:

(1)"汗出而解"是津液恢复的表现,津足方能有汗出。关于《伤寒论》和《金匮要略》中"汗出"的意义我们一直在反复强调,不可简单地理解为一种使用发汗药之后的反应。

(2)"下虚"指肠道抵抗力严重不足。大肠埃希菌一般多不致病,是人和动物肠道中的常居菌,但在机体抵抗力严重低下时可以导致感染。因此,此类患者的腹泻一般会比较严重,治疗时可能要用到四逆汤、理中汤等温补剂。

(九)下利生死脉证

【原文】

下利后,脉绝,手足厥冷,晬时脉还,手足温者生,脉不还者死。

【串讲】

下利后,脉极微弱,四肢厥冷,如果 24 小时之内脉搏恢复、四肢回温,说明病情改善。如果 24 小时之后脉搏仍未恢复,说明病情危重。这是根据脉象来判断生死、预后。

【要点延伸】

1. "下利后,脉绝,手足厥冷"的启示:

由腹泻进展到血容量减少,进一步引起低血容量性休克,出现脉绝、手足厥冷。

2. "晬时脉还,手足温者生"的启示:

低血容量性休克得以纠正。

3. "脉不还者死"的启示:

低血容量性休克没有得到纠正。

三、下利治疗

(一)下利腹胀身痛

【原文】

下利,腹胀满,身体疼痛者,先温其里,乃攻其表。温里宜四逆汤,攻表宜桂枝汤。

四逆汤方(见上)

桂枝汤方

桂枝(三两,去皮)　芍药(三两)　甘草(二两,炙)　生姜(三两)　大枣(十二枚)

上五味,㕮咀,以水七升,微火煮取三升,去滓。适寒温,服一升。服已,须臾,啜稀粥一升,以助药力。温覆令一时许,遍身漐漐微似有汗者益佳,不可令如水淋漓。若一服汗出病差,停后服。

【串讲】

腹泻,伴随腹中胀满,身痛,治疗时先温里散寒,后发汗解表。温里宜四逆汤,发汗解表宜桂枝汤。

上一条原文中提到的大肠埃希菌感染的泄泻,是机体虚弱状态下才出现的情况,正气不足是根本原因,故此时不能以祛邪为主,应该先温其里、再攻表,四逆汤和桂枝汤是代表方,大家已经很熟悉,不再赘述。

【要点延伸】

1. 何为表证? 何为里证?

人体直接与外界接触的部分均属于"表",从解剖部位而言,涉及呼吸道、消化道、生殖道、泌尿道以及皮肤;而人体除"表"以外的中间部分即为"里",比如循环系统。

在此条原文中,"身体疼痛"提示有表证,"下利,腹胀满"提示存在里证。"下利,腹胀满"产生的原因是里虚,是正气不足。而不要理解为"下利,腹胀满"是胃肠道病变,故胃肠道是"里",这样的认识是不正确的。

对于"表""里"内涵的认识,具体内容可以参照我编写的《〈伤寒论〉临证解读》一书。

2. 四逆汤是以温里散寒祛邪为主,桂枝汤是以调和营卫扶正为主。调和营卫就是增加血容量、强化神经功能的调节。"卫"即神经,"营"即血液中的营养成分。调和营卫又是通过脉管系统来实现的,所以桂枝汤的适应证极其广泛。

3. "服已,须臾,啜稀粥一升,以助药力。温覆令一时许,遍身漐漐微似有汗者益佳,不可令如水淋漓。若一服汗出病差,停后服"的启示:

(1)喝稀粥是补足水液和营养,古人没有静脉补液的手段,现代可以服用桂枝汤后,再通过静脉补液。

(2)注意保暖至微微汗出。

(3)汗出,身痛消失,即可停药。此外补充一点,"须臾"大约是0.8小时。

(二)下利虚烦

【原文】

下利后更烦,按之心下濡者,为虚烦也,栀子豉汤主之。

栀子豉汤方

栀子(十四枚)　香豉(四合,绵裹)

上二味,以水四升,先煮栀子,得二升半,内豉,煮取一升半,去滓。分二服,温进一服,得吐则止。

【串讲】

腹泻伴随烦躁,心下按之柔软,这属于虚烦,是没有明确原因的烦躁,用栀子豉汤主治。此处的"按之心下濡"就是指心下不硬。"虚烦"是没有明确原因的烦躁,而非"正气夺则虚""邪气盛则实"意义上的"虚实"。

药物组成及煎煮法,栀子十四枚约 15g,香豉四合约 50g。用 800ml 水先煎煮栀子,煮至 500ml,再放入豆豉,煮至 300ml,去药渣。分两次服用,先温服 150ml,如果服药后出现吐,就不用再服药了。

由于"得吐则止",很多人认为豆豉是一味催吐药,但经过我们亲身体验,豆豉不会致吐。那为何此处提到"得吐则止"呢? 因为呕吐可使胃中有害的物质排出,不会继续对机体造成危害了,因此也就不必再服药。

【要点延伸】

1. 下利后虚烦用栀子豉汤,虚劳虚烦用酸枣仁汤。

虚烦就是指邪气不盛,没有明确诱因的烦。

《金匮要略》中有两个虚烦,一个是外邪引起的,以"火"为主,一个是正气不足引起的。如果是便秘伴随虚烦,虚热导致的失眠,用栀子豉汤;以虚为主的,用酸枣仁汤。

2. "得吐则止"的启示:

可能存在轻微的胃炎,使用栀子豉汤可能不是恰当的治疗,故"得吐则止",用半夏泻心汤更好。

（三）下利心下坚硬

【原文】

下利,三部脉皆平,按之心下坚者,急下之,宜大承气汤。

【串讲】

腹泻患者,如果三部脉象(人迎、寸口、趺阳脉)没有明显异常,触之剑突下方坚硬、疼痛、腹肌紧张,应当立即使用泻下的方法,可用大承气汤。

【要点延伸】

1. 此条原文描述的是什么病?

慢性顽固性便秘宿结,合并轻度的急性肠炎。即所谓的"热结旁流"。"按之心下坚"提示横结肠燥结粪便。"三部脉皆平"说明肠炎不重。

我曾经跟史载祥老师管过一个患者,临床表现就是为拉稀水,但腹部触诊有很多硬块,不仅是降结肠,包括横结肠、升结肠部位,触之都是硬块,用大承气汤治疗,排出了好多硬结的粪块,再触诊腹部结块消失。

2. 大承气汤可以治疗"热结旁流"的腹泻,此方祛邪作用很好。

（四）下利脉滑

【原文】

下利,脉反滑者,当有所去,下乃愈,宜大承气汤。

【串讲】

腹泻之后，常有津伤，因此一般不会见到滑脉，但如果腹泻患者出现脉滑，应当属于里实，应用泻下的办法治疗，可用大承气汤。

【要点延伸】

大承气汤不仅可以治疗胃肠实热的大便不通，还可以治疗胃肠实热的腹泻。一提到大承气汤，大家只知其能通便，却不知其能止泻。就像一提到大黄，大家的第一印象也是其泻下作用。很多人都知道治疗痢疾要燥湿止痢，却不知治疗痢疾最好的就是泻心汤，即大黄、黄芩、黄连，可以再加栀子，也就是黄连解毒汤，服后痢疾可以得到迅速缓解。成药三黄片治疗急性痢疾也是有特效的，一般情况下，第一次服药，1 岁吃 1 片，年龄每增加 1 岁就多加服 1 片，到 20 岁就吃 20 片，20 岁以上的均服用 20 片。第二次服药，吃 4 片基本上就好了，非常迅速。大承气汤能止泻，是因为其能祛邪，邪气祛除，身体就恢复了。临床中所谓的"腑实证"大便不通，很多情况，其邪气并不在胃肠，比如肺部感染合并有便秘，感染性脑病出现便秘，均可用大承气汤治疗。

（五）下利脉迟滑

【原文】

下利，脉迟而滑者，实也。利未欲止，急下之，宜大承气汤。

【串讲】

腹泻患者，如果表现为脉迟滑，这是肠胃有邪气所致，属实证。虽然腹泻停止，但仍应使用大承气汤急下。

【要点延伸】

1. 此条原文所描述的是什么病？

一般情况下，感染后的脉是数的，而此处是迟脉；且原本有腹泻，现在反而排不出来了。这是特殊病原微生物所致肠道感染（如：中毒性痢疾、干霍乱）而导致的肠麻痹，出现大便不通。那么此患者一定还伴有严重腹胀，原文中应当是有所省略。邪在肠道，须以祛邪为要务。

此外，本条提到"脉迟"，我们还需要知道，中毒性菌痢可以出现心肌的损害。比如《伤寒论》中讲的"伤寒，心动悸，脉结代"就属于病邪侵犯心脏引起心肌损害，从而出现心律失常。此条原文中的迟脉，也有可能是感染造成了心肌损害，尤其是引起了窦房结功能障碍所造成的。这在临床上很常见，而且属于病情危重表现。

2. 肠道感染性肠麻痹宜用大承气汤，说明大承气汤是治疗各种肠道感染性大便不通的方剂。

（六）下利清谷

1. 治禁

【原文】

下利清谷，不可攻其表，汗出必胀满。

【串讲】

如果有腹泻，且完谷不化，不可采用发汗的治疗方法，汗出后会有腹胀满的情况。

【要点延伸】

（1）发汗是胃肠道感染的治疗禁忌。此条治疗禁忌主要是指火熏等强迫出汗的治疗方法。而麻黄汤、葛根芩连汤、桂枝汤等方剂，是可以辨证使用的。

（2）"下利清谷""汗出"均使阳气耗散，故下利清谷不可用发汗法治疗。强行发汗，会加重津伤气耗。

2. 治方

【原文】

下利清谷，里寒外热，汗出而厥者，通脉四逆汤主之。

通脉四逆汤方

附子（大者一枚，生用）　干姜（三两，强人可四两）　甘草（二两，炙）

上三味，以水三升，煮取一升二合，去滓，分温再服。

【串讲】

腹泻，且完谷不化，又有"里寒外热"，"里寒"指内在（或体内）有寒，但同时又有"外热"，即外在表现有热，如体温升高。患者还有汗出，并伴有四肢厥冷，用通脉四逆汤主治。

通脉四逆汤的药物组成，大的生附子一枚约 15g，干姜 45g，强壮的人干姜可以用到 60g，炙甘草 30g。其中干姜的量尤其大。通脉四逆汤和四逆汤的药物组成是一样的，只是用量不同。之所以称为"通脉"，可知患者是脉微欲绝的。

【要点延伸】

（1）"下利清谷，里寒外热，汗出而厥者，通脉四逆汤主之"的启示：

1）严重胃肠虚弱，又感受寒邪，即胃肠虚弱者出现各种寒性病邪所致的胃肠道感染，均可用通脉四逆汤治疗。

2）"下利清谷 + 汗出"造成阳气耗散，表现为脉微欲绝、四肢厥冷，即胃肠感染性休克的早期表现。

3）"通脉四逆汤"是祛除寒湿、温补肠胃、回阳救逆的方剂。

总之，不是所有的腹泻都能见到脉微欲绝、四肢厥冷状态。假如腹泻患者的循环系统处于稳定状态,是绝不会出现脉微欲绝、四肢厥冷的。结合现代临床来分析,循环系统是"里","里寒"是里阳虚,即循环系统有阳气不足的表现,指的就是寒性病邪损伤循环系统的调节功能而出现了休克,此时要用通脉四逆汤治疗。现代研究也证明,四逆汤类方是治疗休克的效方。

(2)"上三味,以水三升,煮取一升二合"的启示:

生附子煎煮时间偏短的原因推测:

1)生附子或为鲜附子,鲜附子易煮,或许鲜附子中的有毒物质经过煎煮也相对容易解除。

2)附子煎煮时间短,但大量的干姜和甘草或许对附子的毒性有抑制作用。

3)或许这种方法煎煮出的药物更有利于循环系统功能的恢复。附子有毒成分与有效成分是同一种物质,在危重情况下,要减少煎煮对药效的破坏。

以上推测还需进一步研究证明。

(七)气利

1. 治则

【原文】

下利气者,当利其小便。

【串讲】

腹泻,伴随矢气多时,治疗应促进小便通利,小便通畅、小便量增加,就提示疾病要痊愈了。

【要点延伸】

(1)此条原文描述的是什么病?

是产气肠杆菌所致的肠道感染。临床多见于食物中毒。

(2)不能将"当利其小便"理解成使用利尿药,这是一种错误的指导思想。

2. 治方

【原文】

气利,诃梨勒散主之。

诃梨勒散方

诃梨勒(十枚,煨)

上一味,为散,粥饮和,顿服。

【串讲】

腹泻伴随矢气多,使用诃梨勒散主治。诃梨勒,即诃子。将十枚煨诃子研成面,和粥顿服。

【要点延伸】

"气利,诃梨勒散主之"的启示:

(1)产气肠杆菌导致的腹泻矢气多。

(2)诃子是治疗产气肠杆菌的特效药,我临床也会这么使用。另外,还有一个西药可以治疗矢气多的泄泻,也是治疗滴虫性阴道炎的有效药物,就是甲硝唑。但如果患者的体质虚弱,单纯使用抗菌药也是不行的。

(3)诃子不可当作收涩留邪药,而是祛邪药。类似的情况,有医家认为五味子是收涩药,咳嗽初起不能用,还认为五倍子也是收涩药,实际上,五倍子、五味子这些药的祛邪作用都非常好。有哪些药物是确实不能用的呢?比如可待因这类中枢镇咳药,咳嗽痰多时就不能用。

(4)诃子治气利不入煎剂,散剂足量使用。

(八)下利后重

【原文】

热利下重者,白头翁汤主之。

白头翁汤方

白头翁(二两)　黄连　黄柏　秦皮(各三两)

上四味,以水七升,煮取二升,去滓。温服一升,不愈更服。

【串讲】

湿热下利,腹泻而且有里急后重者,用白头翁汤主治。

此方大家都比较熟悉,都知道热毒血痢是使用白头翁汤治疗。

白头翁汤的组成及煎煮法,白头翁30g,黄连、黄柏、秦皮各45g,只有药量用足,才能有"一剂知,二剂已"的效果。用水1 400ml煎煮四味药至400ml,相当于久煎、浓煎,去药渣,温服200ml,如果服完尚未痊愈,就再服用剩余的200ml。

【要点延伸】

1. 此条原文描述的是什么病?

有腹泻、里急后重,而无便脓血,提示可能为结肠直肠炎、痢疾初期。下重,是具有定位意义的症状,是直肠肛门病变的特征。

2. 白头翁汤是治疗结肠、直肠感染性疾病的主方。

(九)下利脓血

【原文】

下利,便脓血者,桃花汤主之。

桃花汤方

赤石脂(一斤,一半锉,一半筛末)　干姜(一两)　粳米(一升)

上三味,以水七升,煮米令熟,去滓,温七合,内赤石脂末方寸匕。日三服,若一服愈,余勿服。

【串讲】

腹泻,便脓血的患者,用桃花汤主治。

桃花汤的药物组成:赤石脂一斤为 250g,一半制成粗末,一半制成细末过筛。干姜 15g,粳米一升约二到三两。水 1 400ml 煎煮干姜、粳米和一半的赤石脂,等到粳米熟了,药也就熬好了。粳米既是一味药,也有计时作用。每次服用 140ml,每 140ml 药液加入一方寸匕的筛细的赤石脂末,一日服用三次,如果服药一次就好了,剩下的药就不必服用了。

通常认为桃花汤是治疗下焦阳虚、虚寒性痢疾的,但张仲景的原文中并没有这么讲,也没描述下利日久。这说明急性下利便脓血,照样可以使用桃花汤。此方的关键在于赤石脂末的使用。王清任的《医林改错》中治疗痢疾、泄泻,用的是滑石粉冲服,与使用赤石脂的道理是一样的。赤石脂对细菌有很好的吸附作用,就像活性炭一样。不能认为此方有干姜,就只针对寒证,其实寒热错杂都可以用。

【要点延伸】

1. 此条原文描述的是什么病?

可能是急性痢疾,也可能是急性溃疡性结肠炎。原文中有腹泻、大便脓血等症状,而没有描述里急后重,推测其病变部位相对直肠较高,故考虑其病变部位应为结肠。从临床实际来看,更倾向于此方所治为急性溃疡性结肠炎。

2. “上三味,以水七升,煮米令熟,去滓,温七合,内赤石脂末方寸匕。日三服,若一服愈,余勿服”的启示:

(1) 煎煮时间以米熟为标志。

(2) 赤石脂末是赤石脂的特殊用法。

(3) 中病即止。

(十)下利谵语

【原文】

下利,谵语者,有燥屎也,小承气汤主之。

小承气汤方

大黄(四两) 厚朴(二两,炙) 枳实(大者三枚,炙)

上三味,以水四升,煮取一升二合,去滓,分温二服。

【串讲】

腹泻,伴随意识不清、言语错乱,这提示肠道有大便干硬如球,用小承气汤主治。此方不再赘述。

【要点延伸】

1. 此条原文描述的是什么病？

习惯性便秘合并有肠道感染所致的感染性脑病。

2. 大黄是感染性脑病的要药。

3. 厚朴、枳实具有增强胃肠动力作用，是治疗消化道感染性腹胀的要药。其实，枳实、厚朴也是治疗非感染性腹胀的要药。

（十一）下利肺痛

【原文】

下利，肺痛，紫参汤主之。

紫参汤方

紫参（半斤）　甘草（三两）

上二味，以水五升，先煮紫参，取二升，内甘草，煮取一升半，分温三服。

【串讲】

如果出现腹泻，伴随胸痛时，用紫参汤主治。此处"肺痛"并非"腹痛"的误写。

紫参汤的组成，紫参即石见穿，半斤为125g，甘草45g。用1 000ml的水，先煮紫参，煎至400ml放入甘草，再煮到300ml，分三次温服。

【要点延伸】

1. 此条原文描述的是什么病？

胸膜炎合并胃肠道感染。

2. 石见穿具有活血化瘀、清热利湿、散结消肿的作用，可以治疗湿热黄疸、热毒血痢、淋痛、带下、疮肿、带状疱疹、肺热咳嗽等。参照《肺痿肺痈咳嗽上气病脉证治第七》治疗咳嗽脉沉的泽漆汤可知：该条的"下利肺痛"的描述应该没有错误。

3. 紫参汤（石见穿、生甘草）是治疗呼吸、消化道热邪感染的处方。我们常用泽漆汤治疗肺部肿瘤，疗效很好。肺部肿瘤，有时也与慢性感染相关。

（十二）年周期下利

【原文】

下利已差，至其年月日时复发者，以病不尽故也，当下之，宜大承气汤。

大承气汤方（见痉病中）

【串讲】

腹泻已愈，但至每年某特定时间腹泻复发，这是由于疾病没有彻底治愈，当用下法，宜用大承气汤治疗。

按照原文理解，此处应称作"遗邪"，即遗留下来的病邪没有彻底解决，与伏邪有类似之处。实际中有病邪未尽的情况,但特定时间发病,更多见是某些致病的病邪在特定的时间才会出现,比如花粉过敏。当古人看不到微小的病邪,就可能会理解为体内有病邪未尽。

【要点延伸】

1. 此条原文描述的是什么病?

属于自身免疫性结肠炎、季节性肠炎。

2. 大承气汤可能是治疗伏邪性肠炎的处方。大承气汤治疗肠道湿热疗效肯定,无论伏邪、新感之邪均可。许多有关温病学的著作中,只要涉及伏邪,几乎都用到大黄,比如升降散等。我临床使用大黄,多用于祛邪,较少用其通便。

3. 大承气汤可能是治肠道湿热自身免疫性疾病的处方。

第六节　呕吐(胃相关)

前面几节讲的是单纯的呕、吐、哕、下利。接下来要讲解复合症状,比如呕吐,既有呕,又有吐。

【原文】

干呕、吐逆、吐涎沫,半夏干姜散主之。

半夏干姜散方

半夏　干姜(各等分)

上二味,杵为散,取方寸匕,浆水一升半,煎取七合,顿服之。

【串讲】

"干呕"是指呕而无物,"吐逆"是指呕吐胃内容物,"吐涎沫"是指呕吐痰涎,治疗使用半夏干姜散。

半夏干姜散方中,干姜、半夏等分研为粉末,取 3~5g,放入 300ml 的酸浆水中煮,煮至 140ml,一次全部服用下去。

【要点延伸】

1. 此条原文描述的是什么病?

(1)干呕,常由非胃源性疾病所致,比如中枢性、肝胆肠源性、神经性疾病。

(2)吐逆,常由胃源性疾病所致,比如胃炎。

(3)吐涎沫,常由迷走神经亢进,唾液、胃液分泌过多所致。

通过以上分析可知,半夏干姜散属于"广谱"止吐方,既有中枢性止呕的作用,又有外周性的止吐的作用,既能够调节机体自身,又能够祛邪。

2. "上二味,杵为散,取方寸匕,浆水一升半,煎取七合,顿服之"的启示:

(1) 半夏干姜散使用只需小剂量。

(2) 该剂量为一次剂量。

【原文】

干呕、吐涎沫,头痛者,茱萸汤主之。

【串讲】

表现为呕而无物、呕吐痰涎、头痛的患者,使用茱萸汤主治,茱萸汤就是吴茱萸汤。

【要点延伸】

1. 此条原文描述的是什么病?

脑源性疾病导致的呕吐,多见于神经性头痛、脑瘤、脑水肿等。

2. 吴茱萸汤是治疗脑源性头痛呕吐的主要处方。"吐涎沫"也提示我们,吴茱萸汤治疗的是以副交感神经占优势的呕吐,从传统中医角度来讲,属寒性呕吐。

【原文】

诸呕吐,谷不得下者,小半夏汤主之。

【串讲】

各种呕吐导致不能进食的患者,用小半夏汤主治。小半夏汤的组成是生姜和半夏,和半夏干姜散的差别就是一个是干姜、一个是生姜。所以姜、夏是治疗各种呕吐的主要药对。

【要点延伸】

小半夏汤是广谱止吐主要方剂。不论是中枢性呕吐,还是外周性呕吐,都很好用。

【原文】

呕吐而病在膈上,后思水者,解,急与之。思水者,猪苓散主之。

猪苓散方

猪苓　茯苓　白术(各等分)

上三味,杵为散。饮服方寸匕,日三服。

【串讲】

呕吐,"病在膈上",出现口渴欲饮,应当让患者饮水。如果表现为口渴欲饮,用猪苓汤主治。

"病在膈上",有可能是食管病变。但不能排除心脏的问题,尤其是心功能差的时候,无论是导致血压低,还是引起消化道淤血,都有可能出现呕吐,所以也不能排除病位在心。但通过"后思水者,解,急与之"的描述来看,显然不是心衰。如果是心脏的问题,饮水后是不能缓解的。综合来看,这极有可能是一个食管的问题。"思水者,猪苓散主之",说明体内的津液已经损伤了。那么津液损伤了,治疗时可以多喝水,也可以用猪苓散。

【要点延伸】

1. 此条原文描述的是什么病?

食管炎。

2. 猪苓散(猪苓、茯苓、白术)是治疗食管炎的主方?

需待临床验证。

3. "上三味,杵为散,饮服方寸匕,日三服"的启示:

①小剂量使用(3~5g);②不煎,水冲服。

【原文】

胃反呕吐者,大半夏汤主之。

大半夏汤方

半夏(二升,洗完用) 人参(三两) 白蜜(一升)

上三味,以水一斗二升,和蜜扬之二百四十遍,煮药取升半。温服一升,余分再服。

【串讲】

朝食暮吐,用大半夏汤主治。

大半夏汤的药物组成,半夏二升,洗完用,也就是鲜半夏约170g,人参45g,白蜜一升即蜂蜜200ml。用水2 400ml,加入白蜜搅240次,煎煮到剩余300ml药汁,先温服2/3,剩下的药液再分成两次服用。

【要点延伸】

1. 胃反多见于幽门梗阻或十二指肠淤滞症。那么导致幽门梗阻的原因,可以是炎性的,也可以是肿瘤性的。

2. "上三味,以水一斗二升,和蜜扬之二百四十遍,煮药取升半。温服一升,余分再服"的启示:

(1)蜂蜜可解半夏毒。

(2)需要久煎(2 200ml → 300ml)。

(3)服药时先大剂量止吐,再小剂量巩固。

第七节 呕哕(胃炎)

【原文】

干呕、哕,若手足厥者,橘皮汤主之。

橘皮汤方

橘皮（四两）　生姜（半斤）

上二味，以水七升，煮取三升。温服一升，下咽即愈。

【串讲】

干呕、恶心呕吐，如果还伴随四肢凉，用橘皮汤主治。

药物组成及煎煮法：陈皮 60g，鲜姜 125g。用水 1 400ml，将两药煎至 600ml，温服 200ml，只要一喝下去就好了。

【要点延伸】

1. 此条原文描述的是什么病？

各种程度的胃炎。轻者表现为干呕恶心，重者表现为呕吐。

2. "下咽即愈"的启示：

橘皮汤是治疗各种胃炎的主方、速效方。

第八节　呕利（胃肠炎）

【原文】

干呕而利者，黄芩加半夏生姜汤主之。

黄芩加半夏生姜汤方

黄芩（三两）　甘草（二两，炙）　芍药（二两）　半夏（半升）　生姜（三两）　大枣（二十枚）

上六味，以水一斗，煮取三升，去滓。温服一升，日再、夜一服。

【串讲】

呕而无物、大便稀频，用黄芩加半夏生姜汤主治，也就是黄芩汤加小半夏汤。

黄芩加半夏生姜汤的组成，黄芩、生姜各 45g，炙甘草、芍药各 30g，半夏半升，大枣二十枚，枣的用量还是蛮大的。治疗痢疾、胃肠道感染，黄芩和芍药是主药。从肺、食管、胃、一直到肠道的感染，黄芩是主要的药物。服药时，白天服用二次，夜晚服用一次。

【要点延伸】

1. 此条原文描述的是什么病？

各种胃肠炎。

2. "大枣（二十枚）"的启示：

大枣对胃肠具有很好的治疗作用，不存在"甘令中满"的情况。比如，张仲景治疗痞满的代表方是半夏泻心汤，其中使用了大量的大枣，也未见病情加重的情况,反而有治疗作用。

【原文】附方

《外台》黄芩汤　治干呕下利。

黄芩　人参　干姜(各三两)　桂枝(一两)　大枣(十二枚)　半夏(半升)

上六味,以水七升,煮取三升,温分三服。

【串讲】

《外台秘要》书中黄芩汤可治疗呕而无物、大便稀频的情况。不同于《伤寒论》的黄芩汤,方子不难理解,可作为一个参考方。

【要点延伸】

本条原文描述的是什么病?

由于方中有人参、干姜、肉桂,故考虑是寒重热轻、虚实错杂的胃肠炎。

第十八讲 | 疮痈肠痈浸淫病脉证并治第十八

第一节 疮　痈

一、痈化脓前的特征

【原文】

诸浮数脉,应当发热,而反洒淅恶寒,若有痛处,当发其痈。

【串讲】

见到各种浮数脉,比如浮细数、浮滑数、浮大数等,本应出现发热,反而出现怕冷,此时如果身体某部位有疼痛,疼痛部位将可能会产生痈病。

【要点延伸】

此条文描述的是什么病?

疮痈初期。

二、痈化脓后的特征

【原文】

师曰:诸痈肿,欲知有脓无脓,以手掩肿上,热者为有脓,不热者为无脓。

【串讲】

老师道,各种原因、各个部位的疮痈或肿胀,想知道有没有成脓,就用手触摸肿的部位,如果肿胀部位发热,标志脓已成熟;如果肿胀部位不发热,则提示尚无脓形成。

【要点延伸】

化脓性疾病脓成的特征有哪些?

局部红肿热痛、局部红肿跳痛、局部变软、局部脓头、局部拒按。

三、金疮

(一)金疮亡血脉证

【原文】

问曰:寸口脉浮微而涩,然当亡血,若汗出。设不汗者云何? 答曰:若身

有疮,被刀斧所伤,亡血故也。

【串讲】

提问道,桡动脉浮细涩无力,应该是失血过多,或汗出过多。总而言之,脉比较细弱,提示血容量不足。假如不出汗会是什么情况? 回答道,"若身有疮,被刀斧所伤",可以理解为身上被金刀所伤生疮,也可以理解成患者生疮后用刀斧来治疗。古人生疮,不像现在有手术刀,我记得小时候还见过有人用洗净的镰刀切开排脓。无论是外伤以后化脓,还是化脓以后又合并刀伤,患者不出汗,又见到脉浮而微涩,这是亡血的表现。

【要点延伸】

脉浮微而涩的临床意义?

①津伤;②血少。

(二) 金疮治疗

【原文】

病金疮,王不留行散主之。

王不留行散方

王不留行(十分,八月八日采)　蒴藋细叶(十分,七月七日采)　桑东南根(白皮,十分,三月三日采)　甘草(十八分)　川椒(三分,除目及闭口者,去汗)　黄芩(二分)　干姜(二分)　芍药(二分)　厚朴(二分)

上九味,桑根皮以上三味烧灰存性,勿令灰过,各别杵筛,合治之为散,服方寸匕。小疮即粉之,大疮但服之,产后亦可服。如风寒,桑东根勿取之。前三物皆阴干百日。

【串讲】

金刃外伤部位生疮,使用王不留行散治疗。

王不留行散的组成中有一味"蒴藋细叶",现在药房中一般都没有,我也没有用过,据文献记载蒴(shuò)藋(zhuó)有抗菌消炎、清热解毒、祛风除湿、活血止痛、通经接骨等功效,用于治疗各种炎症性疾病、风湿关节痛、腰腿痛、疮疡肿毒、肺炎、阑尾炎、急性蜂窝织炎、肿瘤、跌打损伤、骨折等。"桑东南根(白皮)"就是桑白皮(根皮),特殊的是"桑东南根"即桑树往东南方向长的根。另外,还要注意的是川椒的炮制,"除目及闭口者"即去掉花椒中的椒目,以及闭口没开的花椒,然后还要"去汗",仔细观察花椒的表面,会发现有突起的油点,"去汗"就是将花椒炒制后,去掉表面的油。蒴藋、王不留行和桑白皮三味药需要"烧灰存性,勿令灰过",即非充分燃烧,不能烧得太过。

方中的药物分别捣碎、过筛,然后再混合成散剂。每次服用方寸匕,也就是 3~5g 的量。如果是很小的一个疮,将药面撒上外用即可。如果是较大的疮,就口服王不留行散。产后也可以服用王不留行散。如果感受风寒,就不用桑树往东长的根。又强调桑白皮、蒴藋叶、王不留行要阴干一百天的时间。

【要点延伸】

1. "上九味,桑根皮以上三味烧灰存性,勿令灰过"的启示:

（1）烧可除去微生物,外用时更安全。

（2）存性保持药性。

（3）碳化药具有很好的吸附作用,外用时可在局部限制微生物的活性。

2. "各别杵筛,合治之为散,服方寸匕"的启示:

（1）分别捣筛避免药物的直接相互作用。

（2）混匀服用发挥药物的协同作用。

3. "小疮即粉之,大疮但服之,产后亦可服"的启示:

（1）病变局限且面积小,局部用药即可。

（2）病变区域大则对整体影响大,需要内服。

4. "如风寒,桑东根勿取之"的疑虑:

不解,待研究。

5. "前三物皆阴干百日"的道理:

有些药物直接日晒可能降低药效,必须阴干。

四、痈脓治疗

（一）排脓散

【原文】

排脓散方

枳实（十六枚）　芍药（六分）　桔梗（二分）

上三味,杵为散,取鸡子黄一枚,以药散与鸡黄相等,揉和令相得。饮和服之,日一服。

【串讲】

排脓散有枳实十六枚、芍药六分、桔梗二分,其中枳实就是我们现在使用的枳壳。三味药物制成散剂,还需要鸡子黄一枚,用多大一个鸡子黄,就用等体积的散剂,充分搅合、掺匀。一天服用一次,米酒冲服。

【要点延伸】

1. 排脓散"排脓"的机制是什么?

增强正气。用现代的语言描述,就是提高白细胞的聚集、吞噬作用。排脓散起到了广义的抗感染作用,但并不是通过直接杀灭微生物来起作用的,而是调动机体的抵抗能力。单独的中药在体外实验中的抗菌作用很弱,但复方用到人体内,疗效却很好,应当是因为这些中药通过提高机体的正气来起作用的。

2.“枳实”为主药的启示：

枳实即是现在的枳壳，是提高机体抗病能力的要药。

3.“鸡子黄”的启示：

鸡子黄营养均衡，对提高机体抵抗力非常有益。鸡蛋形成一只鸡，不需要任何外源的营养，也没有浪费鸡蛋中的营养物质。由此可见，鸡蛋的营养是均衡的、全面的。因此，鸡子黄的补益作用非常好。

4.“饮和服之”的启示：

米酒具有增强机体抵抗力的作用。

（二）排脓汤

【原文】

排脓汤方

甘草（二两）　桔梗（三两）　生姜（一两）　大枣（十枚）

上四味，以水三升，煮取一升。温服五合，日再服。

【串讲】

排脓汤的组成是甘草、桔梗、生姜、大枣，四味药用水600ml，煮取200ml，分两次服用。

【要点延伸】

1.“姜、草、枣”三元饮的功效？

我给姜、草、枣这三个药的组合起名为三元饮，这是张仲景治疗很多疾病的一个基础药组，具有补益脾胃、增强抵抗力的作用。

2.“桔梗”的作用：

参照前方“排脓散”和治疗肺痈的“桔梗白散”，可知桔梗是提高机体抵抗力，增强白细胞聚集、吞噬的重要药物。桔梗有人参样的作用，就提示其补益作用是很好的，能促进呼吸道、消化道的分泌，能稀释痰液、利于消化，而用量过大时，则会刺激胃肠道分泌过多而出现恶心。

第二节　肠　痈

一、肠痈初期证治

【原文】

肠痈之为病，其身甲错，腹皮急，按之濡，如肿状，腹无积聚，身无热，脉数，此为腹内有痈脓，薏苡附子败酱散主之。

薏苡附子败酱散方

薏苡仁（十分） 附子（二分） 败酱（五分）

上三味，杵为末，取方寸匕，以水二升，煎减半，顿服。

【串讲】

肠痈就是肠道内化脓性疾病，有如下表现："其身甲错"，也就是我们常说的肌肤甲错，即表皮干裂如鱼鳞；还有肚皮拘紧的感觉，也就是描述腹部皮肤干燥感；腹部饱满，但是腹部触之是柔软的，腹部摸不到肿块；患者体温不高，但脉是数的。有以上表现，就提示腹内有痈脓，治疗使用薏苡附子败酱散。以上就是肠痈初期的表现和治疗用方。

薏苡附子败酱散，薏苡仁十分、附子两分、败酱五分。这三味药制成散剂，每次取 3~5g 左右，用 400ml 的水煮，剩余 200ml 时，一次全服进去。

【要点延伸】

1. "其身甲错，腹皮急，按之濡，如肿状"的启示：

（1）肠道化脓性疾病是肠道抵抗力降低所致。如果肠道抵抗力强，细菌就不容易在局部形成痈肿。

（2）肠道抵抗力降低的腹部表现有表皮干裂如鱼鳞、皮肤干燥、腹部胀满。

2. "杵为末，取方寸匕，以水二升，煎减半，顿服"的启示：

肠道化脓性疾病初期，薏苡附子败酱散的用量不需很大（3~5g，只需口服一次）。

3. "薏苡附子败酱散"是治疗肠道化脓性感染的高效处方。

参照"《千金》苇茎汤"，可知"薏苡仁"是治疗化脓性感染的要药。

临床中薏苡仁的药效实际上是被低估的，其作用应该很强的。我跟薛伯寿老师抄方的时候，薛老治疗肺部感染时，尤其是有黄脓痰时，或者要化脓时，基本上都要用薏苡仁，他还会合用薏苡仁、附子以及《千金》苇茎汤中的药物。

二、肠痈极期证治

【原文】

肠痈者，少腹肿痞，按之即痛，如淋，小便自调，时时发热，自汗出，复恶寒。其脉迟紧者，脓未成，可下之，当有血。脉洪数者，脓已成，不可下也。大黄牡丹汤主之。

大黄牡丹汤方

大黄（四两） 牡丹（一两） 桃仁（五十个） 瓜子（半升） 芒硝（三合）

上五味，以水六升，煮取一升，去滓，内芒硝，再煎沸。顿服之。有脓当下,如无脓,当下血。

【串讲】

肠痈,见到少腹胀满,局部压痛,与淋病时下腹疼痛拒按类似,泌尿系感染时会出现下腹痛,但患者并不是泌尿系感染,因此小便是正常的。有体温增高,还有汗出,汗出之后还有恶寒。如果摸到沉紧脉,说明尚未成脓,可以用泻下的方法来治疗。这里的泻下是指使用承气汤类方剂,使用下法后可能有便血。如果摸到洪数脉,这是已经成脓,不可以再用下法,而要用大黄牡丹汤治疗。

大黄牡丹汤,大黄四两约等于60g,量很大,牡丹一两,就是牡丹皮15g,桃仁五十个,大概是15g,瓜子就是冬瓜子,芒硝三合就是60ml。大黄牡丹汤是顿服。

【要点延伸】

1. "不可下也"的真实含义是什么?

张仲景讲"脓已成,不可下也",但治疗中又使用了大黄,大家对此一定会有疑问。其实,"不可下也"是指大黄煎煮时间要长。如果煎煮时间短则起泻下作用,如大承气汤、小承气汤及调胃承气汤。大黄的煎煮时间,在大黄牡丹汤是"以水六升,煮取一升",在大承气汤是"取五升,去滓,内大黄,煮取二升",在小承气汤是"以水四升,煮取一升二合",在调胃承气汤"以水三升,煮取一升"。对比可见,大黄牡丹汤中大黄的煎煮时间最长。

也就是说,在临床中我们要灵活掌握大黄的煎煮时间,想要大黄起到泻下的作用,煎煮时间就短一些;如果不想取大黄泻下作用,煎煮时间就长一些。总而言之,大黄对于肠道的感染性疾病有很好的疗效。

2. "有脓当下,如无脓,当下血"的启示:

大黄牡丹汤既可以治疗脓未成的肠痈,也可以治疗脓已成的肠痈,既有泻下作用,攻下作用又不峻烈。

3. "桃仁 + 冬瓜仁"的治疗疮痈的作用:

参照《千金》苇茎汤,可知"桃仁 + 冬瓜仁"是治疗化脓性感染的要药。

4. "大黄牡丹汤"是治疗肠道化脓性疾病的重要方剂。实际上,大黄牡丹汤在临床中还可用于各种部位化脓性疾病。

第三节　浸　淫　疮

【原文】

浸淫疮,从口流向四肢者可治,从四肢流来入口者不可治。

浸淫疮,黄连粉主之。

【串讲】

浸淫疮,"浸淫"就提示水多,一定有局部湿润、渗出多的表现,而且还是"疮"的表现。如果这个病首先在口部出现,然后向四肢逐渐蔓延,就易治;如果四肢先出现,最后往上蔓延到口部,就难治。治疗使用黄连粉。

【要点延伸】

1."浸淫疮"是什么病?

是病变范围可以逐渐扩展的皮肤化脓性疾病,因此并非湿疹,而应当是脓疱疮,又称传染性脓疱病,俗称"黄水疮",是一种常见的、通过接触传染的浅表皮肤感染性疾病,以发生水疱、脓疱,易破溃结脓痂为特征。常常由金黄色葡萄球菌、A组B型溶血性链球菌引起,皮肤轻微外伤后细菌黏附、侵入并导致感染。

(1)大疱性脓疱疮:好发于面部、四肢等暴露部位。初起为散在的水疱,1~2天后水疱迅速增大,疱液由清亮变浑浊,脓液沉积于疱底部,呈半月形积脓现象。疱壁薄而松弛,破溃后显露糜烂面,干燥后结黄色脓痂。有时在痂的四周发生新的水疱,排列呈环状,称为环状脓疱疮。患者自觉瘙痒,一般无全身症状。

(2)非大疱性脓疱疮:好发于颜面、口周、鼻孔周围、耳郭及四肢暴露部位。表现为在红斑基础上发生薄壁水疱,迅速转变为脓疱,周围有明显红晕。脓疱破后,脓液干燥结成蜜黄色厚痂,痂不断向四周扩张,可相互融合。自觉瘙痒,常因搔抓将细菌接种到其他部位,发生新的皮疹。结痂一周左右自行脱落痊愈,不留瘢痕。重症患者可并发淋巴结炎、发热等。

2."浸淫疮,黄连粉主之"的启示:

化脓性病变表浅,只需局部敷黄连粉即可。

第十九讲 | 跌蹶手指臂肿转筋阴狐疝蛔虫病脉证治第十九

本篇包括跌蹶、手指臂肿、转筋、阴狐疝、蛔虫五个病,下面将逐个进行讲解。

第一节 跌 蹶 病

"跌"指"脚背"。蹶(juě)指"向后踢",如"尥(liào)蹶子"为北方方言,指骡马等跳起来用后腿向后踢。"病跌蹶"是指"脚不能向跖屈后踢"。

【原文】

师曰:病跌蹶,其人但能前,不能却,刺腨入二寸,此太阳经伤也。

【串讲】

老师讲道,跌蹶病表现为脚不能跖屈后踢,只能前行、不能后退,针入承山穴二寸,这是足太阳经受伤的表现。腨(shuàn),指小腿肚,承山穴所在。

【要点延伸】

1."病跌蹶,其人但能前,不能却"的启示:

应为腓肠肌无力。临床较少见,如果是由神经损伤引起,针刺效果比较慢,如果是外伤引起,针刺疗效可能比较快。

2."刺腨入二寸"的启示:

治疗可针刺承山穴。

第二节 手指臂肿动

【原文】

病人常以手指臂肿动,此人身体眴眴者,藜芦甘草汤主之。

藜芦甘草汤方(未见)

【串讲】

患者常表现为整个上肢肿胀、肌肉眴动,伴随全身肌肉眴动,用藜芦甘草汤主治。书中未记载原方,只知道有藜芦、甘草两味药。

【要点延伸】

1."病人常以手指臂肿动,此人身体眲眲者,藜芦甘草汤主之"的启示:

(1)"手指臂"提示病变部位在上肢。

(2)"肿"提示局部液体积聚,没有提示肿胀病变的颜色,提示肿胀部位颜色不红、不紫、不黑,当为正常颜色,正常颜色的肿胀形成机制或为淋巴回流受阻,或为局部神经功能障碍性水肿。如果是局部淋巴回流受阻,一般不会伴有"动",只有局部神经功能异常才会出现异常的"动"。因此考虑这里的"肿"当为局部神经功能异常所致的水肿。患者伴随广泛的"身体眲眲"更加提示全身支配肌肉的神经可能有问题,只是上肢神经病变较重而已。

2. 此条原文描述的是什么病?

根据病变特征,我认为应是下运动神经元损伤性疾病。下运动神经元包括脑神经运动核、脊髓前角细胞以及它们所发出的神经纤维。下运动神经元是接受锥体系、锥体外系和小脑系统各个方面来的传导冲动的最后通路,是冲动达到骨骼肌的唯一通路。当下运动神经元发生病变时,常见肌纤维颤动,表现为"肌肉眲动"。

3. 藜芦甘草汤极有可能是治疗下运动神经元疾病的有效方剂。

第三节 转 筋

【原文】

转筋之为病,其人臂脚直,脉上下行,微弦。转筋入腹者,鸡屎白散主之。

鸡屎白散方

鸡屎白

上一味,为散,取方寸匕,以水六合和,温服。

【串讲】

转筋即骨骼肌痉挛,可表现为臂强直、脚强直,脉浮、中、沉取均是弦脉。如果出现腹部肌肉痉挛,那就用鸡屎白散治疗。

鸡屎白即鸡粪白色部分。鸡屎白研粉,取 3~5g,用水 120ml 冲开温服。

【要点延伸】

1. 此条原文描述的什么病?

多见于骨骼肌痉挛。可在低钙、低镁等电解质紊乱时出现。

2. 鸡屎白是如何起作用的?

尚待解答。推测其原因可能有三点:①鸡屎白改善了消化道消化吸收功能。②鸡屎白能补充钙、镁？极有可能,鸡为了形成蛋壳,对钙质物质具有强大的消化吸收功能,如果被鸡消化的钙质没有被全部吸收,则粪便内白色部分可能就含有较多的容易吸收的钙。③有临床报道用鸡屎白 6~9g 烧酒冲服对破伤风有奇效。《本草纲目》记载,鸡屎白气味微寒无毒,治疗破伤中风、小儿惊啼、腰脊反张、牙紧口噤、四肢强直、产后中风等,提示鸡屎白可以降低神经的兴奋性。

第四节　阴　狐　疝

【原文】

阴狐疝气者,偏有小大,时时上下,蜘蛛散主之。

蜘蛛散方

蜘蛛(十四枚,熬焦)　桂枝(半两)

上二味,为散,取八分一匕,饮和服,日再服。蜜丸亦可。

【串讲】

在阴囊部位有疝气,像狐狸一样出没,时有时无,"偏有小大"是指一般只有一侧有肿物,肿物时时上下移动变化,用蜘蛛散主治。

药物组成及服法:蜘蛛十四枚焙焦,肉桂 8g。将两药磨为散,"取八分一匕"我理解为取八分之一匕,约 0.5g,酒或水冲服,一日服两次。或将药物制成蜜丸也可。

【要点延伸】

1. 本条所描述的什么病?

见于腹股沟斜疝。腹股沟斜疝出现的原因:

(1)腹壁肌肉强度降低,这类人一般都比较瘦弱,腹壁肌肉比较薄弱,腹腔内容物就容易从薄弱点出来,比较强壮的人很少出现疝气。

(2)腹内压力增高。在治疗疝气时,需要考虑防止腹内压急剧升高,比如咳嗽厉害的患者,可以先止咳嗽;便秘的患者,可以使其大便通畅,降低腹压。

2. 蜘蛛散所用的是什么蜘蛛?

综合文献报道:可用袋蜘蛛、大黑蜘蛛(每枚约为大拇指头大小),不可用毒性大的花蜘蛛。

3. 蜘蛛治疗疝气"功专效宏",可参考以下文献:

(1)王聘贤,周洪进.对蜘蛛散中蜘蛛的研究[J].中医杂志,1986(9):9-10.

（2）洪哲明.医话两则［J］.河南中医,1984(1):41.

（3）彭履祥,张家理.蜘蛛散治阴狐疝验案一例［J］.成都中医学院学报,1981(2):18.

4. 蜘蛛散是如何起作用的?

疗效肯定,但机制目前尚不可知,分析机制时应考虑以下问题:

（1）增强腹部肌肉收缩,腹内压升高。

（2）松弛腹部肌肉,腹内压力降低。

（3）哭闹时腹内压升高,疝气容易发生。

（4）站立时腹内压升高,疝气容易发生。

（5）便秘时腹内压升高,疝气容易发生。

第五节 蛔 虫 病

一、蛔虫脉证

【原文】

问曰:病腹痛有虫,其脉何以别之? 师曰:腹中痛,其脉当沉,若弦,反洪大,故有蛔虫。

【串讲】

提问道,腹痛有虫时,如何通过脉象辨别? 老师回答道,如果腹痛,一般情况的脉象应为沉或弦;如果腹痛,脉反而洪大,应该考虑有蛔虫。

【要点延伸】

1. "腹中痛,其脉当沉,若弦,反洪大,故有蛔虫"的启示:

（1）腹痛通常多见脉沉或脉弦,吐、泄导致的腹痛多为沉弦脉,单纯的痛症则多为弦脉。

（2）蛔虫病腹痛常见脉洪大,可推测蛔虫属于生物性热邪,故可用寒凉药治疗。

2. 蛔虫生活史:成虫寄生于小肠,雌雄成虫交配后雌虫产卵,卵随粪便排出体外,污染环境,受精卵在荫蔽、潮湿、氧气充足和适宜温度(21~30℃)下,经 2 周,其内的卵细胞发育成第一期幼虫,再经 1 周,在卵内第一次蜕皮后发育为感染期卵。感染期卵被人吞入,在小肠内孵出幼虫。幼虫能分泌透明质酸酶和蛋白酶,侵入小肠黏膜和黏膜下层,钻入肠壁小静脉或淋巴管,经静脉入肝,再经右心到肺,穿破毛细血管进入肺泡,在此进行第 2 次和第 3 次蜕皮,然后再沿支气管、气管移行至咽,被宿主吞咽,经食管、胃到小肠,在小肠内进行第 4 次蜕皮后经数周发育为成虫。自感染期卵进入人体到雌虫开始产卵约需 2 个月,成虫寿命约 1 年。每条雌虫每日排卵约 24 万个。

3. 蛔虫病临床表现:

幼虫期可见:发热、咳嗽、哮喘、血痰、血中嗜酸性粒细胞比例增高等。

成虫期可见:①食欲不振、恶心、呕吐以及间歇性脐周疼痛;②荨麻疹、皮肤瘙痒、血管神经性水肿、结膜炎;③突发性右上腹绞痛,并向右肩、背部及下腹部放射。疼痛呈间歇性加剧,伴有恶心、呕吐;④自患者粪便中检查出虫卵;⑤肺蛔症或蛔虫幼虫引起过敏性肺炎;⑥营养不良、智能和发育障碍,有时出现情绪不宁、烦躁、磨牙、瘙痒及惊厥等;⑦部分患者可出现血管神经性水肿、顽固性荨麻疹等;⑧有时还会引起胆道蛔虫病、蛔虫性肠梗阻及肠穿孔、腹膜炎、蛔虫性胰腺炎、阑尾炎、肝蛔虫病,尿道和生殖器官蛔虫病、蛔虫性肉芽肿等。

二、蛔虫吐涎

【原文】

蛔虫之为病,令人吐涎,心痛,发作有时,毒药不止,甘草粉蜜汤主之。

甘草粉蜜汤方

甘草(二两)　粉(一两)　蜜(四两)

上三味,以水三升,先煮甘草,取二升,去滓,内粉、蜜,搅令和,煎如薄粥。温服一升,差即止。

【串讲】

感染蛔虫后,容易出现吐涎,上腹部疼痛间歇性发作,服用作用很强的药也不能缓解,可用甘草粉蜜汤主治。

甘草粉蜜汤的组成,甘草约合 30g,米粉或面粉约合 15g,蜜约合 60g。用 600ml 的水先煎煮甘草至 400ml,去药渣,放入粉、蜜,搅拌均匀,煮成稀粥状。温服 200ml,腹痛止即可停药。

【要点延伸】

1. 蛔虫病为何"令人吐涎"?

肠道受刺激后,迷走神经亢进,唾液分泌增多。

2. "粉"为何物?

(1) 很多医家认为是"铅粉",但铅粉有毒,即言毒药不能止痛,不该再用毒药。况且,铅中毒同样可以引起严重腹痛。

(2) "上三味,以水三升,先煮甘草,取二升,去滓,内粉、蜜,搅令和,煎如薄粥"启示:

"粉"当为面粉之类,铅粉不可能"煎如薄粥"。

3. 甘草粉蜜汤如何治疗蛔虫腹痛?

生甘草缓急止痛,面粉安蛔,蜂蜜或可安蛔杀虫(蜂蜜是天然的抗生素)。

三、蛔厥(呕烦吐蛔)

蛔厥,指蛔虫活动导致疼痛,进而出现四肢逆冷的情况。

【原文】

蛔厥者,当吐蛔。今病者静而复时烦,此为脏寒,蛔上入膈,故烦。须臾复止,得食而呕,又烦者,蛔闻食臭出,其人常自吐蛔。蛔厥者,乌梅丸主之。

乌梅丸方

乌梅(三百个)　细辛(六两)　干姜(十两)　黄连(一斤)　当归(四两)附子(六两,炮)　川椒(四两,去汗)　桂枝(六两)　人参　黄柏(各六两)

上十味,异捣筛,合治之,以苦酒渍乌梅一宿,去核,蒸之五升米下,饭熟,捣成泥,和药令相得,内臼中,与蜜杵二千下,丸如梧子大。先食饮服十丸,三服,稍加至二十丸。禁生冷滑臭等食。

【串讲】

蛔厥病,应当有吐蛔虫的表现。患者精神萎靡伴有时而烦躁的表现,这是"脏寒"即内脏冷,蛔虫觉得凉,不停地往上窜,蛔虫一动,人也觉得烦躁不安,这是古人的一种解释。大约40分钟之后,疼痛停止。进食后呕吐,又出现烦躁不安,这是蛔虫闻到饮食味而欲出。患者会常出现吐蛔或便蛔的表现。蛔厥可用乌梅丸主治。

乌梅丸组成不再赘述。将除去乌梅以外的药物分别捣碎过筛成细末,再混合。乌梅用醋泡一夜,去核,放在1 000ml的米下蒸,蒸到米熟,将乌梅捣成泥,与之前制好的药粉混合,放入臼中,加蜜后,捣两千次,使其充分混匀。再制成梧桐子大小的药丸,每颗约1g。每次空腹服用十丸,一天服用三次,逐渐加量到每次服用二十丸。禁食生冷、油腻、气味重的食物。

【要点延伸】

1. "蛔闻食臭出"的启示:

蛔虫病引起的症状多在进食后。

2. "病者静而复时烦"的启示:

这是蛔厥的表现之一,可以用乌梅丸治疗。"静"并不是简单的安静,而是指精神萎靡,这是由于感染蛔虫导致人体营养吸收障碍造成的精神异常。那躁郁症可否使用乌梅丸治疗呢? 可在临床中验证。

3. "蛔厥者,乌梅丸主之"的启示:

乌梅丸是治疗蛔虫病的专方。

第二十讲│妇人妊娠病脉证并治第二十

第一节　妊娠口渴不能食

【原文】

师曰:妇人得平脉,阴脉小弱,其人渴,不能食,无寒热,名妊娠,桂枝汤主之。于法六十日当有此证,设有医治逆者,却一月。加吐下者,则绝之。

【串讲】

老师讲道,妇人的脉象是正常的,尺脉相对细弱,还有口渴,食欲差,不能进食,没有恶寒发热,应该考虑她可能是怀孕了。那么这种口渴、不能食怎么治疗呢? 用桂枝汤主治,按照一般规律,应该在怀孕六十天以后出现不能食、口渴等症状。假如有医生给予错误治疗,不能食、口渴等症状还会向后推迟一个月。如果在口渴、不能食的基础上,又出现了呕吐、腹泻,就必须要彻底治愈。否则会影响母体和胎儿的发育。

【要点延伸】

桂枝汤是治疗妊娠口渴不能食(妊娠反应)的主要方剂。桂枝汤非常平和,对很多体质比较虚弱的人都是可以用的。

第二节　妊　娠　呕　吐

【原文】

妊娠呕吐不止,干姜人参半夏丸主之。

干姜人参半夏丸方

干姜　人参(各一两)　半夏(二两)

上三味,末之,以生姜汁糊为丸,如梧子大。饮服十丸,日三服。

【串讲】

妊娠后严重呕吐,治疗就使用干姜人参半夏丸。干姜、人参各一两,半夏二两,研成粉末,用生姜汁和药粉团成如梧子大的药丸,每次用水送服十丸,一次大约 3g 左右,一天三次。实际每次用量并不大。

【要点延伸】

1. 干姜人参半夏丸是治疗妊娠呕吐的主方。

2. 半夏不是张仲景的妊娠禁忌药。古代有医家在写妊娠禁忌时,是禁用半夏的,认为半夏有毒。那到底能不能用呢? 肯定是能用的,现在临床使用也未发现问题。

第三节　妊　娠　腹　痛

一、妊娠腹痛

【原文】

妇人怀妊,腹中疠痛,当归芍药散主之。

当归芍药散方

当归(三两)　芍药(一斤)　茯苓(四两)　白术(四两)　泽泻(半斤)　芎劳(半斤)

上六味,杵为散,取方寸匕,酒和,日三服。

【串讲】

妇女怀孕,腹中隐隐作痛,有些拘急疼痛,但又不严重,用当归芍药散来治疗。当归芍药散是当归、芍药、茯苓、白术、泽泻、芎劳六味药制成散剂。芍药一般用白芍,芎劳就是川芎。每次服用方寸匕,用酒冲服,日三服,每日用量不超过 15g。

【要点延伸】

本条文见于什么病?

肠痉挛、子宫痉挛疼痛均可使用。

二、妊娠寒热腹痛

【原文】

妇人怀娠六七月,脉弦,发热,其胎愈胀,腹痛,恶寒者,少腹如扇。所以然者,子脏开故也,当以附子汤温其脏。

【串讲】

妇人怀孕六七个月,脉弦,有体温升高,原本怀孕就有腹胀,此时感觉腹部更胀,而且还有腹痛、怕冷,下腹部自觉发凉,觉得有进风的感觉。之所以出现这些症状,是因为"子脏开"的缘故。"子脏"指子宫,"开"就好像是开放、开口了一样,是子宫口松弛的感觉,是由于虚弱。应该使用附子汤来温子脏的虚寒。

【要点延伸】

1. 本条文见于什么病？

出现恶寒发热，一定是外感病，妊娠期外感风寒，表现为脉弦、发热、恶寒、腹胀、腹痛、少腹如扇。

2. "当以附子汤温其脏"提示其病机：子宫虚寒。

3. 附子汤（炮附子、茯苓、白术、芍药、人参）与真武汤（炮附子、茯苓、白术、芍药、生姜）组成的区别就是人参和生姜，附子汤是用人参偏补，真武汤用生姜偏温。

4. 附子不是张仲景的妊娠禁忌药。再比如在很多人的认识中，怀孕后桃仁、红花都不能用，其实是可以用的，是没有问题的，包括其他的活血药也都是可以用的。

第四节 妊 娠 漏 下

一、妊娠腹痛漏下

【原文】

师曰：妇人有漏下者，有半产后因续下血都不绝者，有妊娠下血者。假令妊娠腹中痛，为胞阻，胶艾汤主之。

芎归胶艾汤方

芎劳　阿胶　甘草（各二两）　艾叶　当归（各三两）　芍药（四两）　干地黄（四两）

上七味，以水五升，清酒三升，合煮，取三升，去滓，内胶，令消尽。温服一升，日三服，不差更作。

【串讲】

老师讲道，女性有月经淋漓不断者，有流产后紧接着有连续不断的阴道出血的，还有怀孕期间出现阴道出血的，这里讲的是妇科出血的三种情况：一类是一般女性的崩漏，一类是流产后的阴道出血不止，还有一类是怀孕期间阴道出血。

假如是妊娠期间腹痛又有阴道出血，这称为"胞阻"，即胞脉痹阻，也就是子宫的血脉痹阻。使用胶艾汤为主方治疗。

胶艾汤，又称芎归胶艾汤，组成有川芎、阿胶、甘草、艾叶、当归、芍药、干地黄。可以记忆为胶艾四物汤加甘草。总共这七味药，除了阿胶以外，加水

1 000ml 和清酒 600ml 共同煎煮,煮到剩余 600ml 药液,去掉药渣,再将阿胶放进去,使其完全融化,每次温服 200ml,每日服用三次。如果服完药,腹痛和阴道出血还没止住,那就继续服药。

【要点延伸】

1. 本条文见于什么病?

先兆流产。

2. 胶艾汤是治疗先兆流产、妊娠阴道出血的主方。

二、癥病妊娠漏下

【原文】

妇人宿有癥病,经断未及三月,而得漏下不止,胎动在脐上者,为癥痼害。妊娠六月动者,前三月经水利时,胎也。下血者后断三月,衃也。所以血不止者,其癥不去故也。当下其癥,桂枝茯苓丸主之。

桂枝茯苓丸方

桂枝　茯苓　牡丹(去心)　桃仁(去皮尖,熬)　芍药(各等分)

上五味,末之,炼蜜和丸,如兔屎大。每日食前服一丸,不知,加至三丸。

【串讲】

妇人平素就有癥病,就是癥积,实际上多为子宫肌瘤。女性停经不到三个月的时候,出现阴道出血不止。如果是停经三个月,并且已经感受到胎动,这是已经怀孕。但是一般不会怀孕不到三个月的时候,就在肚脐以上感到胎动,而这位患者肚脐以上可以感受到胎动,这是因为患者素有癥积所致。也就是说,可能是她的子宫肌瘤比较大,怀孕后相对同月份的子宫的体积偏大、位置偏上。妊娠六个月有胎动,即使前三个有"经水利",这也是怀孕了,此处的"经水利"不是月经,而是阴道出血,是妊娠下血。妊娠六个月中的前三个月有阴道出血,后三个月没有阴道出血,这是"衃",也就是内有死血。阴道出血停止三个月,表明之前的出血是由于瘀血所致。阴道出血之所以不止,是子宫癥病的原因。治疗当把癥积化掉,但患者此时又是妊娠状态,用什么方子呢? 用桂枝茯苓丸。

等剂量的肉桂、茯苓、牡丹皮、桃仁、芍药,研成末,炼蜜和丸,如兔屎大,兔屎一枚就在 1g 左右。每天饭前吃一丸,然后逐渐加到三丸。

【要点延伸】

1. 本条文见于什么病?

多指子宫肌瘤合并妊娠。

2. 桂枝茯苓丸是治疗子宫肌瘤所致阴道出血不止的主要方剂。也就是子宫肌瘤患者怀孕,又有先兆流产的情况,需要治疗子宫肌瘤,治癥积,用桂枝茯苓丸。

3. "如兔屎大。每日食前服一丸,不知,加至三丸"的启示:

①一般妊娠期药物用量偏小,小剂量开始,逐渐加量。②持续服用。

第五节　妊娠排尿困难

一、妊娠排尿困难

【原文】

妊娠小便难,饮食如故,归母苦参丸主之。

当归贝母苦参丸方

当归　贝母　苦参(各四两)

上三味,末之,炼蜜丸如小豆大。饮服三丸,加至十丸。

【串讲】

妇女妊娠期间出现排尿困难,饮食没有问题,用当归贝母苦参丸主治。当归贝母苦参丸就三味药,当归、贝母、苦参各四两,制成药末,再用蜜制成药丸如小豆大。"小豆大"不到 1g,大概 0.5g 左右,每次用水送服三丸,然后逐渐加至十丸。

【要点延伸】

1. "小便难"的原因?

(1) 饮食如故,说明与饮食无关,不是饮食减少或呕吐引起的血容量不足、尿量减少;

(2) 无发热、尿痛,说明与泌尿系感染无关。

(3) 无大汗、无腹泻,说明与津液丢失无关。

2. 本条文见于什么病?

膀胱副交感神经功能低下导致的神经性排尿困难。理据是:

(1) 正常人怀孕后随着宫体逐渐增大,挤压膀胱,一般出现尿频,不会出现小便困难。

(2) 膀胱副交感神经为运动神经,起排尿作用。膀胱交感神经为感觉神经,和逼尿肌的作用无关,不起排尿作用。当膀胱副交感神经功能低下时,会出现排尿无力导致排尿困难。

(3) 提高膀胱副交感神经兴奋性,有力促进膀胱排空,符合妊娠生理变化。

（4）当归贝母苦参每一味药都有提高全身副交感神经兴奋性、抑制交感神经兴奋性的作用，对于烦躁、易怒、怕热、失眠、口干、心动过速、便秘均有肯定疗效，对膀胱副交感神经功能低下的排尿无力肯定具有良好效果。

此外，还有一个例子，曾经有一位民间医生，家有祖传方治疗女性习惯性便秘，尤其是怀孕后的便秘，疗效非常好，实际的组成就是当归贝母苦参丸。副交感神经的兴奋性提高，能够促进肠道蠕动，就利于排便。所以当我们认识到当归贝母苦参丸的机制是对副交感神经的功能起到提升作用时，那我们就能拓展应用，其适应证就广了。

3. "当归贝母苦参丸（口干、排尿无力、烦躁、易怒、怕热、失眠、心动过速、便秘）"与"甘草干姜汤"（治疗副交感神经功能亢进的多唾涎、遗尿、尿频、口不渴、大便稀）是张仲景调节副交感神经功能紊乱的两个代表方。当归贝母苦参丸治疗神经精神疾病的作用有待开发。我在临床中，治疗热象重的神经精神疾病，常会使用当归贝母苦参丸，尤其是用浙贝母比较多，而且常与忘忧草合用。

二、妊娠排尿困难、腰腿沉重

【原文】

妇人伤胎，怀身腹满，不得小便，从腰以下重，如有水气状。怀身七月，太阴当养不养，此心气实，当刺泻劳宫及关元，小便微利则愈。

【串讲】

妇人受胎儿影响，就是指妇人怀孕后自身感到不舒服，妊娠腹满，小便量少，腰以下沉重，下肢肿胀。妊娠七个月，"太阴当养不养，此心气实"不容易理解，古人养胎有根据怀孕的月份养不同脏腑的说法，"太阴"指肺，也就是怀孕七个月当养手太阴肺经（金）而未养，导致了心火偏亢。应当针刺劳宫穴、关元穴，以泻"心气实"，然后小便通畅了就好了。

【要点延伸】

1. 本条文见于什么病？

子宫增大导致髂内静脉受压，水液回流受阻。

2. "当刺泻劳宫及关元，小便微利则愈"的启示：

劳宫穴和关元穴这两个穴位可能具有利尿的作用，机制有待研究，作用可以开发验证。

第六节　妊娠水肿头眩

【原文】

妊娠有水气，身重，小便不利，洒淅恶寒，起即头眩，葵子茯苓散主之。

葵子茯苓散方

葵子（一斤）　茯苓（三两）

上二味，杵为散，饮服方寸匕。日三服，小便利则愈。

【串讲】

妊娠水肿，身体沉重，这也是提示全身水肿，尿量减少，怕冷，像水洒到身上感觉，起立时眼前发黑或有眼冒金星。"眩"是"目""玄"，"玄"即为"黑"，就是描述眼前发黑，而不是视物旋转的头晕。治疗使用葵子茯苓散。

葵子茯苓散的组成是葵子一斤、茯苓三两，制成散剂，每次服用方寸匕，也就是 3~5g，日三服。如果小便量增加，就提示病情好转。

【要点延伸】

1. 本条文见于什么病？

妊娠水肿合并直立性低血压。当为循环功能低下所致（水肿、小便量少、怕冷、低血压）。

2. "葵子"到底是什么？①有人说是葵花子，从"上二味，杵为散"可以推论，葵子不是葵花子，因为葵花子含油，会捣成油饼，而捣不成散。②有人说是"苘麻子"，苘麻子与冬葵子外形非常相似，但苘麻子主要产地为东北，与张仲景所在的地区较远。③有人说是"冬葵子"，中国各地均产。因此，葵子是冬葵子的可能性最大。

第七节　妊　娠　养　胎

【原文】

妊娠养胎，白术散主之。

白术散方

白术（四分）　芎䓖（四分）　蜀椒（三分，去汗）　牡蛎（二分）

上四味，杵为散，酒服一钱匕，日三服，夜一服。但苦痛加芍药；心下毒痛，倍加芎䓖；心烦吐痛，不能食饮，加细辛一两，半夏大者二十枚。服之后，更以醋浆水服之。若呕，以醋浆水服之复不解者，小麦汁服之；已后渴者，大麦粥服之。**病虽愈,服之勿置。**

【串讲】

妊娠期间要想保养胎儿,使用白术散。白术散的组成有白术、川芎、蜀椒、牡蛎四味药,制成散剂,酒服一钱匕,大约3~5g,白天服用三次,晚上服用一次。还有根据具体情况的加减法:如果有腹痛,那就用白术散加芍药;如果剑突部位疼痛剧烈,川芎加量;如果有心烦、呕吐、腹痛,不能饮食,加细辛一两,大半夏二十枚,两味药的量是相当大的,如果作为散剂显然是不可以的,应该煎服。半夏煎服才是安全的。服药后,还要再服酸浆水;如果有呕吐,但用酸浆水还不能缓解的,那就用小麦汁送服药物。如果患者呕吐停止,但津液丢失后有口渴,那就用大麦粥送服药物,不仅要喝大麦煮出的汁,连大麦也要吃进去。"病虽愈,服之勿置",就是说如果服完药物,口渴虽然好了,但仍需要继续服用,这说明大麦对于调养人体的津液不足有很好的作用,关于大麦的用法,在黄疸病篇已有详述。

【要点延伸】

1. 养胎用药宜:

(1)小量频服:"上四味,杵为散,酒服一钱匕,日三服,夜一服"。

(2)随证加减:"但苦痛加芍药;心下毒痛,倍加芎䓖;心烦吐痛,不能食饮,加细辛一两,半夏大者二十枚。服之后,更以醋浆水服之。若呕,以醋浆水服之复不解者,小麦汁服之;已后渴者,大麦粥服之"。

(3)坚持常服:"病虽愈,服之勿置"。

2. 川芎是治疗腹痛的要药:"心下毒痛,倍加芎䓖"。

3. "若呕,以醋浆水服之复不解者,小麦汁服之"的启示:

小麦汁可以和胃止呕。

第八节 胎 产 养 护

【原文】

妇人妊娠,宜常服当归散主之。

当归散方

当归　黄芩　芍药　芎䓖(各一斤)　白术(半斤)

上五味,杵为散,酒饮服方寸匕,日再服。**妊娠常服即易产,胎无疾苦。产后百病悉主之。**

【串讲】

妇人怀孕,可以经常连续服用当归散,实际上还是养胎。

当归散的组成,当归、黄芩、芍药、川芎、白术五味药,捣为散,酒服方寸匕,一天两次。如果怀孕后常服用此药,孕妇容易生产,胎儿安康。并且此方可以治疗产后的各种疾病。

【要点延伸】

当归散(当归、黄芩、芍药、芎䓖、白术)是妊娠保胎防病、产后调养恢复的妙方,值得关注。当归散中有黄芩,苦药是不是合适孕妇使用呢? 了解一下古代保胎的方子,除了当归、芍药、川芎以外,经常用到的就是白术和黄芩,另外,砂仁也是保胎、养胎常用的药物。

第二十一讲 | 妇人产后病脉证治第二十一

第一节 新产妇人三病证治

一、新产三病机理

【原文】

问曰:新产妇人有三病,一者病痉,二者病郁冒,三者大便难,何谓也? 师曰:新产血虚,多汗出,喜中风,故令病痉;亡血复汗,寒多,故令郁冒;亡津液,胃燥,故大便难。

【串讲】

提问道,产后一个月内的妇女,容易患三种疾病,一类是痉病,是以口噤、项背强急等为主要表现的疾病;一类是郁冒病,包括抑郁和头昏;还有一类是便秘、排便困难。为什么呢?

老师回答道,刚生产后血虚,出汗较多,此时容易感受风邪,因而导致痉病。失血血虚,又有汗出多,如果受寒比较多,就会导致郁冒病的发生。如果是津液丢失,胃肠道津液匮乏而干燥,会导致排便困难。

那么,此段就是讲了产后三病及其原因。

【要点延伸】

1.“新产血虚,多汗出,喜中风,故令病痉”的启示:

(1)新产后体质虚弱感受外邪是痉病的原因。

(2)产后的痉病可能包括破伤风、感染中毒性脑病、脑部感染性疾病。治疗可以参考痉病篇的有关内容。

2.“亡血复汗,寒多,故令郁冒”的启示:

(1)津血阳气大伤是郁冒的病因。也就是说,郁冒发生的基础是正气不足。

(2)郁冒主要见于产后抑郁、低血压。

3.“亡津液,胃燥,故大便难”的启示:

(1)各种原因的津液丢失是产后大便难的机理。

(2)产后腹内容物骤减、肠道扩张,是产生大便难的重要原因之一。

二、产妇郁冒大便干结证治

【原文】

产妇郁冒，其脉微弱，不能食，大便反坚，但头汗出。所以然者，血虚而厥，厥而必冒，冒家欲解，必大汗出。以血虚下厥，孤阳上出，故头汗出。所以产妇喜汗出者，亡阴血虚，阳气独盛，故当汗出，阴阳乃复。大便坚，呕不能食，小柴胡汤主之。

【串讲】

产妇出现抑郁，头昏，其脉微弱，不想吃饭，大便干硬，仅头部出汗。之所以有这样的表现，是由于血虚，四肢末梢血液循环差，因而见到手足逆冷、脉微弱，这也就是"厥"。"厥者必冒"，由于脑部供血不足导致头昏。这种患者的头昏想要解除，必须待津血充足后表现出汗出畅快。前面讲"亡血复汗"导致郁冒，为何郁冒要解除时会出现"必大汗出"呢？实际上，此处要表达的意思是，如果要想解决头昏，就必须是津液充足、血容量充足，有汗源而能出汗，头昏自然也就好了。"厥"有逆行之意，产后血虚，四末逆冷，阳气往上走，头面部阳气重，就会见到头部出汗。产妇之所以容易"但头汗出"的原因就是"亡阴血虚，阳气独盛"。因此如果见到全身汗出，便提示阴阳重归协调平衡。有大便干硬、呕吐而不能进食的表现，治疗使用小柴胡汤。

【要点延伸】

1. "但头汗出"的启示：

头部热盛。原因就是血虚于下，而阳盛于上。

2. 新产郁冒的临床表现：脉微弱、不能食、大便坚、但头汗出。在临床上，大多数新产妇都会有以上表现，只是程度不同而已。

3. 小柴胡汤是治疗郁冒的主要方剂。郁冒的机理是津血不足、阳气大伤、虚阳上越，由此可见小柴胡汤是治疗"津血阳气大伤"的要方，其机制为：补益脾胃，强化津血阳气生化之源；调畅气机，促进阴阳恢复平衡。提到小柴胡汤，很多人的脑海中只是"和解少阳""疏肝解郁""疏散风热"，这是很不全面的，小柴胡汤内的参、姜、草、枣具有很好的补益作用，因此小柴胡汤也是治疗虚人外感的非常好的方子。

另外，其中的柴胡，我们讲能解郁。"郁"就包括精神抑郁，柴胡具有兴奋作用，能使精神振奋。以前史载祥老师经常给我们讲高血压患者要慎用柴胡，即使要使用，用量也要小。起初我认为柴胡具有升清作用，可以改善微循环，因此不认为在血压升高时不能用柴胡。后来在临床中才慢慢能体会到，高血压患者使用柴胡后血压确实会升高，这实际就是柴胡兴奋作用的体现,就像普通人在兴奋时血压会升高是一样的道理。

第二节　产 后 腹 痛

一、产后腹中隐痛

【原文】

产后腹中疗痛,当归生姜羊肉汤主之,并治腹中寒疝,虚劳不足。

当归生姜羊肉汤方(见《腹满寒疝宿食病脉证治第十》中)

【串讲】

"疗痛"即为隐痛,妇人产后出现腹中隐痛,治疗使用当归生姜羊肉汤。此方还能治疗腹部剧烈疼痛,以及各种虚弱性疾病。"腹中寒疝"不等于现在所讲的如腹股沟斜疝等疝气,凡是疼痛剧烈的都是"疝",我们已经在《腹满寒疝宿食病脉证治第十》中讲过了。

【要点延伸】

本条文见于什么病?

各种妇科虚寒血瘀病。其实,不仅是产后可以使用,当归生姜羊肉汤的适应证还是比较广的,甚至作为食疗方治疗甲状腺功能减退都是很好的。

二、产后腹痛胀满 1

【原文】

产后腹痛,烦满不得卧,枳实芍药散主之。

枳实芍药散方

枳实(烧令黑,勿太过)　芍药(等分)

上二味,杵为散。服方寸匕,日三服,并主痈脓,以麦粥下之。

【串讲】

妇人产后出现腹痛,腹部严重胀满,不能平卧,用枳实芍药散治疗。

枳实芍药散的组成很简练,等量的炒枳实和芍药,制成散剂,每次服用方寸匕,一天服用三次。此方也可治疗各种痈脓,也就是化脓性感染,用小麦粥或大麦粥送服枳实芍药散。

【要点延伸】

1. 本条文见于什么病?

产后胃肠气滞导致的严重胃肠道胀满。

2."并主痈脓"的启示：

（1）具有很好的清热解毒消痈作用。

（2）如有肠痈腹胀痛，非常对证。我大学的内科老师就曾讲过，使用四逆散治疗慢性阑尾炎的疗效非常好。枳实、芍药两味药就能治疗痈脓，更何况再加上柴胡和甘草呢？

三、产妇腹痛胀满 2

【原文】

师曰：产妇腹痛，法当以枳实芍药散，假令不愈者，此为腹中有干血着脐下，宜下瘀血汤主之，亦主经水不利。

下瘀血汤方

大黄（二两） 桃仁（二十枚） 䗪虫（二十枚，熬，去足）

上三味，末之，炼蜜和为四丸，以酒一升，煎一丸，取八合。顿服之，新血下如豚肝。

【串讲】

老师讲道，产妇腹痛，应该用枳实芍药散治疗。如果使用枳实芍药散后，腹痛没有改善，这是腹中有瘀血，瘀血停滞于脐下胞宫，可以使用下瘀血汤治疗。下瘀血汤也主治"经水不利"，"经水不利"是指月经量少或闭经。

下瘀血汤组成有大黄、桃仁、䗪虫，以上三味药研成末，可制成四个蜜丸。用 200ml 酒煎一丸药，煎至 160ml 时，一次全部服进去。

服后阴道排出紫色瘀血块。

【要点延伸】

1. 本条文见于什么病？

"顿服之，新血下如豚肝"提示：产后宫腔积血。产后的瘀血是出血所致，因此下瘀血汤首先能止血，然后能促进瘀血排出。

2."亦主经水不利"提示可以治疗血瘀闭经。

第三节 产 后 发 热

一、产后发热

【原文】

病解能食，七八日更发热者，此为胃实，大承气汤主之。

【串讲】

患者之前有不舒服,应该是指郁冒、呕吐、便秘等不适,已经痊愈,能正常进食,过了七八天,又开始发热,这是"胃实"即胃肠实热。见到这种情况,就要用大承气汤治疗。

【要点延伸】

产后感染性发热可用大承气汤,需要中病即止。虽然常讲产后多虚,但如果遇到大便不通又有发热,脉象有力时,可以用大承气汤,但要注意中病即止。如果是细弱脉的发热,就不该用大承气汤了。

二、产妇中风干呕

【原文】

产后风,续之数十日不解,头微痛,恶寒,时时有热,心下闷,干呕,汗出,虽久,阳旦证续在耳,可与阳旦汤。

【串讲】

这一条也是产后发热的一种。产后中风,连续数十日不愈。有轻微的头痛,怕冷,时不时地发热,上腹部痞满,干呕,出汗。以上临床表现均属于桂枝汤证,即使经过了数十日,桂枝汤证仍在,因此可使用桂枝汤治疗。

阳旦汤就是桂枝汤,如果阳旦汤去掉桂枝,加上黄芩,就是阴旦汤。阳旦汤温补阳气,阴旦汤滋养阴气,都是扶正的方剂。

【要点延伸】

有是证用是方,方证对应诊治思路。

三、产后中风喘促

【原文】

产后中风,发热,面正赤,喘而头痛,竹叶汤主之。

竹叶汤方

竹叶(一把) 葛根(三两) 防风 桔梗 桂枝 人参 甘草(各一两) 附子(一枚,炮) 大枣(十五枚) 生姜(五两)

上十味,以水一斗,煮取二升半,分温三服,温覆使汗出。颈项强,用大附子一枚,破之如豆大,煎药,扬去沫。呕者,加半夏半升,洗。

【串讲】

产后感受风邪,出现发热,满面通红,还有喘促、头痛,治疗使用竹叶汤。

竹叶汤的组成是竹叶一把约 12g,葛根三两约 45g,防风、桔梗、肉桂、人参、甘草都是一两,约 30g,炮附子一枚,大枣十五枚,生姜约 75g。竹叶汤是在扶正的基础上使用疏散风热的药物。

以上十味药物,用 2 000ml 的水,煮取 500ml,分三次服用。竹叶汤服后需要盖被保暖,令汗出。如果患者有颈项僵硬,则使用大附子一枚,约 20~30g,附子需要破开豆大,煎药时去上沫。如果患者有呕吐,加半夏半升,约 40g。

张仲景用的一两约等于 15g,这么大的量,一般人都不敢这么使用。因此方剂学的书上都以一两等于 3g 来换算,但如果照此使用,又难以达到张仲景一样的疗效。如果要按照原方原量使用,就一定要注意方后注,详细地交代服用方法,比如重剂缓投、中病即止等。学习要细致,临床不可鲁莽行事。

【要点延伸】

1. 本条文见于什么病?

"喘 + 发热 + 面红 + 头痛 + 颈项强"考虑脑膜炎。其中一个"颈项强"就高度提示可能是脑膜炎。另外,"喘"既可能是高热所致的呼吸急促,亦可能是由于合并有肺部感染。

2. 竹叶汤是治疗产后体虚脑膜炎的主方,参照治疗痉病的葛根汤,可知该方的葛根是治疗脑膜炎的主要药物。

3. "颈项强,用大附子一枚"的启示:

附子是治疗脑膜炎的重要药物,我的临床经验已经证明其有效性。早些年我在急诊工作,接诊脑炎、脑膜炎的小儿,一开始我也不敢用附子,治疗后改善就不明显。后来我抓住了几个特征,只要患者无汗、舌苔湿润、水滑,就可以在清热解毒药物基础上放心地加用附子,用上去以后,一般在 12~24 小时内,体温就能降下来了,退热的速度与不用附子是有明显差别的。可以这么说,在临床上屡试不爽。

4. "上十味,以水一斗,煮取二升半,分温三服"的启示:

(1)必须久煎方能有效,主要与葛根、附子有关。附子久煎以解毒,葛根久煎才能煎透,具体可参考葛根汤的煎服法。

(2)外邪感染性疾病服药次数每日三次。分三次服用,一是保持较高的血药浓度,有利于外邪的祛除;二是重剂缓投可以保证用药安全。

5. 竹叶汤以竹叶命名,竹叶(一把)应该是治疗外感风邪的有效药物。竹叶淡而无味,作用容易被低估,但古代医家,尤其是温病学家是常用、善用竹叶的。竹叶的作用不可忽视,需要进一步临床研究。

四、产妇中风烦躁

【原文】

附方

《千金》三物黄芩汤 治妇人在草蓐,自发露得风。四肢苦烦热,头痛

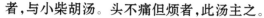

者,与小柴胡汤。头不痛但烦者,此汤主之。

黄芩(一两)　苦参(二两)　干地黄(四两)

上三味,以水八升,煮取二升。温服一升,多吐、下虫。

【串讲】

此条原本是在妇人产后病的附方中。《千金》三物黄芩汤所治疗的是妇人新产后头部受风。如果表现为四肢严重发热、烦躁、头痛,使用小柴胡汤治疗。如果患者没有头痛,只是烦躁,则用《千金》三物黄芩汤治疗。

《千金》三物黄芩汤的组成是黄芩一两、苦参二两、干地黄四两。用1 600ml 的水,煮取400ml,每次温服200ml。服完后可能出现呕吐、便虫。方中的苦参就具有很好的杀虫作用。

【要点延伸】

1. 产后体虚、头部感染风邪严重者可有头痛,小柴胡汤是主方,扶正祛邪的主方。

2. 产后体虚、头部感受风邪不甚重者可无头痛,只用《千金》三物黄芩汤即可。此方除烦效佳,很多医家都验证过。不仅是产后,内科见到四肢烦热,觉得手心热、脚心热、五心烦热的,用此方疗效很好。

五、产妇恶露不尽

【原文】

产后七八日,无太阳证,少腹坚痛,此恶露不尽。不大便,烦躁发热,切脉微实,再倍发热,日晡时烦躁者,不食,食则谵语,至夜即愈,宜大承气汤主之。热在里,结在膀胱也。

【串讲】

产后七八天,患者没有"太阳证",即没有恶寒、发热、头痛、身痛等表现。小腹硬满疼痛,这是"恶露不尽",即子宫内废物排出不净。不排大便,通过排便困难可见患者的"少腹坚痛"应当为左侧少腹。患者还有烦躁、体温升高。脉象是稍微有力的,会反复发热。"日晡时"精确地讲是 14:15—17:15,还有一种说法认为是 15:00—17:00。如果在下午的这个时间段出现烦躁的,不能进食,进食则出现谵语,到午夜病情即可缓解。其实进食与谵语之间,应该不存在因果关系,更可能是一种巧合。治疗应该用大承气汤通便泄热。张仲景说这是热邪郁积在里,结在膀胱。按我们现在的认识来看,热没有结在膀胱,而是结在大肠,是在直肠或结肠。

【要点延伸】

本条文见于什么病?

产科感染性脑病。大承气汤是主方,也可用桃核承气汤。

第四节　哺乳期呕吐

【原文】

妇人乳中虚,烦乱呕逆,安中益气,竹皮大丸主之。

竹皮大丸方

生竹茹(二分)　石膏(二分)　桂枝(一分)　甘草(七分)　白薇(一分)

上五味,末之,枣肉和丸弹子大。以饮服一丸,日三、夜二服。有热者,倍白薇,烦喘者,加柏实一分。

【串讲】

"乳中虚"不是乳房中虚,也不是乳房软,"乳中"就是指哺乳期,那"妇人乳中虚"就是指妇女在哺乳期体质虚弱,出现了心烦、呕吐、嗳气,需要用安中益气的方法,使用竹皮大丸。

竹皮大丸的组成有竹茹、石膏、桂枝、甘草、白薇五味药,先制成药末,用大枣肉和为丸,大约是现在的9g的药丸那么大。每次一丸,白天服三次、夜里服两次,这个量还是不小的。如果有发热,白薇可以加量。如果喘得厉害,呼吸急促,加柏子仁。

【要点延伸】

1. 本条文见于什么病?

哺乳期胃炎、胃神经功能紊乱。就是指妇女恰好在哺乳期出现了胃炎、胃神经功能紊乱。

2. "以饮服一丸,日三、夜二服"的启示:

少量频服。遇到呕吐的患者,尤其是急性呕吐,不能一次性服药过多,需要少量多次,喝一口,停十几分钟如不吐,再继续喝。

第五节　产后下利

【原文】

产后下利虚极,白头翁加甘草阿胶汤主之。

白头翁加甘草阿胶汤方

白头翁(二两)　黄连　柏皮　秦皮(各三两)　甘草(二两)　阿胶(二两)

上六味,以水七升,煮取二升半,内胶,令消尽,分温三服。

【串讲】

产后因胃肠道的感染引起腹泻,导致机体严重虚弱,用白头翁加甘草阿胶汤治疗。白头翁汤加上阿胶和甘草,一共六味药,其中阿胶烊化。

【要点延伸】

本条文见于什么病?

产后肠道感染性腹泻或痢疾,白头翁加甘草阿胶汤是有效方剂。

第六节　产　后　虚　赢

【原文】

附方

《千金》内补当归建中汤　治妇人产后虚赢不足,腹中刺痛不止,吸吸少气,或苦少腹中急摩痛引腰者,不能食饮。产后一月,日得四五剂为善,令人强壮,宜。

当归(四两)　桂枝(三两)　芍药(六两)　生姜(三两)　甘草(二两)　大枣(十二枚)

上六味,以水一斗,煮取三升。分温三服,一日令尽。若大虚,加饴糖六两,汤成,内之于火上暖,令饴消。若去血过多,崩伤内衄不止,加地黄六两、阿胶二两,合八味,汤成,内阿胶。若无当归,以芎䓖代之;若无生姜,以干姜代之。

【串讲】

《千金》内补当归建中汤,治疗妇人产后虚弱消瘦无力,腹中刺痛不断,气短或是有下腹拘急疼痛拒按、痛连腰腹,不能饮食。其中"摩"可能是"挛"字的误写。如果产后一个月,每天服用四五剂更好,可以让人强壮。

《千金》内补当归建中汤,就是小建中去饴糖加当归。《脾胃论》中,李东垣遇到刺痛就加当归。这些都说明当归是治疗刺痛的确切有效的药。刺痛其实就是微循环淤血,那当归就是一个化瘀药,是改善微循环的佳药。

煎服法中,使用 2 000ml 的水,煎煮到剩余 600ml,煎煮时间较长,而且一天内全部喝完。如果虚得厉害,则加饴糖六两,煎出汤药后,置于火上加热使饴糖融化。如果出血多,月经、衄血等出血不止,就加地黄六两、阿胶二两。如果没有当归,就用川芎代替。如果没有生姜,就用干姜替代。

【要点延伸】

1. 本条文见于什么病?

产后体虚血瘀。

2."日得四五剂为善"的启示：

内补当归建中汤安全无毒副作用,可以大剂量使用。

3."若去血过多,崩伤内衄不止,加地黄六两、阿胶二两"的启示：

大剂量地黄(90g)、阿胶(30g)是治疗崩漏的有效药对。而且不仅可以用于妇科,也可以用于消化道出血等。

4."若无当归,以芎劳代之"的启示：

川芎可以替代当归,同样具有养血活血的功效,对于刺痛都有很好的治疗效果,两药合用即为佛手散,具有很好的改善微循环的作用。再加熟地黄、白芍即为四物汤。由于能改善微循环,所以四物汤的适用范围也是很广泛的。

第二十二讲 | 妇人杂病脉证并治第二十二

本篇主要讲解的是女性的各种杂病,可将其分为两大类,一类是带下病,一类是其他杂病。

第一节 妇人病诊治原则

【原文】

三十六病,千变万端。审脉阴阳,虚实紧弦,行其针药,治危得安。其虽同病,脉各异源。子当辨记,勿谓不然。

【串讲】

"三十六病"统言妇人诸病,包括十二癥、九痛、七害、五伤、三痼,泛指妇人有各种各样的疾病,其中又有无穷变化。"三十六病"到"千变万端",这是由于患病的人的体质不同,所以表现各不相同。通过脉象辨别阴证、阳证,辨别脉的有力、无力,以及紧弦等情况。此处的"虚实"不是虚证、实证的意思,而是脉的有力、无力。通过针灸或药物治疗,使病情转危为安。虽然病相同,但不同的人得病之后的脉象各不相同。应当认真辨别并牢记,不要认为这是不对的。

【要点延伸】

"子当辨记,勿谓不然"的启示:

所讲皆是真实,务必牢记,不必怀疑。

第二节 妇科病(带下病)

"带下病"是妇科病的统称,不仅限于白带异常的疾病。扁鹊"过邯郸,闻贵妇人,即为带下医","带下医"就是妇科医生的意思。

一、带下范畴

【原文】

妇人之病,因虚、积冷、结气,为诸经水断绝,至有历年,血寒积结胞门。

寒伤经络,凝坚在上,呕吐涎唾,久成肺痈,形体损分。在中盘结,绕脐寒疝,或两胁疼痛与脏相连;或结热中,痛在关元,脉数无疮,肌若鱼鳞,时着男子,非止女身。在下未多,经候不匀,冷阴掣痛,少腹恶寒,或引腰脊,下根气街;气冲急痛,膝胫疼烦;奄忽眩冒,壮如厥癫;或有忧惨,悲伤多嗔,此皆带下,非有鬼神。久则羸瘦,脉虚多寒。

【串讲】

妇科病,常因虚、受寒日久、气机郁滞,逐渐导致闭经历年,形成寒凝血瘀气滞胞宫。

如果寒邪损伤经络,导致气血凝滞在上焦,可出现呕吐痰涎,日久可成肺痈,导致形体日渐消瘦。如果寒邪盘踞中焦,会表现为绕脐腹痛剧烈,或两胁疼痛,"与脏相连"指的是疼痛牵涉腹股沟、小腹部位。在妇科病的讲解中,"脏"往往指生殖系统的脏器。寒热互结中焦,表现为小腹疼痛,脉数,皮肤没有痛疮,肌肤呈鱼鳞状,即"肌肤甲错",男女均可患此病。如果寒伤下焦,不久即可导致月经紊乱,阴冷抽痛,少腹怕冷,或阴痛连及腰脊、牵涉腹股沟,"气街"也就是股动脉搏动处;还可出现腹股沟气冲穴部位拘急疼痛,腿痛剧烈;或突然眼黑头昏,严重如厥证、癫痫;或者焦虑伤心,悲伤易怒。

以上均为带脉疾病的表现,无关鬼神。病久则日渐消瘦,脉象无力多是寒邪留滞的表现。

【要点延伸】

《金匮要略》的带下病泛指与带脉相关的主要疾病,不是现代所说的狭义带下病(阴道分泌物多)。

二、崩漏

【原文】

妇人陷经,漏下黑不解,胶姜汤主之。

【串讲】

妇人如果出现经血不止,月经色黑淋漓不断,可用胶姜汤主治。但原文中没有记载具体的方药,考虑可能为方剂遗失。

【要点延伸】

1. 胶姜汤的组成:可能为阿胶、炮姜。

2. 胶姜汤是治疗崩漏的主方,尤其是虚寒性质的崩漏。

三、经少频至腹痛

【原文】带下经水不利,少腹满痛,经一月再见者,土瓜根散主之。

土瓜根散方

土瓜根　芍药　桂枝　䗪虫(各三分)

上四味,杵为散。酒服方寸匕,日三服。

【串讲】

如果是带脉病变导致的月经量少,少腹部胀满疼痛,月经周期缩短,每月两至,可用土瓜根散主治。

土瓜根散的药物组成,土瓜根、芍药、肉桂、䗪虫各 12g 左右,研磨成粉,用酒送服 3~4g,一日三次。

【要点延伸】

1. 土瓜根:又称王瓜根、山苦瓜、毛冬瓜,味苦、性寒,归脾、胃经。具有清热解毒,消肿散结,行血破瘀功效。可以治疗由于热毒、瘀滞所致的各种疾病。

2. 本条文见于什么病?

带脉瘀热的经间期出血或月经频发。

3. 瘀热月经量少频发,土瓜根散是主方,小剂量即可。䗪虫虽然是化瘀的药,但是对月经频发是可以用的。

四、月经量少

【原文】

妇人经水不利下,抵当汤主之。

抵当汤方

水蛭(三十个,熬)　虻虫(三十枚,熬,去翅足)　桃仁(二十个,去皮尖)

大黄(三两,酒浸)

上四味,为末,以水五升,煮取三升,去滓,温服一升。

【串讲】

妇人出现月经量少,可用抵当汤主治。

抵当汤组成,水蛭焙黄,用量约合 60~90g,虻虫去翅足焙黄,取三十枚约合 3g,桃仁去皮尖取 5~6g,酒大黄约合 45g。将四味药粉碎,用 1 000ml 水煎煮至 600ml,去药渣,温服 200ml。

【要点延伸】

1. 本条文见于什么病?

辨证属血室瘀热(子宫瘀热)的各种疾病所致的月经量少甚或闭经。

只要是瘀热在下焦胞宫,就可以使用抵当汤治疗。

2.“上四味,为末,以水五升,煮取三升,去滓,温服一升”的启示:

(1)“为末”煎煮是该方使用的特点,机制不清,有待研究。

(2)服用 1/3 剂量,未交代日三服,当以“经下”为标志,中病即止。

五、闭经

【原文】

妇人经水闭不利,脏坚癖不止,中有干血,下白物,矾石丸主之。

矾石丸方

矾石(三分,烧)　杏仁(一分)

上二味,末之,炼蜜和丸,枣核大,内脏中,剧者再内之。

【串讲】

妇人月经量少或阴道出血量少或闭经,此处的“脏”主要是指阴道,“脏坚癖不止”即阴道僵硬不愈,阴道留有血块,白带量多,矾石丸主治。

矾石丸的组成,矾石指白矾,煅烧之后就是枯矾,将枯矾与杏仁研成粉,与蜜和丸如枣核大小,“内脏中”即将药丸放入阴道内,严重者可连续放药。

【要点延伸】

1. 本条文见于什么病?

可能是子宫内膜炎、宫颈炎、宫颈癌、阴道炎、阴道癌等。“脏坚癖不止”,如果是阴道的拘挛,那么一段时间之后是可以缓解的,如果一直未能缓解,这说明是一个持久的病理状态,因此我更倾向于这是阴道癌。宫颈炎、阴道炎,可能是继发于癌症的妇科炎症,都可以用矾石丸治疗。

2. 矾石丸局部直接用药是治疗各种原因导致的阴道分泌物增多的高效方剂,值得推广。枯矾以及白矾,都具有很好的杀灭各种病原微生物的作用。比如脚气,可用醋泡,也可用白矾水溶液泡脚,之后会蜕一层干硬皮。明矾可用于水的净化,加入明矾后迅速可形成胶体而沉淀。以前用菜籽、棉籽榨油,榨出油是浑浊的,加入明矾后就油就会变得清亮。矾石的这种作用与滑石有类似之处,只是机制不同,矾石可使蛋白凝固变性,滑石通过吸附作用使微生物失去活性。

六、阴中寒

【原文】

蛇床子散方　温阴中坐药。

蛇床子仁

上一味,末之,以白粉少许,和令相得,如枣大,绵裹内之,自然温。

【串讲】

蛇床子散是治疗阴冷的方子,而且是阴道内用药。方中只有一味蛇床子。先将其研成末,用少许面粉,与之和匀,制成如枣一样大小的药丸,用薄的丝绵包裹塞入阴道,阴冷自然就消失了。

【要点延伸】

1. 本条文见于什么病?

寒湿病邪所致阴部微循环障碍导致的阴冷,这是一个微循环障碍性疾病。

2. 蛇床子仁是治疗一切内外寒湿病证的要药,比如阳痿、阴冷、湿疮顽癣、寒湿痹痛等,可兴阳气、除寒湿病邪。对滴虫性阴道炎、非滴虫性阴道炎均有显著疗效。与苦参同煎外洗对于皮肤感染、湿疹疗效甚佳。临床中如果遇到阳虚,又合并有生殖系统感染,或有湿疹,可以在辨证的基础上加用蛇床子。

七、阴疮

【原文】

少阴脉滑而数者,阴中即生疮,阴中蚀疮烂者,狼牙汤洗之。

狼牙汤方

狼牙(三两)

上一味,以水四升,煮取半升,以绵缠箸如茧,浸汤沥阴中,日四遍。

【串讲】

足少阴肾动脉,即太溪脉表现为滑数时,提示下焦湿热较重,可以出现外阴及阴道内溃疡,可用狼牙汤外洗。

狼牙即仙鹤草芽。约 45g 仙鹤草芽,用 800ml 水煎煮至 100ml,相当于久煎浓煎。用棉布缠绕在筷子上成蚕茧状,蘸取药汤给阴道局部上药,每日四次。

【要点延伸】

1. 本条文见于什么病?

阴道溃疡糜烂。

2. 临床研究证实,仙鹤草芽煎汤阴道用药治疗滴虫性阴道炎、细菌性阴道炎疗效奇佳,仙鹤草芽是治疗妇科感染的一个非常好的药。

我在治疗妇科感染时经常用仙鹤草代替仙鹤草芽。仙鹤草又称脱力草,有类似人参的补益作用。以前我回农村出诊,老百姓家里边穷,如果遇到病情需要用人参,我都会用仙鹤草代替。也就是说,仙鹤草(芽)不但扶正,还能祛邪。

另外,仙鹤草对头部紧裹、紧箍的感觉效果极佳。头部紧裹感实际上就是精神高度紧张导致肌肉紧张所形成的一种感觉,显然仙鹤草具有很好的镇静作用,可松弛肌肉,四肢拘急同样也可使用。仙鹤草是应该引起重视的好药。

八、阴吹

【原文】

胃气下泄,阴吹而正喧,此谷气之实也,膏发煎导之。

膏发煎方(方见黄疸中)

【串讲】

"胃气下泄"即矢气,"胃"指的是消化道。如果患者有矢气,并伴有阴道排气且声音响亮,这是由于饮食中浊气偏盛,可服用猪膏发煎畅顺胃气。猪膏发煎具体已经在黄疸病篇讲过。

【要点延伸】

1.“矢气”如何产生?

蛋白质、淀粉、大蒜等食物经产气荚膜梭菌的作用,产生二氧化碳、硫化氢、甲烷等,其中如果二氧化碳含量多则不臭,如果硫化氢含量多则臭。此处把矢气多与阴吹合在一起,说明膏发煎既能治矢气多,又能治阴道气多。

2.“阴吹”见于哪些疾病?

①阴道壁及盆底组织松弛,性交时进入的气体不能及时排出。②阴道产气微生物增多:比如阴道滴虫与产气荚膜梭菌等。阴道滴虫可使白带呈稀薄泡沫状且增多,并导致外阴瘙痒的表现;产气荚膜梭菌主要生存于人类和动物的肠道,为人体正常菌群,只有在人体虚弱的特殊情况下才偶尔引起疾病,此时可调节菌群的功能来改善症状,不需要将其杀灭。

3.“猪膏发煎”治疗黄疸、阴吹、矢气的机制?

(1)利胆和胃。如果胃酸分泌、胆汁排泄正常,肠道菌群就不容易紊乱,有害的病菌就不容易存留。或许是猪油有利胆作用,利于消化道功能的恢复。

(2)抑制产气荚膜梭菌,或许油脂可能抑制产气荚膜梭菌的活动。

九、半产漏下

【原文】

寸口脉弦而大,弦则为减,大则为芤,减则为寒,芤则为虚,寒虚相搏,此名曰革。妇人则半产漏下,旋覆花汤主之。

旋覆花汤方

旋覆花（三两）　葱（十四茎）　新绛（少许）

上三味,以水三升,煮取一升,顿服之。

【串讲】

寸口脉弦、大,弦脉稍变弱、大脉变芤。弦脉稍弱提示寒邪仍盛,芤脉提示正气已虚。若寒与虚交织在一起,也就是体虚又外受寒,这时候就形成革脉。妇人出现革脉,则提示是流产或月经淋漓不断,可用旋覆花汤主治。

旋覆花汤的组成,旋覆花45g,小葱十四茎,少许茜草。用600ml水煎三味药至剩余200ml,一次服下。

在五脏风寒积聚病篇中,旋覆花汤用于肝着病。方虽一样,治疗的疾病却不同。

【要点延伸】

"寒虚相搏,此名曰革。妇人则半产漏下,旋覆花汤主之"的启示:

（1）革脉是寒邪损伤阳气的脉象,革脉如按鼓皮,硬而中空。

（2）革脉在妇女多见于流产、月经淋漓不断的患者。

（3）旋覆花汤是散寒邪、补阳气、止经血的主要方剂。此方既能保胎,又能止血,按照现在的临床思维来讲,实际上就是能够改善子宫的血液循环。那"常欲蹈其胸上"的"肝着"是什么病呢? 也是由于胸部微循环障碍导致的。综合分析,旋覆花是治疗微循环障碍一个非常重要的药。

十、产后小腹满

【原文】

妇人少腹满如敦状,小便微难而不渴,生后者,此为水与血并结在血室也,大黄甘遂汤主之。

大黄甘遂汤方

大黄（四两）　甘遂（二两）　阿胶（二两）

上三味,以水三升,煮取一升。顿服之,其血当下。

【串讲】

妇人下腹胀满形似"敦"状,排尿无力、口不渴,说明津液丢失不多,如果产后出现这些表现,这是水血互结于子宫,用大黄甘遂汤主治。

大黄甘遂汤的组成,大黄约合60g,甘遂约合30g,阿胶约合30g。用水600ml煎煮三味药至200ml,一次性服用下,应当有瘀血排出。

【要点延伸】

1."妇人少腹满如敦状,小便微难而不渴,生后者,此为水与血并结在血室也,大黄甘遂汤主之"的启示:

这是产后恶露不尽的表现,说明大黄甘遂汤是治疗产后恶露不净的主方。

2. "大黄(四两) 甘遂(二两) 阿胶(二两),上三味,以水三升,煮取一升。顿服之,其血当下"的启示:

(1)大黄、甘遂、阿胶剂量足够大。

(2)药物必须是煎煮使用。将三升水煎煮到一升,说明是久煎,大黄久煎后基本无泻下作用,甘遂煎煮后泻下作用也不明显了。如果是研粉冲服,小剂量的甘遂即有峻烈的泻下作用。在药物作用的发挥中,剂量和煎服方法很重要。

(3)服用方法:顿服。

(4)药后反应:恶露排出。

(5)中病即止。

第三节 妇 人 杂 病

"妇人杂病"中讲解的疾病,虽然也是女性多见,但与上一节不同的是此节中的疾病不是纯粹与带脉相关的疾病,而是全身性疾病。

一、热入血室

(一)经期往来寒热

【原文】

妇人中风,七八日续来寒热,发作有时,经水适断,此为热入血室,其血必结,故使如疟状,发作有时,小柴胡汤主之。

【串讲】

妇人感受风邪,七八天持续寒热往来且定时发作,发病期间本是月经期,却出现月经停止,这是热入胞宫的表现,一定有瘀血的存在,形成了瘀热互结,寒热像得疟疾一样发作有时,可用小柴胡汤主治。

【要点延伸】

1. 本条文见于什么病?

月经期妇科感染性疾病。

有可能是子宫宫腔的感染,因为文中也没有提及咳嗽、腹泻等症。在经期,生殖道的抵抗力较弱,容易感受外邪。

2. 小柴胡汤是妇科感染性发热的主要方剂。

（二）经前发热恶寒

【原文】

妇人中风,发热恶寒,经水适来,得七八日,热除脉迟,身凉和,胸胁满,如结胸状,谵语者,此为热入血室也,当刺期门,随其实而取之。

【串讲】

妇人感受风邪,出现发热、恶寒,发病期间正值月经来潮,病程持续了七八天之后,热退了,脉也不快了,体温恢复正常,"和"指从外表看不出异常。但患者有上腹部疼痛似结胸状,伴随胡言乱语、不自主言语,这也属热入血室,应针刺乳头正下方第六肋间的期门穴,并找压痛明显的点下针治疗。

【要点延伸】

1. 本条文见于什么病？

经前消化系统感染合并感染性脑病。

"胸胁满,如结胸状"提示感染的位置可能在消化道。"谵语"提示感染影响到大脑。按照温病著作所讲,出现"谵语"是热入营血的表现,故有医家认为"热入血室"就是热入血分。而根据对此篇的分析,我认为"血室"所指应该还是子宫。此患者发病期间正值月经来潮,因此原文只是推测其为"热入血室"。

2. 单纯针刺可以治疗感染性疾病。

（三）经前发热

【原文】

妇人伤寒发热,经水适来,昼日明了,暮则谵语,如见鬼状者,此为热入血室,治之无犯胃气及上二焦,必自愈。

【串讲】

妇人感受寒邪出现发热,发病期间正值月经来潮,白天意识清楚,夜间谵语、有幻视,这也属于热入血室,治疗时保护好胃气、上焦、中焦,自然可以自愈。

【要点延伸】

1. 本条文见于什么病？

经期感染合并轻微的感染性脑病。

发病期间正值月经来潮,并不是真正的宫腔内感染,这是一种巧合,但古人也称之为"热入血室"。

受此条启发,我思考某些精神疾病,比如抑郁、焦虑或是精神分裂症,可能有感染性因素的存在。因为有些患者并没有受到精神刺激,但是出现了精神异常,这极可能是脑中有伏邪存在,造成脑细胞功能紊乱,出现幻听、幻视及思维障碍等。有了这样的思考和认识,我治疗精神分裂症等精神疾病时,加以祛邪,效果显著提高。

2."治之无犯胃气及上二焦,必自愈"的启示:

治疗时只要保护好脾胃之气、心肺之气,感染及相关的精神症状就可以自愈。

(四) 便血谵语

【原文】

阳明病,下血谵语者,此为热入血室,但头汗出,当刺期门,随其实而泻之,濈然汗出者愈。

【串讲】

阳明病,既有便血,又有谵语,这也属热入血室的表现,如果只有头汗而全身无汗,治疗应当针刺期门穴,找有压痛点针刺治疗,汗出则愈。虽然针刺扎不死细菌、病毒,但可以调动起机体自身的抗病能力,这是一种自我修复。

【要点延伸】

1. 本条文见于什么病?

下消化道感染出血合并感染性脑病。

如果将此条中"下血"理解为阴道出血,那就是妇科感染合并感染性脑病。张仲景讲的"热入血室",大多数都是和妇科感染相关联,不管感染是在宫腔内还是宫腔外,总而言之都是与其相关联的。我以前在基层时遇到过产妇恶露不尽、神昏谵语,最终死亡的案例,这就是很严重的妇科感染,当我们见到时,不能只想着刺期门就能使其痊愈。如果持续发热、神志不恢复,更要高度警惕,产褥期感染是有生命危险的。

2. 期门是治疗消化道感染合并感染性脑病的主要针刺方法。

二、妇人风气病、血气病

【原文】

妇人六十二种风,及腹中血气刺痛,红蓝花酒主之。

红蓝花酒方

红蓝花(一两)

上一味,以酒一大升,煎减半。顿服一半,未止,再服。

【串讲】

风为百病之长,各种邪气都可与风邪相伴随侵入人体。风邪所致的妇科各种疾病,以及腹中气滞血瘀导致的刺痛,都可以用红蓝花酒主治。

方中,红蓝花指红花。用200ml酒煎红花至100ml,一次服50ml,如果疼痛未止,就服用第二次。

【要点延伸】

"妇人六十二种风,及腹中血气刺痛,红蓝花酒主之"的启示:

(1)酒煮红花是治疗风邪所致各种妇科疾病的有效方剂。

(2)酒煮红花是治疗腹中气滞血瘀刺痛的有效方剂,红花是改善微循环的好药。

(3)推测:酒煮红花可以治疗各种妇科疾病。

(4)推测:酒煮红花可以改善全身各处微循环进而可以改善各种外邪导致的气滞血瘀的全身性疾病。或许王清任也受过张仲景的启发,在《医林改错》中,除了少腹逐瘀汤没有红花、桃仁,其他几个逐瘀汤都用到了。

三、脏躁

【原文】

妇人脏躁,喜悲伤欲哭,象如神灵所作,数欠伸,甘麦大枣汤主之。

甘草小麦大枣汤方

甘草(三两)　小麦(一升)　大枣(十枚)

上三味,以水六升,煮取三升,温分三服。亦补脾气。

【串讲】

妇人脏躁病,表现为经常悲伤欲哭,好像有神灵支配所作,频频哈欠、伸展肢体,可用甘麦大枣汤主治。"脏躁"就是脏腑不安宁,容易受外界影响,出现波动。

甘麦大枣汤的组成,甘草约合45g,200ml小麦,现代临床我们常用到100g,大枣十枚,约50~100g。用1 200ml水煎煮三味药至600ml,分三次服用。本方也可以补脾气。因此对于脾虚便秘,我临床使用的疗效也很好。

【要点延伸】

1."喜悲伤欲哭,象如神灵所作,数欠伸"的启示:

病变部位在大脑,且大脑处于功能低下(不能振作)的状态。此外,大脑支配呼吸的能力不足,所以出现了数欠伸、瞌睡前状态。临床常见于各种原因导致的抑郁状态,而不是躁狂与抑郁交替出现的躁郁症。我在临床上单用甘麦大枣汤就有很好的效果,患者常在使用3剂药后,悲伤欲哭的症状便明显改善。

2.脏躁的机理:精气血津液不足、大脑失养。

3.甘麦大枣汤通过补益脾气、补益精气血津液发挥作用,该方不腻不燥,味道易于入口,是适用于各种虚证的绝妙处方,非常值得开发利用。在肺痿病中我们讲过甘草治疗神经功能紊乱,在《医林改错》中也使用甘草调节神经功能。总结历代医家的经验可知道甘草是调节神经功能的好药,使用的时候量要大一些。甘草又是一味调节心律失常的好药,炙甘草汤可以佐证。

四、咽中异物感

【原文】

妇人咽中如有炙脔,半夏厚朴汤主之。

半夏厚朴汤方

半夏(一升)　厚朴(三两)　茯苓(四两)　生姜(五两)　干苏叶(二两)

上五味,以水七升,煮取四升。分温四服,日三夜一服。

【串讲】

如果妇人自觉咽中不适,感觉像有烤肉块堵着,可用半夏厚朴汤主治。

半夏厚朴汤的组成,半夏一升约合80g,厚朴约合45g,茯苓约合60g,生姜约合75g,干苏叶约合30g。用1 400ml的水煎煮五味药至800ml,分四次服用,日三夜一服。

【要点延伸】

1. 本条文见于什么病?

慢性增生性咽炎。如果是胃液反流刺激咽喉逐渐形成的炎症,半夏厚朴汤效果好,通过和胃降逆抑制胃液反流。而对于咽部慢性的感染性炎症,我有一个自拟方"三梗灵仙汤"效果很好,具体药物有桔梗、苏梗、荷梗、威灵仙。临床遇到慢性咽炎伴烧心、反酸、嗳气时,可将两方合用。

2. "分温四服,日三夜一服"的启示:

慢性增生性咽炎服药次数宜频。频服可增加药物与病变局部接触的时间,服用后又通过机体的消化吸收对整体发挥着调节作用。比如皮肤生疮,局部敷药加内服的效果就比单纯内服的效果好。

五、吐涎痞满

【原文】

妇人吐涎沫,医反下之,心下即痞。当先治其吐涎沫,小青龙汤主之;涎沫止乃治痞,泻心汤主之。

小青龙汤方(见痰饮中)

泻心汤方(见惊悸中)

【串讲】

妇人表现为吐清稀涎液,医生错用泻下治疗,结果患者出现剑突部位痞满的感觉。应当先治其吐涎沫,用小青龙汤;如果吐涎沫停止,再治疗痞满,用泻心汤。

小青龙汤是治疗吐涎沫的专用方,实际上也能治疗痞满、泄泻,也就是可以治疗整个内胚层器官分泌功能亢进的疾病。

【要点延伸】

1. 本条文见于什么病？慢性胃炎、食管炎。

2. "吐涎沫"的意义:寒重、迷走神经兴奋性增强的表现。小青龙汤是治疗寒饮胃炎的主要方剂。

3. "痞"的意义:热邪伤胃。各泻心汤均能治疗热邪伤胃所致的上腹痞满。临床上常见寒热错杂,直接使用小青龙汤与泻心汤合方治疗亦可。

六、妇人腹痛

【原文】

妇人腹中痛,小建中汤主之。

小建中汤方(见前虚劳中)

【串讲】

如果妇人表现为单纯腹痛,可用小建中汤主治。

【要点延伸】

此条描述的是脾胃阳虚所致的肠道痉挛性疼痛,小建中汤具有温中缓解痉挛的作用。

【原文】

妇人腹中诸疾痛,当归芍药散主之。

当归芍药散方(见前妊娠中)

【串讲】

如果妇人表现为腹内各种疼痛,可用当归芍药散主治。

【要点延伸】

当归芍药散(当归、芍药、川芎、茯苓、白术、泽泻)是治疗各种腹痛的有效方剂。不仅是妇人,男子也可以用。实际上本方再加熟地黄、党参、甘草就约等于八珍汤了,根据本方的适应证之广,便可理解临床上为何四君子汤、四物汤使用频率会如此之高了。

七、带下腹泻

【原文】

问曰:妇人年五十所,病下利数十日不止,暮即发热,少腹里急,腹满,手掌烦热,唇口干燥,何也？师曰:此病属带下。何以故？曾经半产,瘀血在少腹不去,何以知之？其证唇口干燥,故知之。当以温经汤主之。

温经汤方

吴茱萸（三两） 当归 芎䓖 芍药（各二两） 人参 桂枝 阿胶 牡丹（去心） 生姜 甘草（各二两） 半夏（半升） 麦门冬（一升，去心）

上十二味，以水一斗，煮取三升，分温三服。亦主妇人少腹寒，久不受胎，兼取崩中去血，或月水来过多，及至期不来。

【串讲】

提问道，妇人五十岁左右，出现腹泻日久不愈、夜间发热、少腹拘急隐痛、腹部胀满、手掌烦热、唇口干燥的表现，这是为什么呢？

老师回答道，这种病与带脉有关。为什么会出现这些表现呢？因为既往有流产病史，瘀血停留在少腹没有去除，从哪里得知呢？通过唇口干燥的表现可以得知。应当用温经汤主治。

温经汤方中，需要注意用量的是，吴茱萸约合45g，量大味重，其实很难下咽的。当归、川芎、少阳、人参、肉桂、生姜、甘草各二两，约30g。牡丹即牡丹皮。半夏半升约合40g。麦门冬一升约合90g。用2 000ml的水将所有药物煎煮至剩余600ml，分三次服用。

此方还可治疗妇人少腹凉、宫寒不孕，同时可止血止崩，或可治月经量多，或可治月经到期不来。

【要点延伸】

1. "此病属带下"提示：

病变与带脉相关，带脉与生殖系统相关，所以"此病属带下"主要是指卵巢子宫病变。

2. 本条文见于什么病？

"瘀血在少腹不去"的临床表现有："妇人年五十所，病下利数十日不止，暮即发热，少腹里急，腹满，手掌烦热，唇口干燥"，提示慢性盆腔炎合并结肠功能紊乱。少腹里急，可能是肠道原因所致，亦有可能是盆腔疾病所致。如果是左侧少腹不适，伴见下利、腹满的表现，应该提示病变涉及结肠，结肠燥化功能降低。发热，提示疾病与感染有关，但感染位置不一定在肠道内，还有可能是肠道外的感染。

3. "瘀血在少腹不去"的临床特征是"唇口干燥"，提示慢性盆腔炎引起的卵巢疾病和结肠功能紊乱，可以通过"唇口干燥"来诊断。由于长期腹泻，导致津液、精血的不足，故而出现了唇口干燥的表现。

4. "妇人年五十所"的启示：

此阶段的卵巢功能衰退，此时的各种病症可能与之相关，温经汤可能对卵巢功能减退继发的疾病（如更年期综合征）具有治疗作用。

5. 盆腔瘀血可以导致卵巢功能紊乱、子宫功能异常（少腹寒久不受胎、崩中、月水来过多或至期不来),这些病证均是温经汤的适应证。

6. 温经汤是治疗瘀血性慢性盆腔炎合并或不合并结肠炎的有效方剂。温经汤具有温补带脉的功能。

7. 实验研究发现:

(1)温经汤可直接作用于脑垂体促进黄体生成素(LH)、促卵泡激素(FSH)的分泌,激活卵巢功能、诱导排卵;

(2)温经汤可直接作用于卵巢,促进雌二醇、黄体酮分泌;

(3)温经汤可以对抗虚寒、补益强壮、镇痛、改善血流变指标。

八、妇人转胞

【原文】

问曰:妇人病,饮食如故,烦热不得卧,而反倚息者,何也? 师曰:此名转胞,不得溺也。以胞系了戾,故致此病。但利小便则愈,宜肾气丸主之。

肾气丸方

干地黄(八两) 薯蓣(四两) 山茱萸(四两) 泽泻(三两) 茯苓(三两) 牡丹皮(三两) 桂枝 附子(炮,各一两)

上八味,末之,炼蜜和丸梧子大。酒下十五丸,加至二十五丸,日再服。

【串讲】

提问道,妇人病,饮食正常,但烦躁、发热、不能平卧,半坐位呼吸,这是为什么呢?

老师答道,这叫"转胞病",可表现为无尿、排尿困难,是由于膀胱扭转、输尿管扭缠导致此病。肾和膀胱之间的联系就是"胞系",段玉裁对"了戾"的解释是"凡物二股或一股结纠纱(zhěn)缚不直伸者,曰了戾"。治疗需要使小便通畅,用肾气丸主治。肾气丸的组成大家很熟悉,此处不再赘述。

【要点延伸】

1. 肾气丸能治疗膀胱扭转吗?

值得怀疑。因为转胞(膀胱扭转)的可能是极低的,古时根本无法确诊,只是推测而已。此外,膀胱下有尿道上有两个输尿管,共有三点固定,很难发生扭转。

2. 本条文见于什么病可能性最大? 根据描述,这里的表述应该是"尿潴留",依据有:

(1)"不得溺"是既可以见于尿潴留,也可以见于急性肾衰竭。

(2)如果急性肾功能不全,患者容易出现恶心,不可能"饮食如故"。

(3)如果是尿潴留,膀胱胀大,膈肌必然上抬,影响呼吸,就会出现"烦热不得卧,而反倚息"。

（4）如果真是膀胱扭转，必然导致来自肾脏的尿液不能流入膀胱，一方面可能导致急性肾后性肾衰竭出现恶心，一方面不会出现严重的膀胱胀大所导致的膈肌升高，不会出现"反倚息"。

因此推定，这里的"转胞"当为"尿潴留"。

3. 肾气丸是治疗尿潴留的主要方剂。

【原文】

小儿疳虫蚀齿方

雄黄　葶苈

上二味，末之，取腊月猪脂熔，以槐枝绵裹头四五枚，点药烙之。

【串讲】

这是一个附方，是从别的地方挪过来的，就这么传抄下来了。

"小儿疳虫蚀齿"就是小孩营养不良伴有龋齿，治疗时用雄黄、葶苈二味药研末，用猪油将药末混合，然后用槐树枝裹上四五枚绵头，去点龋齿。这条内容与妇科病无关，此处简要带过。

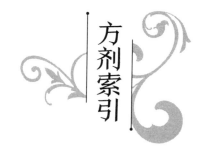

方剂索引

32枢